行くぞ！ロシナンテス

日本発　国際医療NGOの挑戦

川原尚行

山川出版社

ひとりは　みんなのために
みんなは　ひとりのために

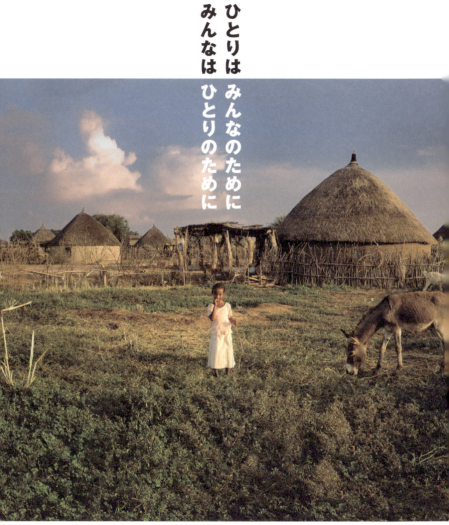

写真　内藤順司

1972

幼少期　家の前にあるプレイグランド。
この環境がルールを決めてくれました。
右が筆者。

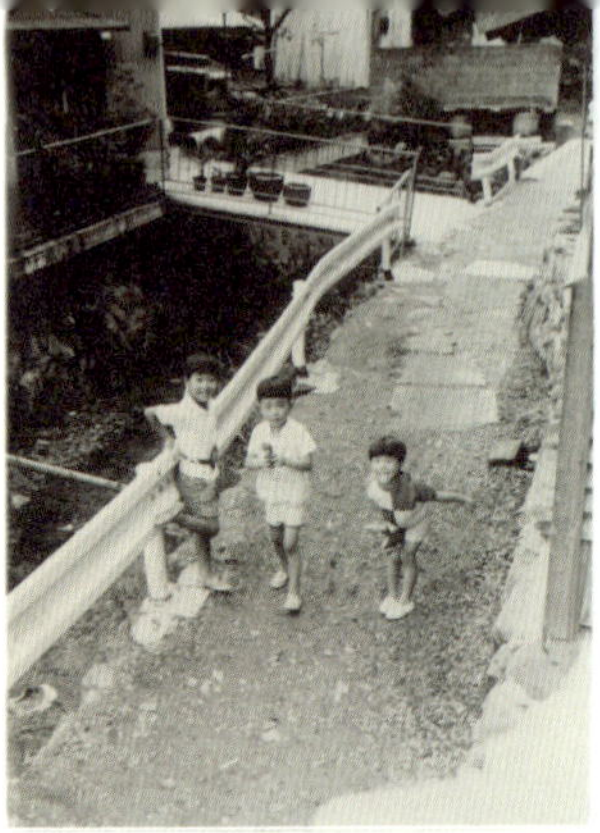

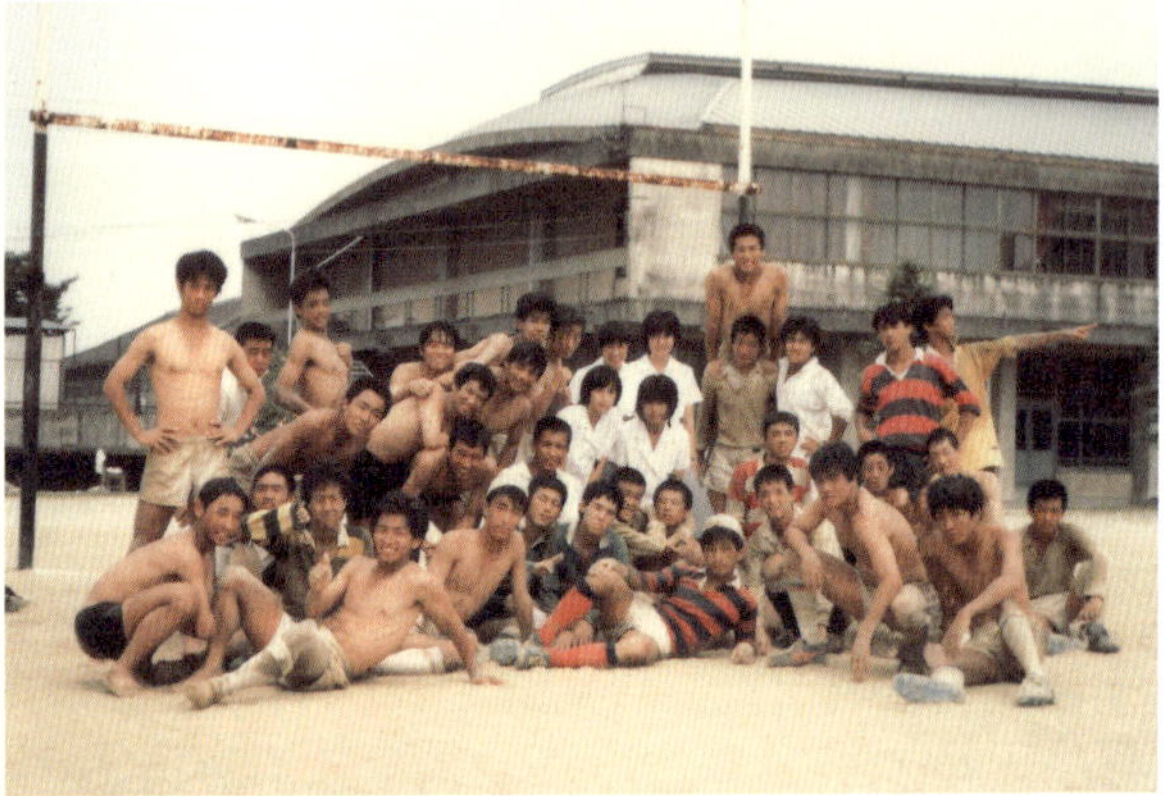

1982

高校ラグビー　高校3年生のラグビー部の夏合宿、ロシナンテスでも活躍する仲間たち。

1991

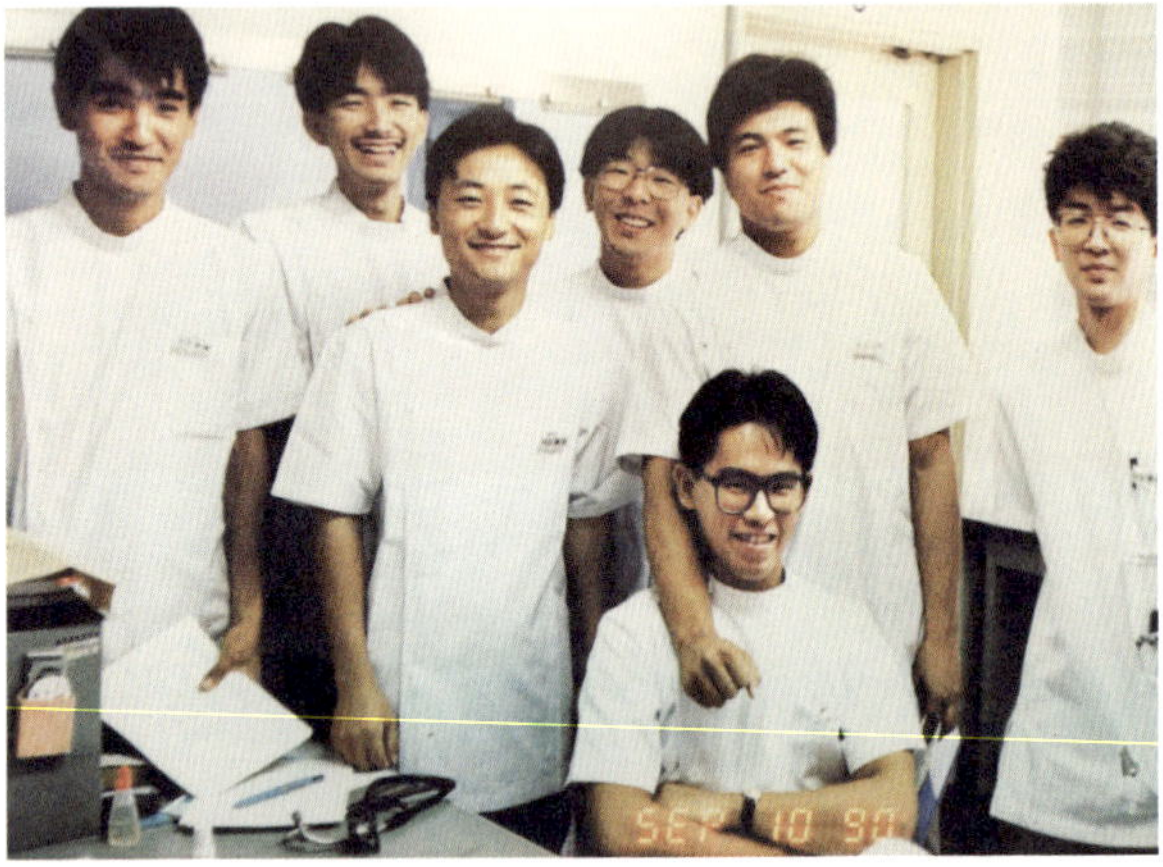

大学時代　共に学んだ医学部時代の友人たち。

写真 ロシナンテス

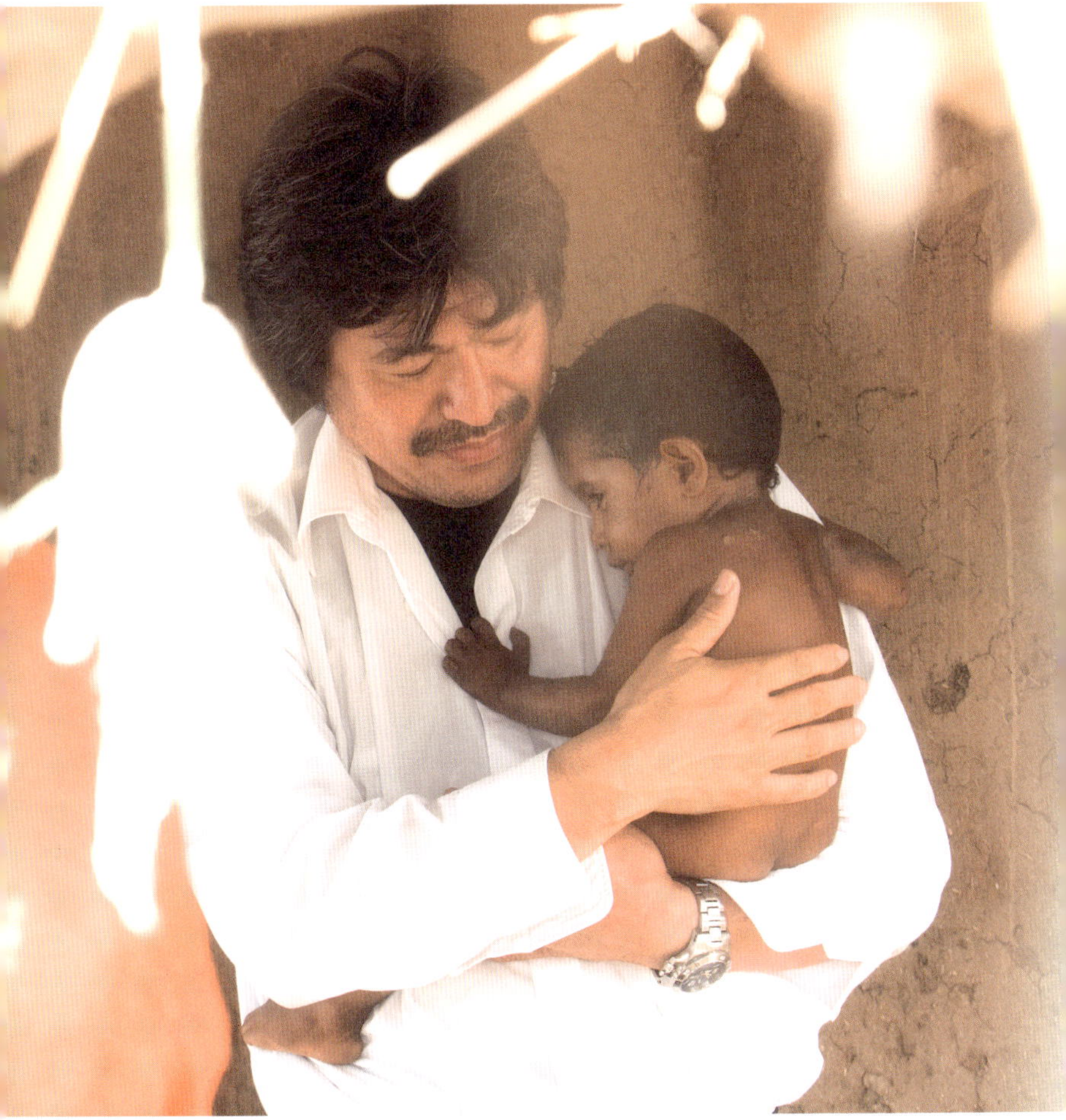

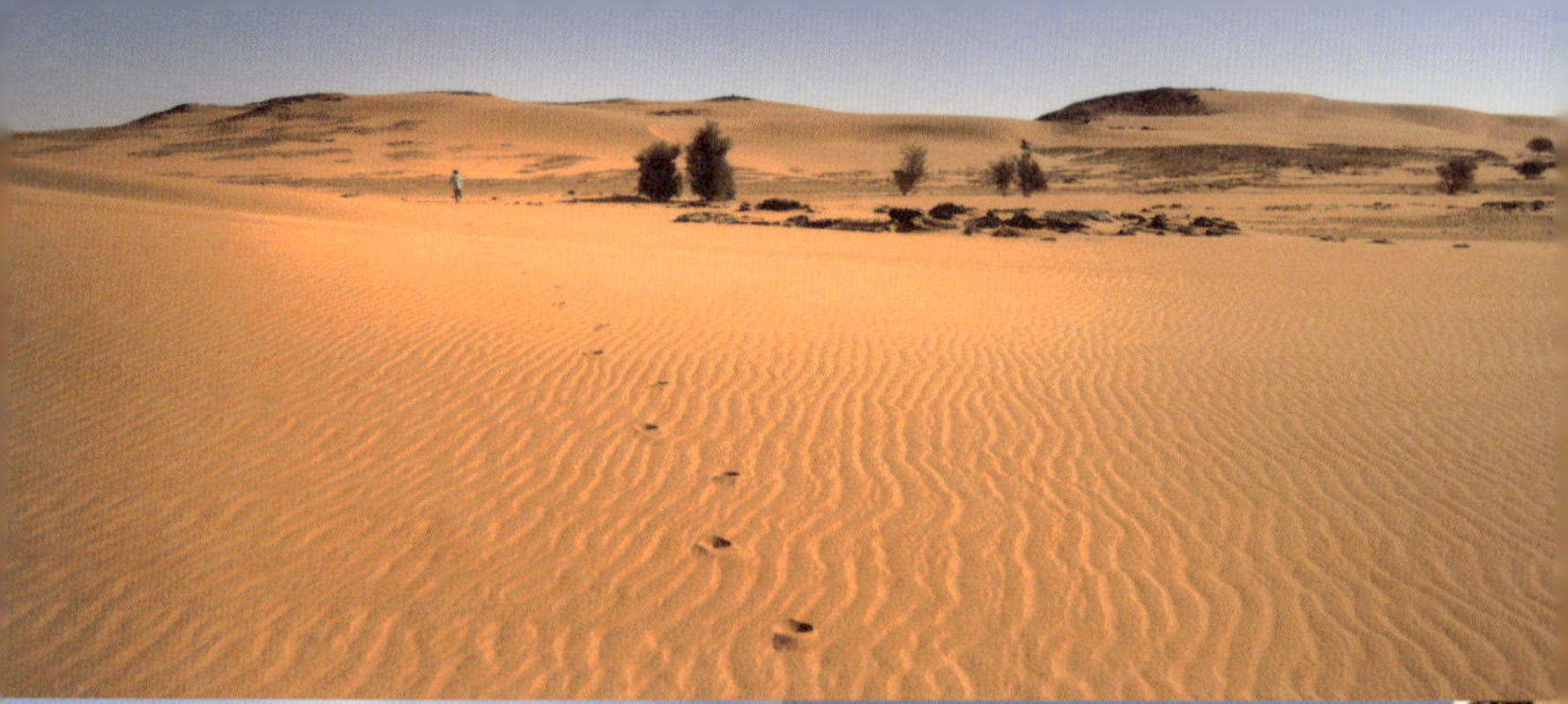

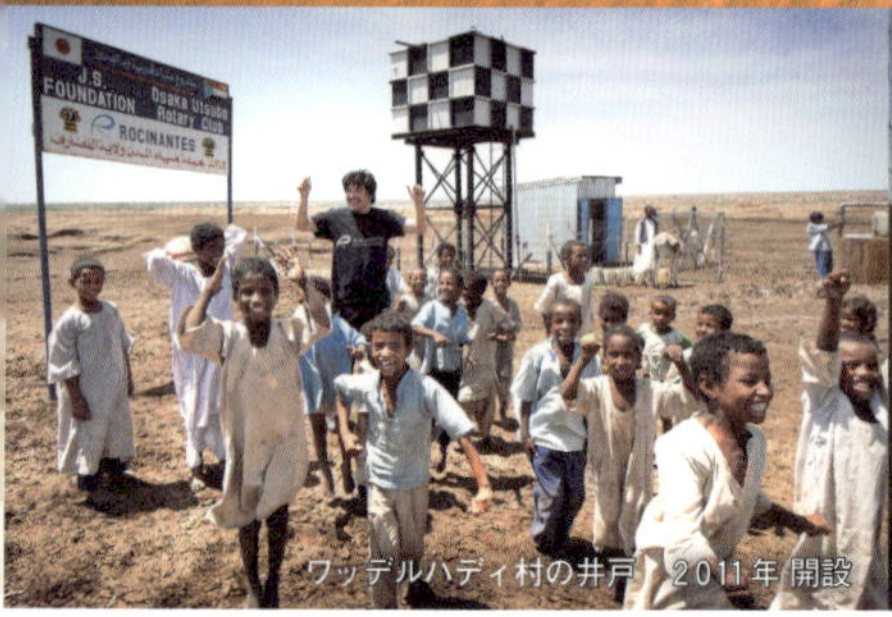

ワッデルハディ村の井戸　2011年 開設

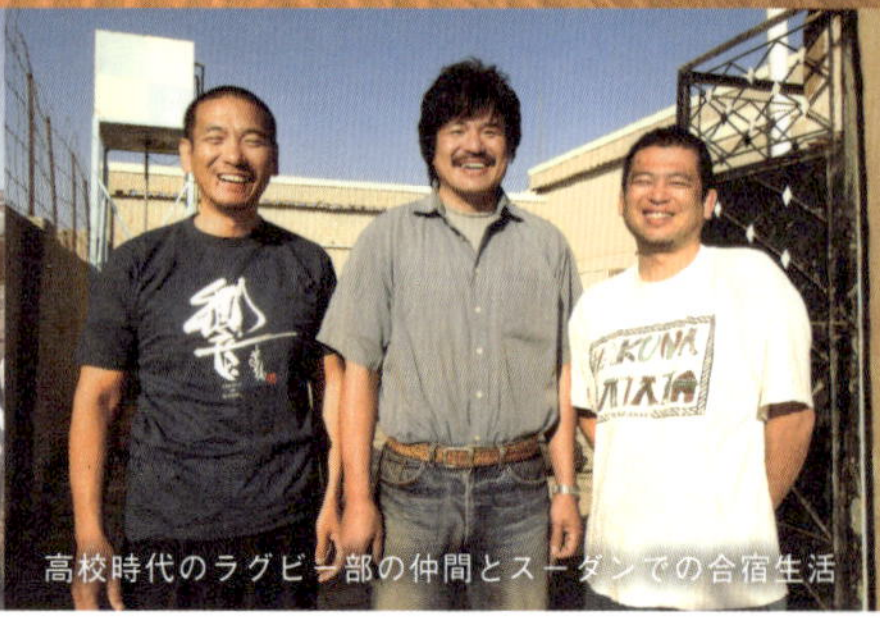
高校時代のラグビー部の仲間とスーダンでの合宿生活

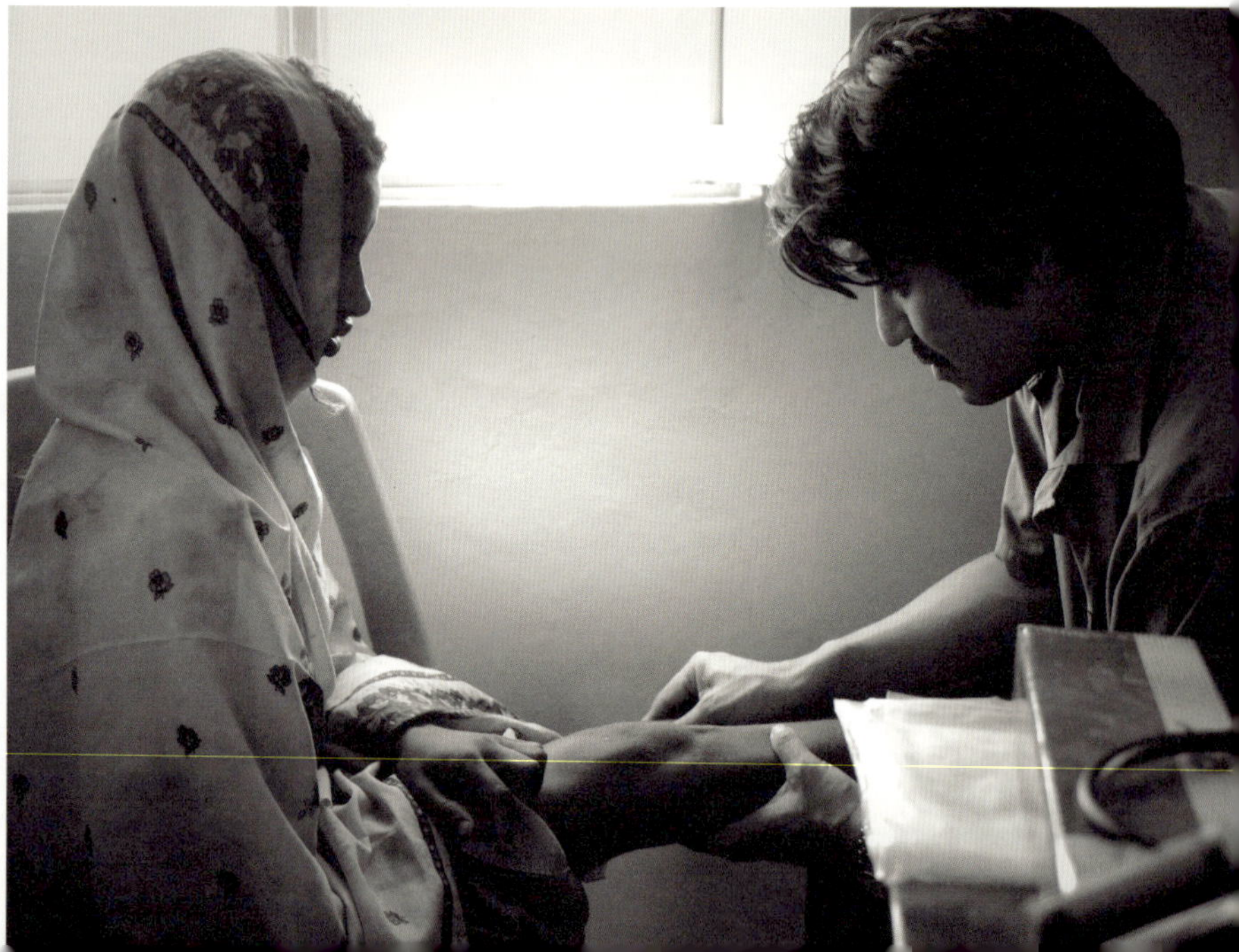

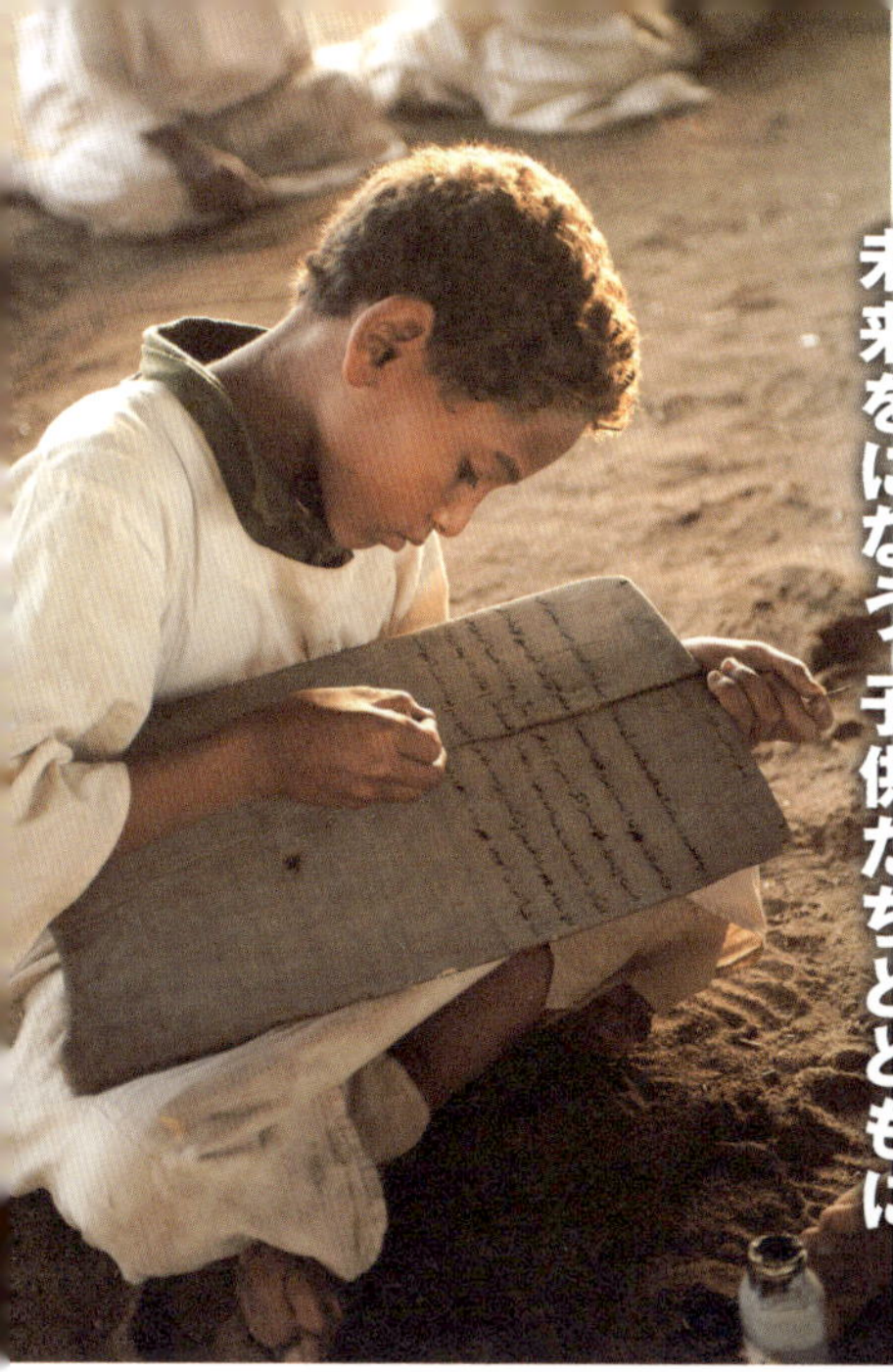

未来をになう　子供たちとともに

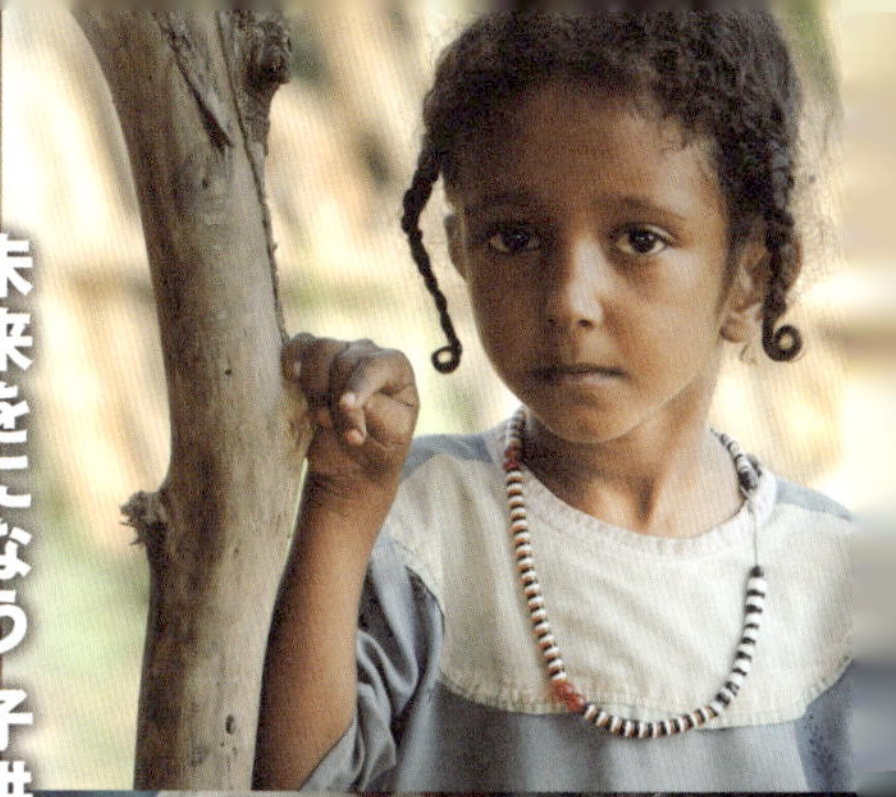

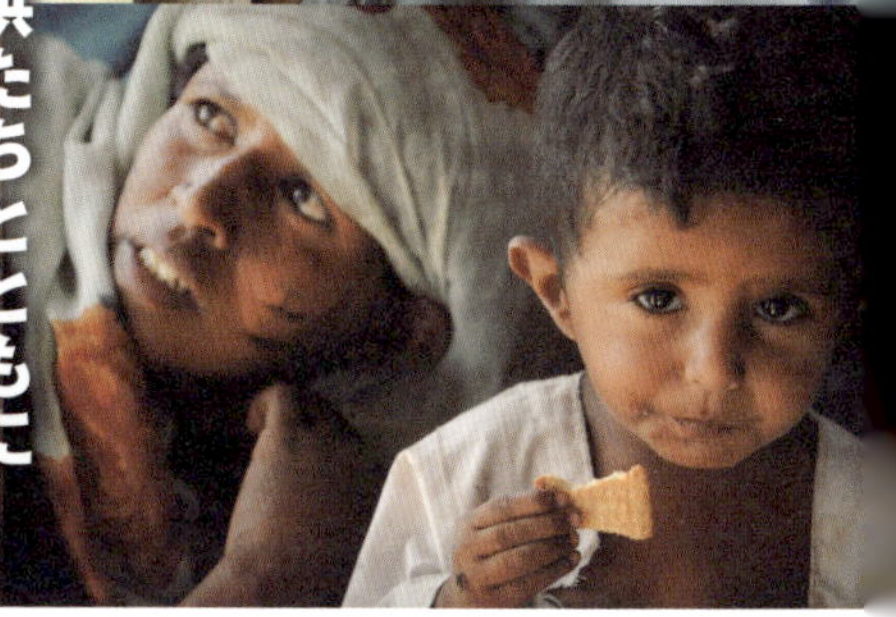

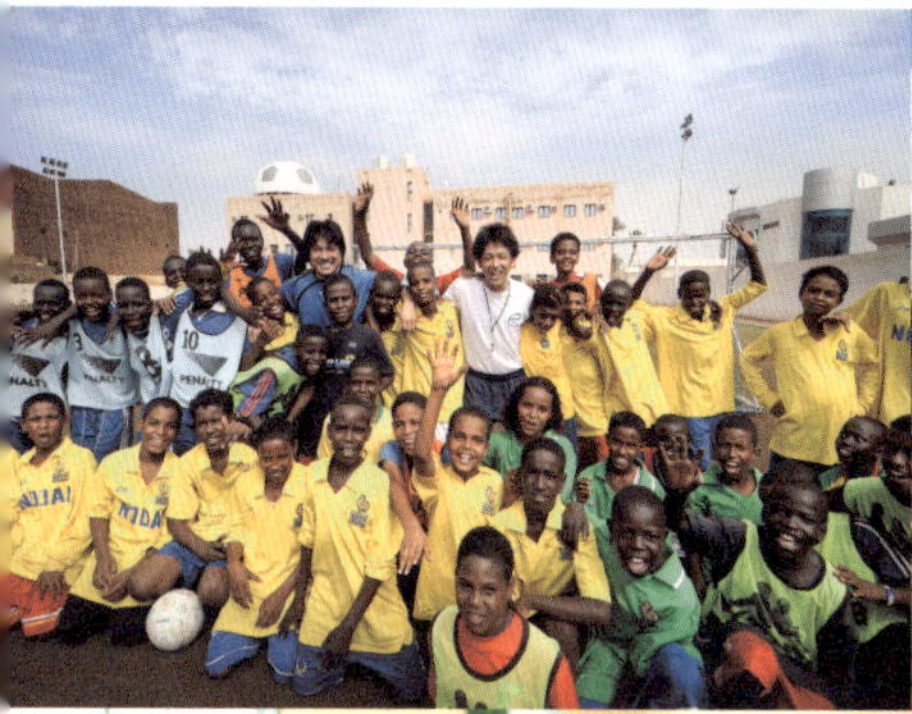

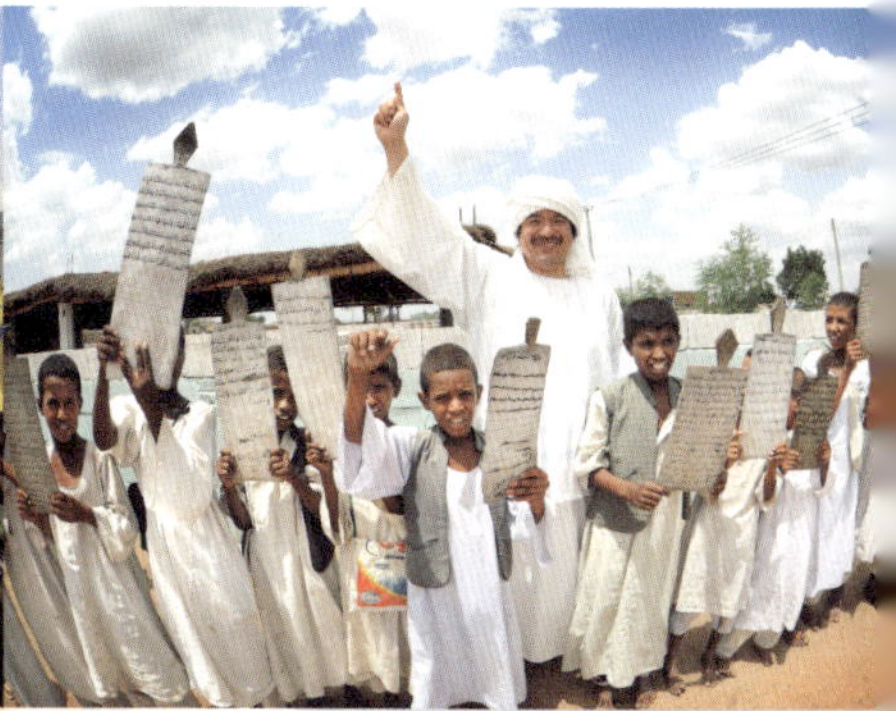

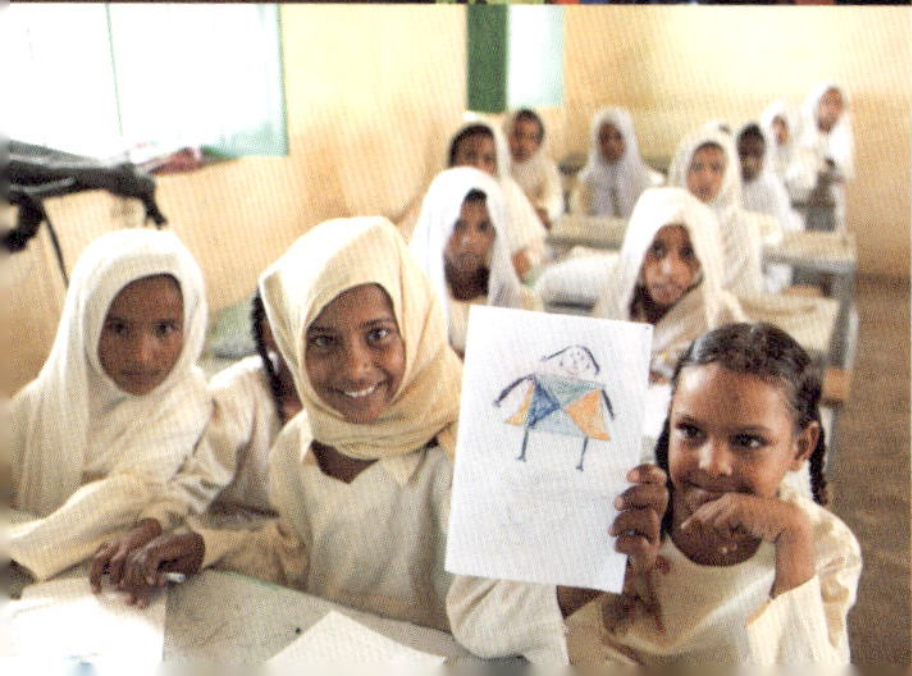

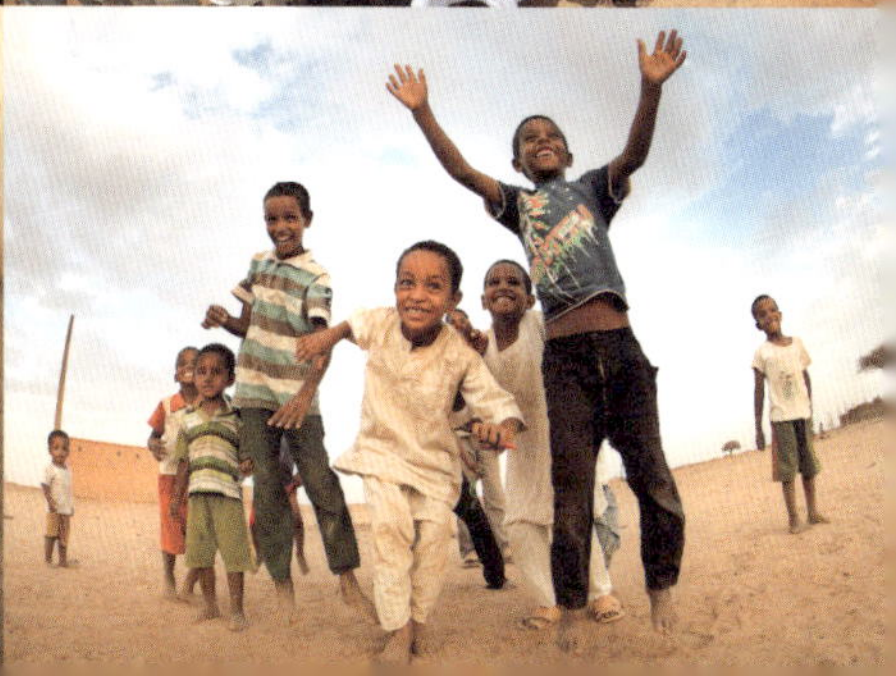

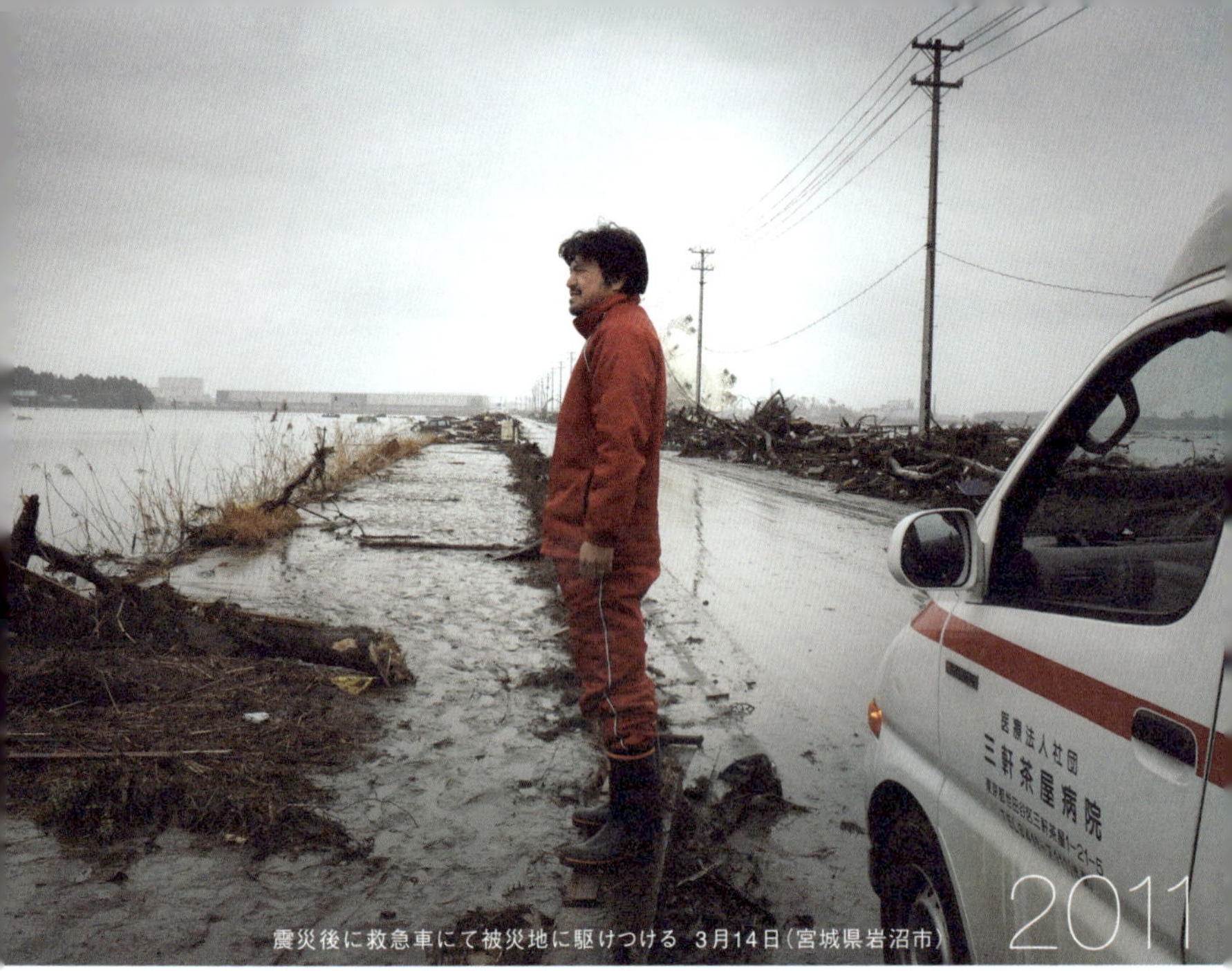

震災後に救急車にて被災地に駆けつける　3月14日（宮城県岩沼市）

2011

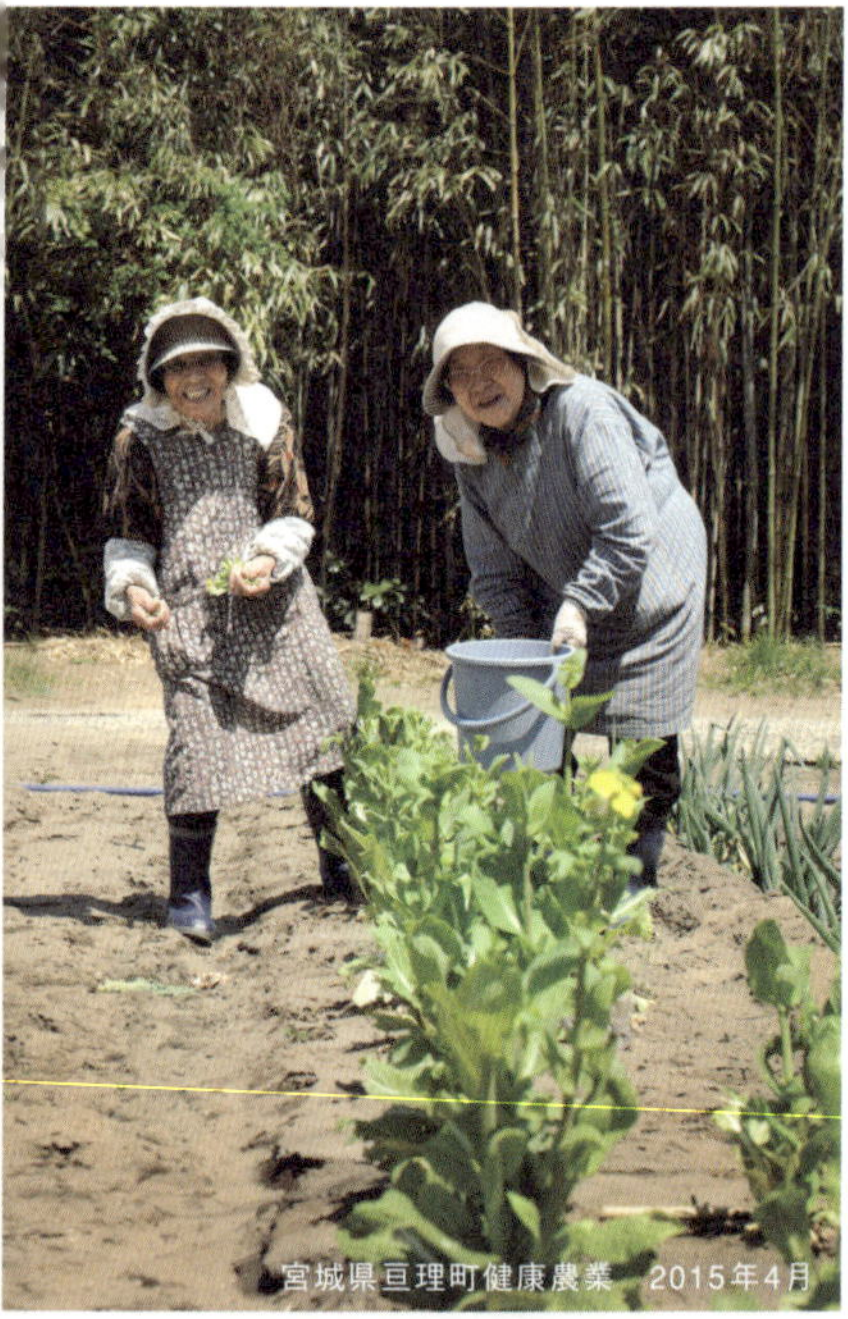

宮城県亘理町健康農業　2015年4月

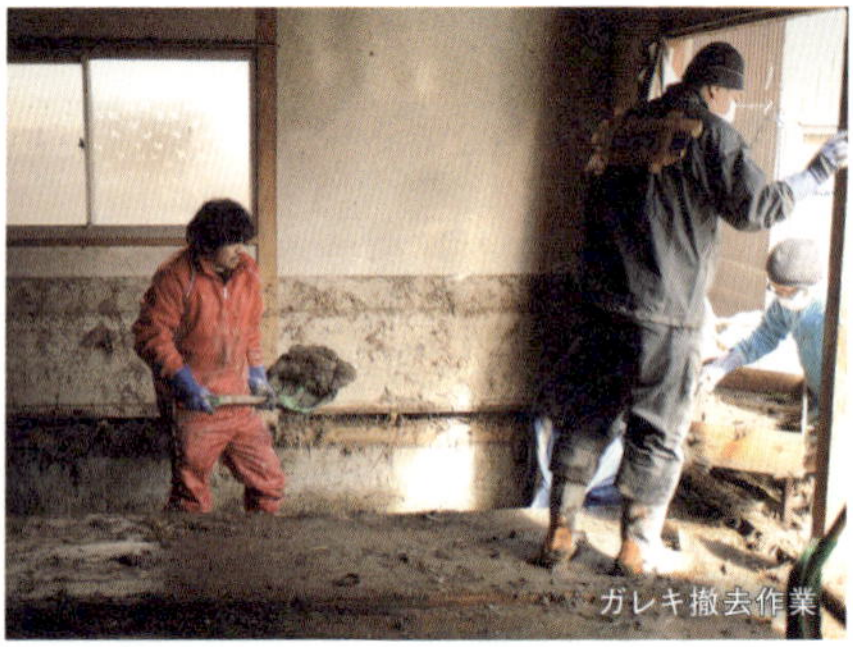

ガレキ撤去作業

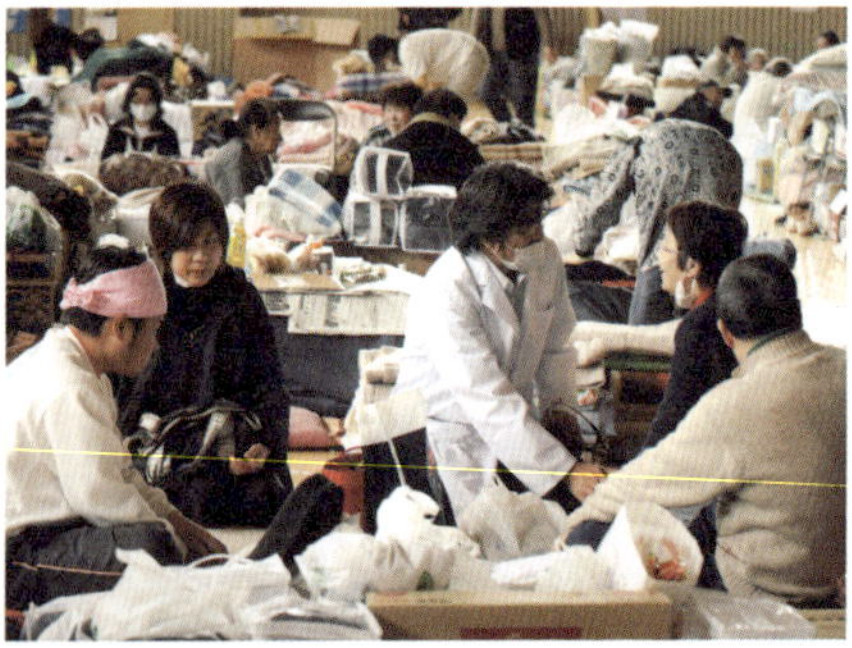

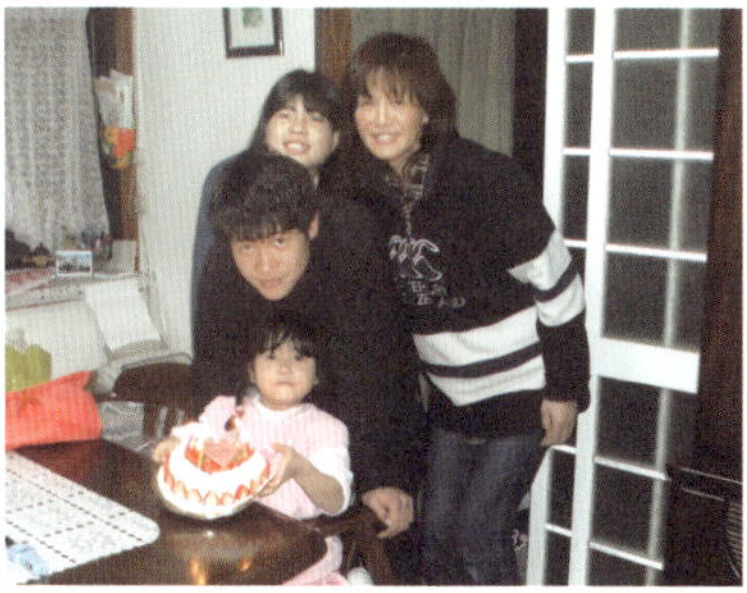

末娘の4歳の誕生日。遠く離れた家族。私に力を与え続けてくれた一枚

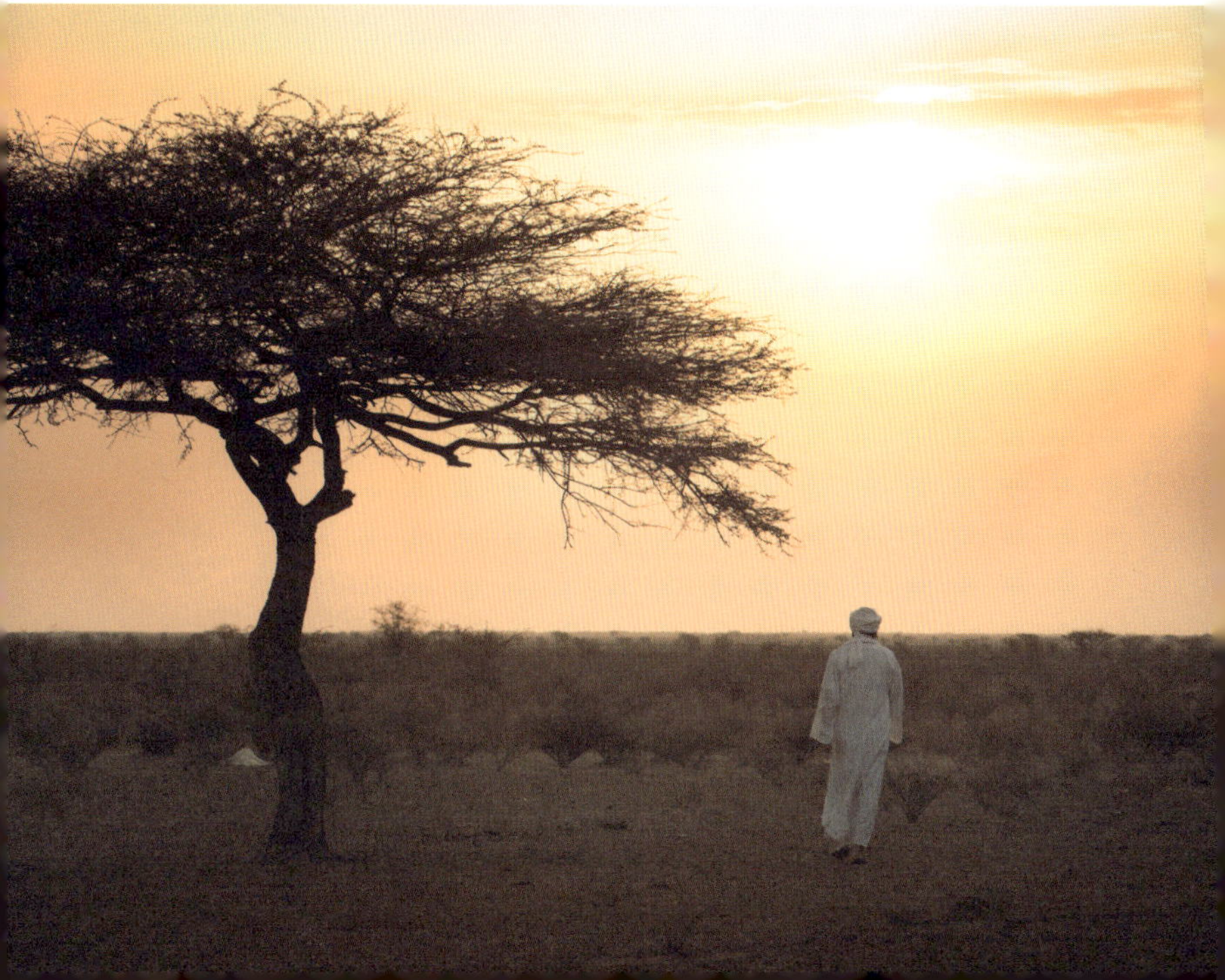

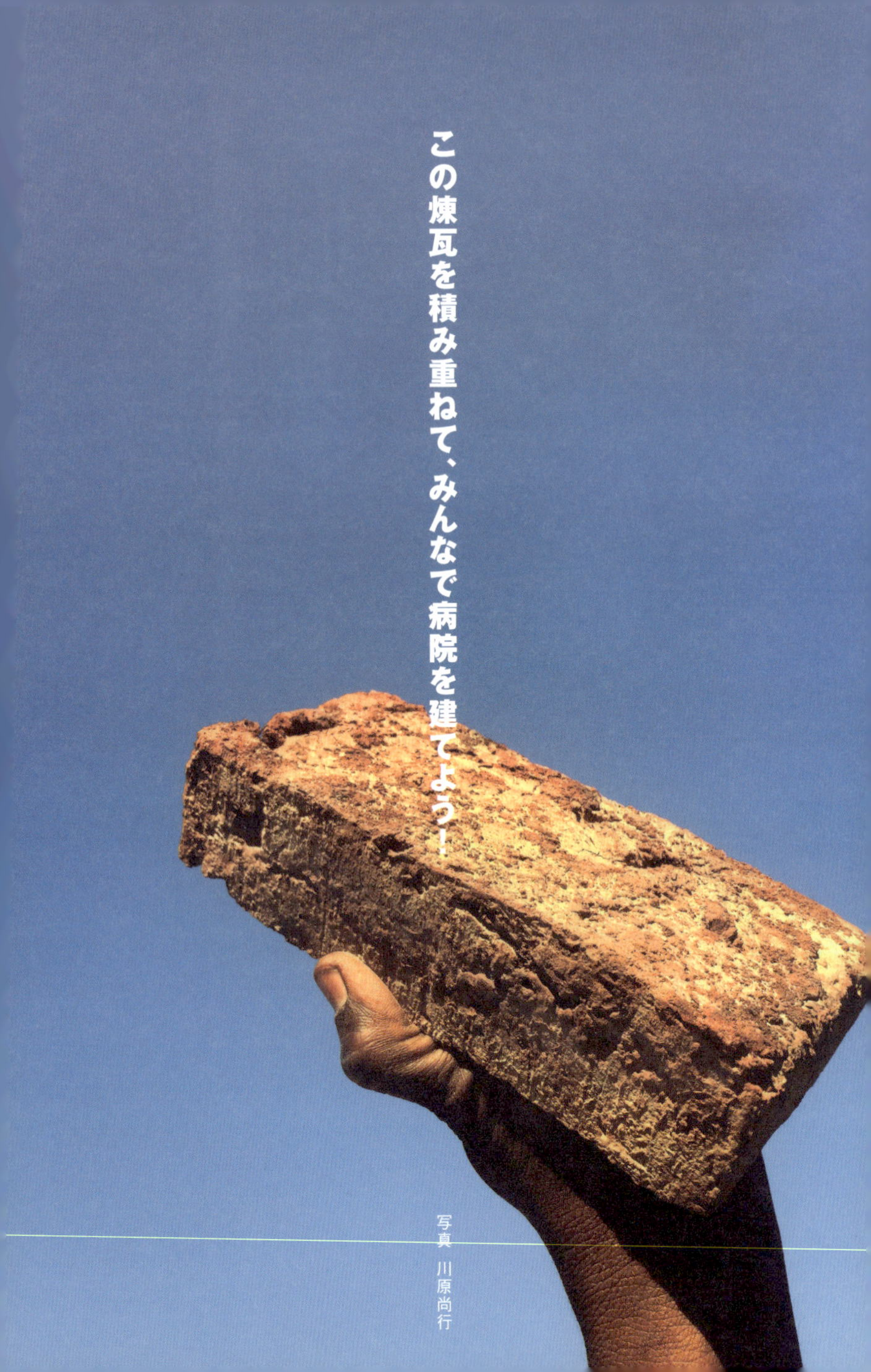

この煉瓦を積み重ねて、みんなで病院を建てよう!

写真 川原尚行

はじめに

大学でラグビーをやっていた息子から、スーダンにメールが届きました。

「父さん、コーチをしている方から話があるってよ」

そのコーチの方は出版社にお勤めで、息子の話を聞いてロシナンテスの活動に関心を持ってくださいました。これがきっかけとなり、本書出版の話となりました。

ロシナンテスは、アフリカのスーダンと東北の東日本大震災の被災地で、医療支援を中心とした様々な活動を展開している国際ＮＧＯです。息子にラグビーのコーチをしてくださった方のように、たくさんの方々が関心を持ってくださり、様々な御縁に恵まれて、今日まで活動を続けています。今までの全ての御縁に感謝いたします。

本を書く上で、齢五〇になる今年、改めて私の半生を振り返りました。私の中の全てをさらけ出すのはお恥ずかしい限りですが、昭和から平成にかけての時代背景と共にお読みいただければ幸甚です。

ラグビーにはフランカーというポジションがあります。スクラムの両サイドに位置し、敵ボールがスクラムから放たれると、すぐにスクラムサイドを離れ、ボールを追いかけて飛び出し、相手にタックルしていくのがその役割です。「猪突猛進」という言葉が、フランカーには一番似合います。私はフランカーをやってきたためか、どうも何かを見つけると、がむしゃらに突進していく性癖がありま す。もっと冷静に、落ち着いて、ということが必要です。

ロシナンテスのスーダンや東北での活動も、しっかりと報告する必要がありながらも、それを疎かにして、目の前のことに一生懸命になりすぎて先に進んでしまいます。本来ならば、一度立ち止まって、周囲を見渡し、俯瞰して、私たちの位置を確認する必要があるのです。今まで行ってきたことをきちんとまとめ、今後の方向性を見定めなければなりません。そのための良い自省の機会であると、自分に言い聞かせ、スーダンと日本を往復する合間を縫って、この本を書こうと思います。

スーダンは、日本ではあまり知られている国ではありません。知られているとしても、内戦があった国、テロ支援国家、未知の感染症など、負のイメージが強いようです。実際にそのような面はありますが、もちろんそれだけではありません。本書では、普段のスーダンの人たちの暮らしぶりなども描いていきます。ロシナンテスが活動するスーダンを通じて、日本ではあまり知られていない、イスラムの社会に触れていただけたら幸いです。

若いころには「酒に強いのが男の証」とまで信じていましたが、今では酒のないイスラムの世界で、お茶を飲みながら日々を楽しんでおります。また、かつ丼が大好きなのに、豚肉がない社会で美味しい羊の肉に満足しています。ラマダーンという断食月があり、私もお付き合いして飲食せずに、スーダンの人たちと日没後に食べる食事は最高です。私はイスラム教徒ではありませんが、ここの人々は貧しい生活環境の中で、小さな出来事に感謝しながら生きており、そんなイスラムの世界に随分と親しみを感じております。

スーダンの地方の生活は、社会インフラが整っておらず、なかなかに厳しいものがあります。診療所のない地域を巡回診療していますが、今の方法で満足してよいのかと、常に自分に、またスタッフに、問いかけています。スーダンの地方で、スーダンの人たちの生活に入り込んでいくことによって、私の中で医療そのものの捉え方が変わってきています。どのような感じで医療を捉えるようになったのでしょうか？

長い内戦を経て、南スーダンが独立しましたが、南北スーダンの子供たちはどのように成長していくのでしょうか？

日本の東北での活動では、日本人のもつ人の情けに数多く触れることとなりました。そのようなことを紹介しながら、日本の地域の将来をも考えてみます。

福岡にある苅田工業高校の生徒さんに講演をした時のことです。「自分の技術を頑張って磨きます。そして、スーダンのようなアフリカの国で役に立ちたい」と、ある生徒さんが目を輝かせて話してくれました。日本の若者が、そうやって外に目を向けて自分の夢を語ることは、素晴らしいことです。私たちはこのような若者と共に、まだ誰も踏みしめていない山の頂を目指していきます。

この本を手に取ってくださったのも、何かの御縁でしょう。

私は、この御縁を大切にしていきます。本書を読まれた後に、立ち上がり、私たちと共に、歩み出してくだされば幸いです。

目次

この本をロシナンテスに関わってきた日本とスーダンの全ての方々に捧げます。

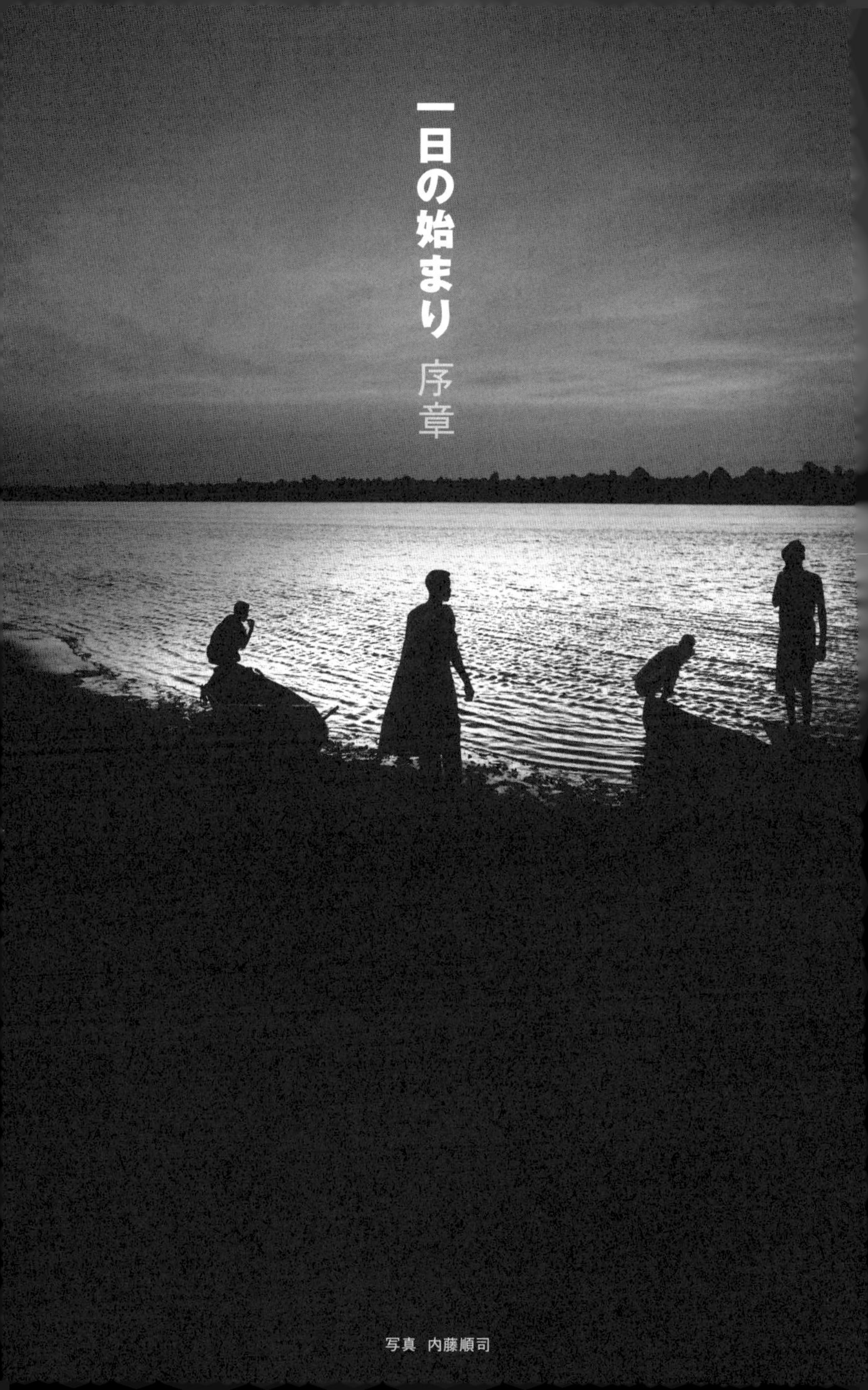

一日の始まり

序章

写真　内藤順司

アッラー、アクバル……

まだ陽の昇らぬ静まった街に、祈りの時を告げるいつもの声が響きわたり、早起きの小鳥の鳴き声と共に、寝ている私の耳元に届きます。その心地好さに、少しまどろみながらも、今日の始まりを告げられた使者よろしく、意を決して起き上がります。

熱のこもった部屋から表に出て、さわやかな朝の空気を腹一杯吸い込むと、気持ちが一気に引き締まります。ここでは昼間、太陽に照りつけられた家の壁が熱を蓄えてしまうので、明け方になっても室内は軽く三〇度を超えています。ですから、表に出た朝のこの一瞬だけ、とても気持ちが良いのです。やがて太陽が昇ってくると、いつもの灼熱地獄に逆戻りです。

ここは、スーダンの首都、ハルツーム。

日課の朝の散歩に出かけると、ジャッラービーヤーという真っ白の民族衣装を着た人たちが、足早に私を追い越していきます。街のモスクで日の出前のお祈りをするためです。イスラム教の人たちは、一日に五回、メッカの方角に向かってお祈りをします。これが最初のお祈りです。

気温の落ちている朝には、街の野良犬たちが元気になりますが、こちらが怖じ気づくことさえなければ、彼らも無闇に吠えたりしません。折角の涼しさを堪能したいのでしょう、悠然と通りを歩いていきます。

周りを見渡せば、いくつものお茶屋さんが、もう仕事を始めています。木陰や軒下に小さな椅子を並べ、小さなテーブルの上に、コーヒー、紅茶、カルカデと呼ばれるハイビスカスティ、それに幾種類もの香料を並べ、その脇で炭に火をつけて、ぐつぐつとお湯を沸かしています。

ザラービアと呼ばれる揚げパンに砂糖をまぶし、ミルクティと一緒に食べるのがスーダンの朝の定番ですが、私はお茶屋のおばさんに、「シャーイ（お茶）」もしくは「ガフワ（コーヒー）」を注文します。イスラムの国ですから、当然お酒はありません。お茶の文化は、イスラム教徒でない私にくつろぎを与えてくれるので、時折お店に立ち寄って、朝のすがすがしさを楽しんでいます。

お茶屋さんの前にある病院には、朝早くからたくさんの人が並んでいます。病院の隣にはモスクがあり、先ほど追い越していった人たちが集まっています。

そんな朝の風景の中を一人でお茶屋さんに腰掛けているのですが、身の危険など考えも及ばないほどに、心安らいでいられます。

内戦があり、紛争の絶えない国というマイナスの印象があるスーダンですが、ほかのアフリカ諸国に比べると、少なくともハルツームは極めて安全なところといえるでしょう。

住居兼事務所に戻り、しばらくすると、現地職員のリーダーであるフセインを始めとしたロシナンテスのスーダン人スタッフが次々と顔を出します。

「アッサラーム　アライクム」（あなた方に平安を）

「ワ　アライクム　アッサラーム」（あなた方にも平安を）

イマッド、ラビーア、イブティサーム、インティサール、ターハー、イスマット、コーチ・フセイン、イルハーン、そしてリーダーのフセインの計九名のスーダン人スタッフに、日本人スタッフの田中香子さん、アルタイブ茜さんも揃ったところで、リーダーのフセインがスタッフみんなに声をかけます。

「それでは、朝の会議を始めましょう」

こうしてロシナンテス・スーダン事務所の一日が始まります。

ロシナンテスを支えるスタッフたち

私たちの事務所があるのは、リヤドという比較的裕福な人たちが住む治安の良い地区です。三年前にここに移るまでは、スーダンの一般庶民が住むような地区に事務所を構え、日本人スタッフもそこに住み込んでいましたが、当時のハルツーム大学の学長ムスタファー氏から「家を借りてくれないか」と頼まれたため、現在はリヤド地区にある彼の家を住居兼事務所にさせていただいています。

さて、朝の会議は、リーダーのフセインが各スタッフからの活動状況の報告を確認することから始まります。私たちの活動には多くのスタッフが関わっているため、会議で確認される内容も多岐にわたります。

「巡回診療の計画はいかがですか？」

保健省担当のインティサール、それにＪＩＣＡ（国際協力機構）担当の田中さんが、答えます。

「はい、今日はシャルガニール保健所で話し合いをします。明日から巡回診療が出発しますので、その準備をして、明日は巡回診療車の出発を見送ります。会計担当のラビーアさん、巡回スタッフの〝インセンティブ〟の準備をお願いしますね」

〝インセンティブ〟とは、ロシナンテスと共同で巡回診療を行っている現地スタッフに渡す手当のことです。彼らは保健省に所属し、基本給は保健省から支給されていますが、ロシナンテスからも活動に対する対価を支払っています。

「イブン・シーナー病院プロジェクトの進捗状況、現在の課題に関してはどうですか？」

総務担当のイマッドが答えます。

「ドクター・サトウのスーダンの医師免許はどうなっているのでしょうか？　イブン・シーナー病院の先生方は、ドクター・サトウのスーダン再訪を心から待ち望んでいます」

それに対して、HAC（NGOの管理監督を行うスーダン政府の組織。第三章で詳述）兼法務担当のイブティサームが答えます。

「スーダンの医師免許は、外国人医師には期限三か月のものしか付与されませんので、再入国時には更新手続きが必要です。茜さん、日本にいるドクター・サトウに至急連絡を入れてください」

「次に、北コルドファン州の国連WFPとの栄養改善事業はどうなっていますか？」

医療担当のターハー医師が答えます。

「いま、スーダンのNGOであるSIDOと話し合いをしています。事業のための資金が、国連からロシナンテスの口座に振り込まれない状況で困っています。ラビーア、どうなっていますか？」

会計担当のラビーアが答えます。

「スーダンの国内からは、今ある銀行口座に外貨口座を開くことができません。日本の銀行からのユーロでの外貨送金が必要です。茜さん、日本のロシナンテス事務所へ支援要請の連絡をお願いします」

「大学のライブラリーの件は？」

御主人がスーダンの方で、アラビア語が堪能な茜さんが答えます。

「私たちが供与して建てた文化施設『無東西』に、インターネットの設置が必要です。アメリカンセンターには設置されています。でも、その費用が結構かかりますので、大学側と協議をしているところです」

「サッカー事業についてはどうですか？」

子供たちへのサッカー指導と歯科診療を組み合わせたプロジェクトの立役者であるコーチ・フセインが答えます。

「サッカーアカデミーは現在、保護者たちによる自主運営が始まっています。嬉しいことに、みんなが進んで会費を支払うようになってきています。日本の高校に留学していたゼインが、アカデミーに来て積極的に後輩の指導をしてくれたのが、功を奏しているようです」

「会計関係に関して何か問題はありますか？」

ラビーアが答えます。

「今日は午前中に社会保険事務所に行って、私たちの社会保険を支払ってきます」

「そうそう、車の手配は大丈夫でしょうか？」

イスマットが答えます。

「巡回診療に使うランドクルーザーのタイヤの摩耗が激しいので、すぐにでもタイヤ交換が必要です。新しく購入したランドクルーザーは、まだ慣らし走行中で、巡回診療に行けるのは来月からだと考えています。今日、外出する人は私に申し出てください」

「最後にドクター・カワハラ、何かありますか？」

ようやく私の出番です。

「来週、日本からの来訪者があります。葉田先生は、医師であり作家で、カンボジアで学校を建てた経験があります。銅冶さんは、日本で会社とＮＧＯの両方を設立して、ケニアやガーナなどで子供たちへの支援に頑張っている方です。片桐君は、純文学での小説家志望の青年です。そして私の息子の健太朗と、合わせて四人でスーダンにやって来ます。ハルツーム大学の学生と座談会をやりたいので、茜さん、手配をよろしくお願いします。

私は、彼らのスーダン滞在後に帰国予定があります。フセイン、何かあればいつでも日本に連絡をするようお願いします。それと、イルハーン。日本の若者たちに、あなたの美味しいファッタ（つぶした豆と野菜、卵、パン、ゴマ油を混ぜた食べ物）をぜひとも食べさせてあげたいので、お願いしますね。それでは皆さん、仕事に取りかかりましょう！」

それから私は自室に入り、今度は日本の事務所とスカイプを使っての遠隔会議を始めます。スカイプはインターネット電話で、通話が無料です。ネット環境が整ってきたハルツームにおいても、活動の強力な武器となっています。

「大嶋君、来年度予算はどうなっていますか？」

「今、取りまとめているところです。次年度はロシナンテスとして大きく転換しなければなりませんので、予算編成から気を引き締めていきます」

「須藤さん、スーダンの大統領選挙があるけど、ＪＩＣＡの動きは？」

「ＪＩＣＡ九州に連絡をとりましたが、基本的に、選挙期間中はＪＩＣＡとしての活動はしないとのことです」

ＪＩＣＡは日本の平和的海外支援の象徴で、四〇年以上の実績を誇ります。ＪＩＣＡとは草の根パートナー事業契約を結んでおり、スーダンでの巡回診療の側面的支援をいただいています。

「須藤さん、経済産業省での最終報告会の準備はどうなっていますか？」

「川原さんの講演は二〇分の割り当てです。大嶋さんがスライドを作ってくれています」

経済産業省とタッグを組んで、医療の国際化事業に関する調査を一年間行ってきました。年度末で一旦整理して、次年度以降どうするかを再考しなければいけません。

「山本さん、現在の講演依頼の状況を報告してください」

「ＩＢＭの講演が入っています。インターネットを使って全国の社員にも参加してもらうようです。それから、福岡でのイベントを共同開催した〝このゆび〟の学生さんたちから連絡がありました。あと、先日講演した高槻小学校から子供たちの感想文が届いています」

この数年、年間平均五〇か所で講演を行っています。小学校から大学、医療関係者、一般企業まで、対象を限定せず、依頼があればできるだけ足を運びます。幅広い層との話し合いの中から、今ある社会の課題を見つけ出し、少しでもそれらに取り組んでいこうという気持ちで臨んでいます。

「大嶋君、私だけでなく他のスタッフも積極的に講演をして、自らの活動を一人でも多くの方に伝えていくようにしましょうね。特に東北の田地野さんには、伝わらなくなりつつある東北の現況を、おばあちゃんたちの代わりに発信してもらうようにしていきしょう」

様々な日々の案件を整理しつつ、次々とこなしていきます。もっとも、思った通りに進まないことの方が多いので、このように会議がスムーズに進むのは、本の中だけのことかもしれません。

さて、まだまだ会議は続きます。遠路を一日がかりで帰国した際には、ロシナンテス事務所でも会議を行います。私の故郷である北九州の小倉の中心、旦過《たんが》市場の目の前に建つ商工貿易会館ビルの中に事務所はあります。

「吉川さん、ネットでのマンスリーサポート会員は増えてきていますか？」

「徐々にですけど、増えてきていますよ」

「でも、今まで以上にもっと増やしていきたいね。そうそう、塩田さん、東京駅前の中華料理屋の藤原さんから連絡があったみたいだけど……」

「記録によると、藤原さんは、ロシナンテスの設立当初から支援してくださっています」

「ありがたいですね。それと宮崎君、今度スーダンに持っていく荷物に巡回診療に必要な丈夫なボックスが欲しいので、追加しておいてくれるかな」

「了解です。次の帰国フライトに間に合うように購入して、関西空港まで送っておきますね」

その後別室で、事務局長の大嶋君と東北事業部について話をします。

「大嶋君、東北はどう？」

「田地野さんが、厚労省への報告書の作成をしています。綾田さんは、大阪のうつぼロータリーに田地野さんと一緒に活動報告と御礼に行ってもらいました。また平林さんが三月一一日のための竹灯籠づくりを健康農業の参加者の人たちと進めています。岡部君は、次年度の健康農業の作付計画を行っているところです。工藤さんは、寺子屋事業に関して名取市と話し合いを持っています」

帰国した際には、なるべく東北に行くようにしていますが、現在は常駐のスタッフを中心に活動を任せ、私の代わりに頑張ってもらっています。

「健康農業に参加している亘理《わたり》のおじいさん、おばあさんの笑顔はとってもいいよね。この健康農業を継続していくために、価値を創出する術をいろいろと考えなければいけないね」

このように、多くのスタッフが協力し合い、様々な困難をかいくぐるように、前進しているというのが、私たちの日常なのです。

もう一人、そんな私たちを静かに見守ってくれている心強い存在がいますので、ご紹介します。

ロシナンテス事務所を置かせていただいている北九州市立商工貿易会館の横には、小倉祇園太鼓〝暴れ打ち〟の名手の碑が、静かに立っています。無学で荒くれ者だった男が、一人の母子家庭の少年のために好きだった酒を控え、真っ当な生活を送るよう改心し、懸命にその成長を助け、やがて少年を立派な男に育て上げていきます。小倉っ子の心意気を象徴するようなその男、無法松の生き様は、私の憧れでもあります。

ＮＰＯ法人ロシナンテスの設立当初から最近までの八年間、私が外務省を辞したときからだと九年に亘り、高校ラグビー部後輩の海原君の家族が経営する自動車販売会社、大和興業さんにお世話になり、間借りをしてきましたが、昨年から街の真ん中、そして、偶然にも憧れの無法松の隣に引っ越してきたのです。

愛すべきスーダン人

アッサラーム　アライクム！
ワ　アライクム　アッサラーム！

直訳すると「あなた方に平安を！」「あなた方にも平安を！」という意味ですが、「こんにちは」というニュアンスに用いられます。

スーダンでは、至る所で、いろいろな人が挨拶をしています。右手を相手の左肩に軽くポンとタッチし、そして握手をします。今まで、私はいったい何人のスーダンの人たちと握手をしたのでしょうか。この握手をしての挨拶、そしてこの言葉には、イスラム教徒でない私でも、本当に癒やされる思いになります。

スーダンではイスラム教徒が国民のほとんどを占めます。

イスラムというと、ちょっと怖い印象があるかもしれませんが、私はこれまで一三年、この国で生活をしてきていますので、彼らの文化に心から親しみを持っています。一人一人がイスラム教徒としての誇りを持ち、正直で、そして他者に優しい。私のような外国人にそういう態度で接してくれるのだから、なおさらです。どうやら私は、スーダンの人たちに惚れ込んでしまったようです。

私は、近代日本の礎を作った日本初の製鉄所のあった土地、八幡に生まれ、無法松に代表される荒くれどもが巷にあふれる小倉で、ラグビーと出合って成長してきました。やがて山笠の街、博多に移って医学を学び、卒業後は外科医の道に進みました。そののち、高校時代のラグビー部のマネージャーと結婚し、今は三人の子供の父親です。

海外に行った経験がまったくないままに、外務省の医務官という職に就き、タンザニアや英国、スーダンを含め、七年の間に様々な国々を見て回ることができました。最後に医務官として赴任したのがスーダンです。そこで目の当たりにした現実に「何とかせねば！」という思いに駆られ、意を決して外務省を辞職し、家族を日本に残したまま、スーダンで医療活動を始めました。

私は、皆から〝暴れん坊〟と呼ばれるくらいに、人様に迷惑をかけ、今振り返れば恥ずかしくなるような大変失礼な振る舞いをあれこれとやってきました。そんな人間がなぜ、外務省を辞して、スーダンで活動を始めることができたのでしょうか？

自分でも不思議なのです。

何かがあのとき起こった。そういう表現しかないのかもしれません。

恐らくそれは、文化の異なる様々な人たちとの出会い、アフリカの大地との巡り合いを経る中で、多くのことを感じ、学び、私の内なるものが複雑に、そして一気に変化したということもあるのでしょう。しかしながら、やはり何よりも、愛すべきスーダンの人たちが、私の目の前で困っている、その現場に居合わせたからに他なりません。

私は図らずも、困難な道を歩むことになってしまいましたが、それは自分で選び進んだ道です。たとえ、今が茨の道中にあっても、その先に明るい未来があれば、あるいは、そう信じてさえいれば、この道無き道、果てをもしれぬ道すがらも、なかなか面白き旅路に思えてくるのですから、人間とは本当に不思議なものです。

1章

スーダンの実相とロシナンテス

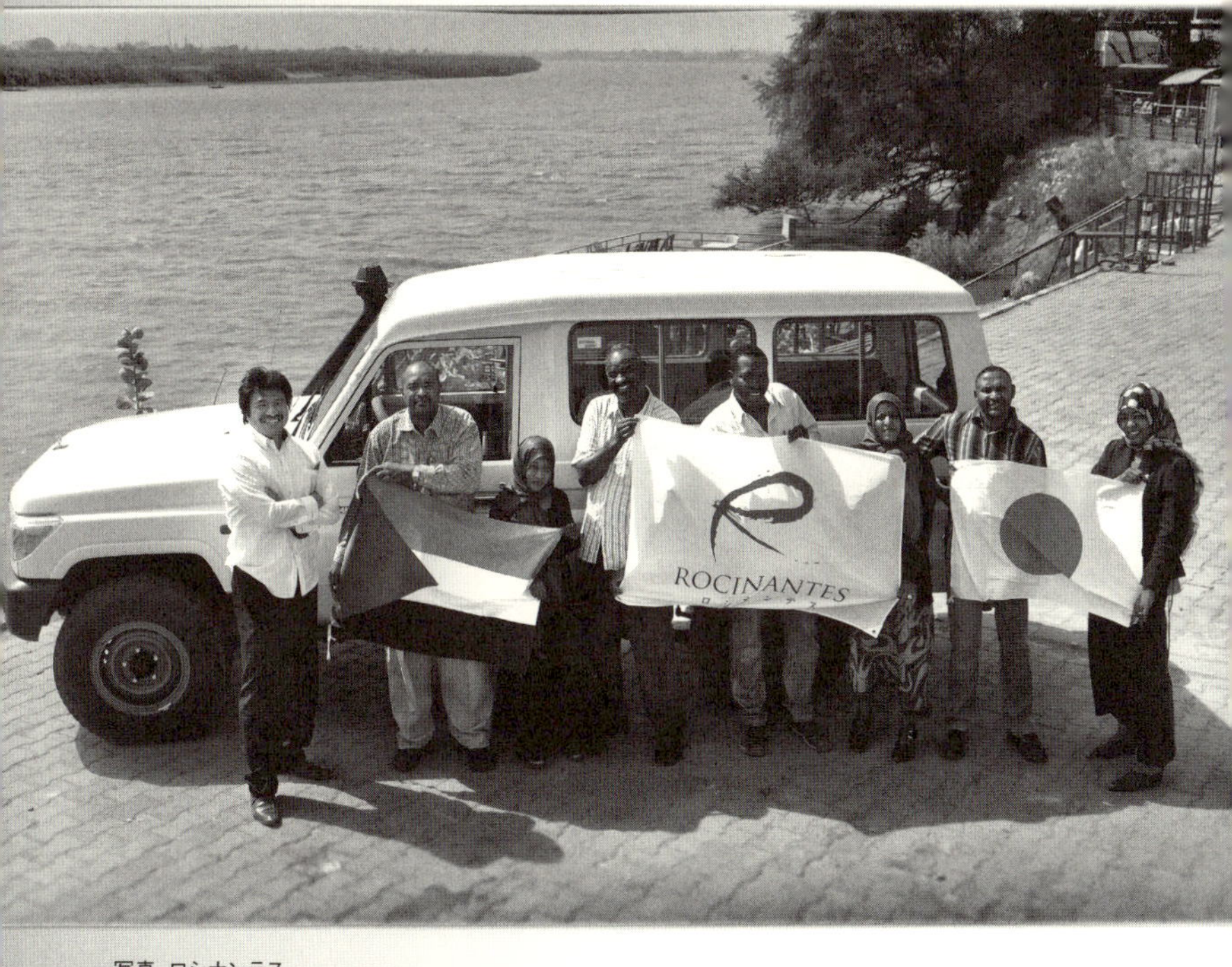

写真　ロシナンテス

スーダンは、アフリカ大陸北東部にあり、エジプトの南に位置します。青ナイルがエチオピアから、白ナイルがビクトリア湖から流れ、首都のハルツームで合流します。そして一本のナイル川となり、エジプトへと流れていきます。かつては流量が豊富だったナイル川の氾濫原が肥沃な農地となり、エジプト文明と同じく、この流域に古代文明が栄えたこともあり、スーダン北部には紀元前九世紀に建てられたといわれるピラミッド群があります。ミュージカルの「アイーダ」は、エジプトとエチオピアの両国の間に引き裂かれた男女の悲哀を描いていますが、そこに出てくるナバタの谷は、現在のスーダンにあります。

近代では、イギリスの植民地時代を経て、一九五六年に独立しています。しかし、その一年前から南北に分かれての内戦が行われてきました。内戦は主に南部で行われ、その発展を妨げました。一九八〇年代には、内戦に加えて飢餓が起こり、地域全体の住民が栄養失調状態に陥ります。極度の栄養不足でうずくまったままの子供と、それを獲物として狙うハゲワシを撮影した「ハゲワシと少女」というショッキングな写真がありますが、それが撮影された場所が、このスーダン南部なのです。

スーダンの内戦は、中断を挟んで一九八三年から二〇年もの間続き、二〇〇五年にようやく包括的和平合意が締結されました。一口に二〇年の内戦といいますが、それはほぼ一世代が全く教育の機会を与えられず、生産活動もままならない状況下で、人たちは逃げ惑い、飢えに苦しみ続けて、一方で戦闘という破壊活動を続けたことになります。失われたものの大きさを想像すると、気の遠くなるようなことです。

その後、六年間の暫定期間を経て、南部住民による住民投票が行われ、スーダン南部の独立が決まりました。そして、二〇一一年に新しい国である南スーダン共和国が誕生しました。

南部が分離独立した後のスーダンは、国民のほとんどをイスラム教徒が占めることとなりました。暫定期間に存在したクリスマス休暇なども廃止され、年中行事もイスラム一色となりました。一般的に、酒及びその製品が購入できるような世俗的なイスラムと、酒類は一切購入できないような、より原理原則に忠実なイスラムに分かれますが、スーダンは厳格な解釈を基にした社会を形成しています（これを特に米国などは「原理主義」と言い表すこともあります）。

日本は、この国の混乱に対し、飢餓が問題となり始めた一九八〇年代から積極的に援助を開始し、ハルツームにイブン・シーナー病院の建設などのインフラ整備を中心に行ってきました。しかし、内戦の激化に伴う国際的な政治の動きもあり、一九九二年には欧米諸国と同様に、スーダンへの直接の援助を停止せざるを得なくなります。

混乱再燃のさなか、あのアルカーイダのウサーマ・ビン・ラーディンが、一九九二年から一九九六年までスーダンに滞在したこともあります。最終的にはスーダンから追放されましたが、彼が滞在したことが、スーダンが一九九三年に米国からテロ支援国家に指定された一因にもなっていると想像されます。

この南北内戦に加えて、二〇〇三年からは、西部にあるダルフールでも紛争が勃発しました。この紛争は今もなお続いています。

現在、二六年もの長期政権を維持するバシール大統領には、そのダルフールでの紛争に関する人道問題によって、国際刑事裁判所から逮捕状が発出されています。このように国際社会から批判される現政権に加え、アメリカ政府からテロ支援国家に指定され、経済制裁を受けている状況があり、スーダンの経済が落ち込み、人々が苦しめられています。

経済制裁の影響で、日本からスーダンへの送金には、多大なる困難を要しますし、スーダンの人が日本で両替することを断られる場合もあります。クレジットカードは使えませんし、インターネット上のやりとりや、メール一つをとっても、様々な障壁があります。グローバル化社会の発展は著しいものですが、一旦経済制裁を受けてしまうと、日本では当たり前のように行えるネットショッピングは当然できませんし、各種のダウンロードも制限され、非常に不便な状況になってしまうのです。

前後しますが、外交的には、一九九二年の欧米諸国と日本からのスーダンへの援助停止を好機とするように、中国がスーダンに大きく関わりを持つようになってきました。スーダンで石油が発見されましたが、欧米が手を引いたのち、中国が莫大な資金を元手に石油開発を手掛けて、パイプラインを敷設し、紅海に面するポートスーダンという港から石油輸出を始めました。また、この制裁下、ナイル川に架かる橋の建設や、北部のメロエでは大きなダムの建設も中国が一手に行ってきました。労働者の派遣などにより、スーダン国内には中国人が数万人いるとされ、スーダンでは今や大きな影響力を持つに至っています。

このように、スーダンは政治的、経済的に非常に難しい国です。しかし、スーダンの人たちは、長期にわたって先の見えない困難な状況の中にあっても、イスラムの教えに則り、一人一人が一生懸命

スーダンと首都ハルツーム

★はロシナンテスの主な巡回診療地区

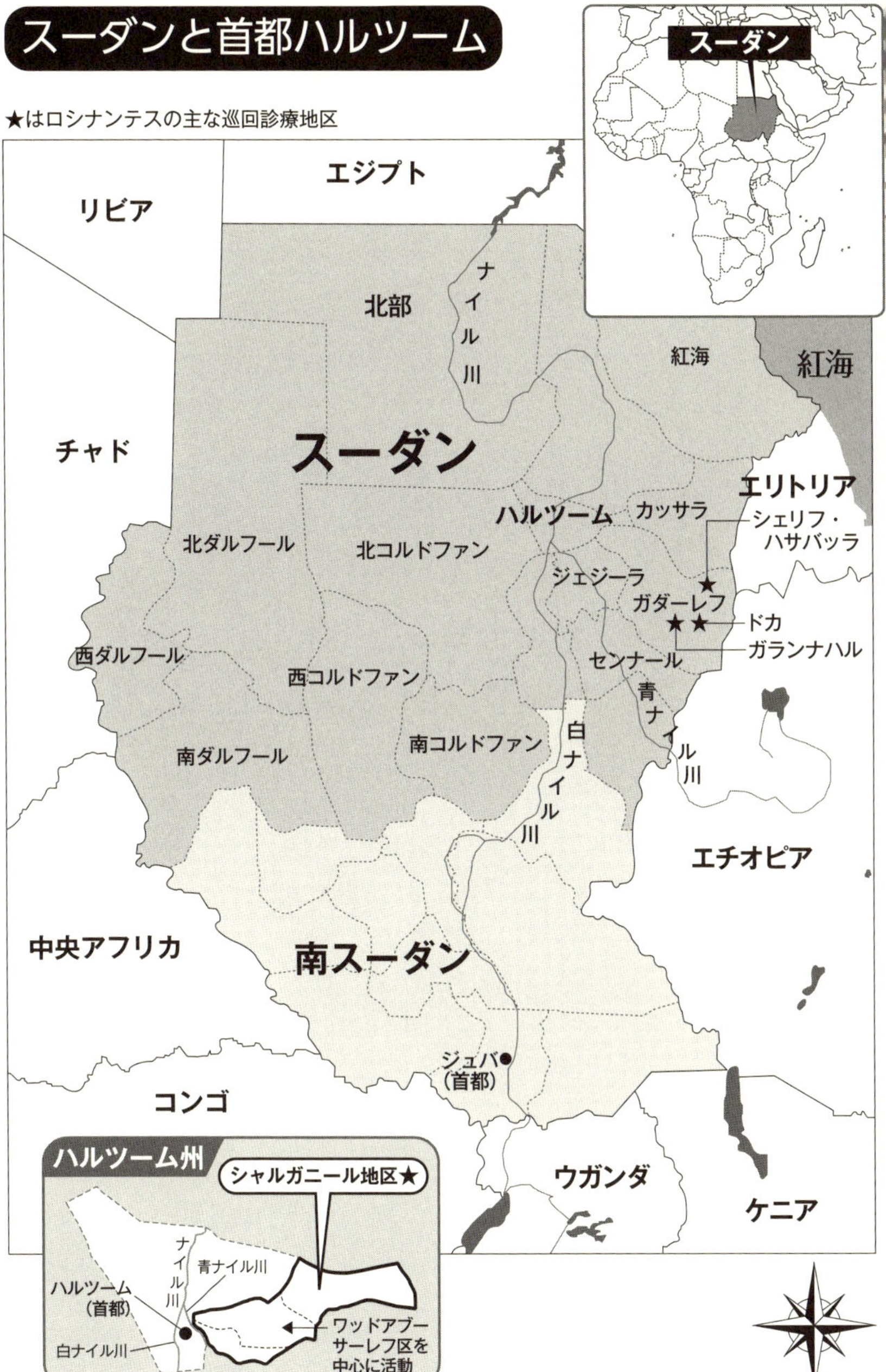

に生きているのです。

長く日本とスーダンを行き来する私の実感としては、日本ではイスラム文化の真の姿がほとんど知られていないようですので、この本を通して少しでも伝わればと願っています。

電気のないハルツーム郊外

スーダンの人口は三四〇〇万人で、そのうち二〇%弱の約六〇〇万人が首都ハルツームに集中しています。人口だけでいえば大都会です。青ナイル、白ナイルと、合流したナイル川とを境として、ハルツーム、オムドゥルマン、それに北ハルツームの三地区に分けられています。ハルツームは政治経済の中心です。オムドゥルマンは英国軍との戦闘で有名で、スーダン人の心の故郷である街です。北ハルツームは、工場が多く建ち並ぶ地域です。これら三地区の外側には広大な農地が広がっています。ハルツームの中心部は都市として栄えていますが、その辺縁部は、他の地方都市の周囲と同じように、電気が通じておらず、水道設備もなく、道路は舗装されていないなど、基本的な社会インフラが整っていません。

ロシナンテスは現在、北ハルツームのシャルガニール（東ナイル）地区の辺縁部で巡回診療を行っています。インフラが整っていない、スーダンの地方農村地域とはどのような状況なのか、想像してみてください。

地方には村が点在していて、一つの村とその隣の村が、車で数十分も離れているところもあります。たいていの場合、村の中には電気が通っていません。当たり前ですが冷蔵庫もなく、食糧の保存が問題となります。

普通の家庭では、通常の食事で肉を口にすることは少なく、客人が来た場合や、祝い事があるときに、羊を屠《ほふ》り、皆で肉を分かち合います。余った肉も一切無駄にしません。乾燥させて保存させる技術が、各家庭に代々伝承されているのです。鶏を飼っているところも多く、卵を食するよりは、繁殖させて鶏肉を食べる習慣があります。これとて、特別なことを祝う宴の際に限られます。

野菜は主に乾燥野菜です。その種類は少なく、玉ねぎ、オクラなどを乾燥させて保存しています。生野菜は貴重な御馳走となり、果物はさらに特別な食べ物です。主食は、ソルガム（もろこし）をすり潰した粉に水を含ませて発酵させ、クレープ状にしたキスラと呼ばれるものです。キスラは見た目が非常に悪く、また発酵させているので独特の酸味があって、最初に食べた時には「腐ったぼろ雑巾」を口にしたように思えました。しかし、慣れてくると、これが美味しく感じられるのだから、面白いものです。納豆を食べられない西洋人もやがて好きになると聞いたことがあります。それと似ているのでしょうか。

また、クレープ状にしないで、器に入れて大きなプリンのように成形したものをアシーダと呼びます。キスラ、アシーダにはソース状のものをかけますが、このソースは、保存乾燥野菜である玉ねぎ、オクラなどをベースとして作ったものです。大きな器に入れて、みんなで輪になって座り、右手を使って器用に食べます。

夜になると、辺りは闇に包まれるので、懐中電灯が必需品です。生活の中での必要がなせる業なのでしょう、村の人たちは大きな懐中電灯をとても巧みに使いこなします。首を傾げ、肩と首の間に器用に懐中電灯を挟み、両手を自由にして作業を続けます。灯油を利用したランプも見られますが、基本的には電気がない分、朝は早く起床し、夜も早く寝るという、自然のリズムに逆らわない生活です。

言い換えれば、自然と共に、人間の営みを行っているのです。日本では滅多に拝めないような満天の星空は、見事というほかありません。電気の無いありがたみもあるのです。

水を得ることの困難さ

井戸などの給水施設が近くにあるところでは、簡単に水を得ることができますが、それがない地域では、家族の誰かが往復数時間かけて、水を汲みに行かなければなりません。それでも給水施設が歩いて行ける範囲にあるのは良い方で、それすら叶わない地域では、汚れた川からの取水となります。近くに川がない場合には、ハフィールと呼ばれる雨季に貯水する大きなため池に行き、貴重な水を得ているのです。

いずれにしても、生きるために大切な営みである水汲みには、ロバを連れだって片道一時間以上かけて歩き続ける必要があります。この作業は、主に女性と子供たちが担っており、酷暑の中、一日に二回も往復すれば、その日が終わってしまいます。

川やハフィールの水は、泥水といってよいくらいに混濁していて、とうてい衛生的とはいえません。水を介しての感染症が蔓延することもしばしばです。私もこの水を飲まざるを得ない状況があり、口にしたこともあります。もちろん、しばらくの間、腹を壊すこともありました。しかし、水があるだけまだよいのです。ここでの生活は「人間が生きていく根源は水である」と、身体の経験を通じて思い知らせてくれます。

今後、水問題の解決が、スーダンのみでなく、アフリカにおいて極めて重要となってきます。きれいな水を安定して提供するだけで、私が今まで行ってきたどんな医療行為にも勝ると考えています。

大きな資本、技術者、メンテナンスが要るなど、問題は山積していますが、北里柴三郎が日本に基本的な衛生環境をもたらしたように、ロシナンテスも公衆衛生に長けた人物と協力し、女性や子供たちを助ける仕事ができればと思っています。

学校教育の現場では、現在でもイスラムの文化に則り、男女が分かれて教育されることが優先されます。しかし、その余裕がない地方では男女共学です。体裁としては男女共に教育の機会があるのですが、特に地方の女の子は、水汲みなど家の仕事の貴重な労働力とされるために、自然と学校から遠ざかってしまうことが多々あります。

地域によって、教育に熱心なところがあれば、イスラムの経典であるコーランさえ学べばよいとするところもあります。しかし幸いなことに、総じていえばスーダンは他のアフリカ諸国に比べて教育熱心な国だといえます。

この国における中心産業は、農業と牧畜です。したがって、このような地域での資産とは、ラクダや羊を何頭保有しているかになります。しかし、家畜を保有している資産家はごく一部で、雇われ羊飼いであるか、小作人として農業を行う人たちが大半を占めています。貨幣経済が浸透している現代社会では、現金収入の少ない彼らは苦労することが多くなります。水もお金も広く隅々までは行き渡らないというのが、途上国での大きな問題なのです。

さて、そんな生活をしていて、病気になった時はどうするか？　大抵の場合は、行くところがなく、我慢するしかありません。スーダンの人たちは、本当によく我慢をします。そして、もう、いよいよになったときに、ようやく村から出て、何とか病院へと向かうのです。しかし、残念ながら手遅れの場合がほとんどです。病院へ行くにも、車を使わなければなりませんので、その費用を出せない場合や、車の手配すらできないことがあるというのが、ここの現実なのです。仕方のないことです。いえ、果たして「仕方のないこと」でしょうか？「仕方のないこと」というのは、彼らだけの力では動かしがたい現実の一つの解決策としての諦観の念であり、諦めることによって現実に向き合おうとするある種の我慢強さとも表現できます。

一方、敗戦や数々の災害から復興してきた日本人には、我慢強さだけにとどまらず、こういった現実、難題をクリアするために、試行錯誤を重ねて蓄えてきた先達の具体的なノウハウがあります。そういう意味からも、今ここで私たちロシナンテスが試されている忍耐力とは、日本人の培ってきた様々な解決策に倣い、困難な課題に方策を見つけることを決して諦めないことだと信じています。

現在、スーダンの保健省は、広大な地域に点在する村の一つ一つに診療所を作ることは困難であるとして、まずは病気にならないように予防医学を徹底する保健政策を取り入れています。その一部が、保健省の主導する巡回診療です。ロシナンテスはこの予防医学中心の政策に協力し、巡回診療を行うと共に、衛生教育や予防医学の普及に尽力しています。

共に歩んでいく。これが基本だと、私たちは理念として考えているからです。

ロシナンテスが行っている巡回診療

巡回診療はハルツーム州保健省と共同で、北ハルツームのシャルガニール（東ナイル）地区のワッドアブーサーレフと呼ばれる地域で実施しています。二〇一三年にロシナンテスが州保健省と共に行った基礎調査により、同地区にはおよそ六万人が住んでいることが判明しました。現在、そこを三つの地区に分けて、それぞれに巡回診療チームを置いています。

チームの一つは、保健省が推奨する予防医学に加えて、医療行為ができるようにしています。そのために、メディカル・アシスタントと呼ばれる準医師、検査技師を巡回スタッフに加えています。準医師は医師ではありませんが、このような過疎地域において診療、投薬ができる法体制になっているため、問題はありません。準医師に助産師、検査技師、栄養士、ワクチン接種担当、医療統計担当、チームリーダーそれにドライバーを加え、巡回ユニットが構成されます。

残りの二チームは、準医師、検査技師、医療統計担当がいません。本来であるなら、この二つのチームも医療ができる体制にしたいのですが、そこまでは資金と人材が足りないというのが現状です。診察や検査、投薬の代わりに、妊産婦と乳幼児の健康管理をする母子保健を中心とした予防医学的アプローチを主に行うべく、活動を続けています。

この三つの診療チームが手分けをして、それぞれ約三〇ある村々を宿泊しながら、二週間かけて巡回していきます。

日本に住んでいると想像がつかないかもしれませんが、巡回の移動中は舗装された道はありません。前に走った車の轍を辿りながら、自動車のラリーレースを思わせるような過酷な移動を、二週間にわたり強いられます。したがって、この事業では車がとても重要な武器になります。一つのチームは、ロシナンテスがこの事業に提供しているランドクルーザーを使っています。我が日本が誇るトヨタのランドクルーザーは、この土地ではまさに自動車の王様です。多くの人と荷物を載せることができ、どんな悪路でもしっかりと走ってくれます。しかも故障が少ない。車の故障の少なさは、このミッションを完遂するためのとても大切な要素となります。

残りの二チームは、ピックアップトラックです。四ドアで荷台があります。保健省の車両ですが、随分と年代物で、すでに数十万キロの走行をしています。悪路にタイヤをとられたり、パンクや燃料切れを起したりするなど、あらゆる状況を想定して対応すべく準備をして出かけます。

最近始めた取り組みに、日本で開発されたドクターカーの有効性に関する実証実験があります。このドクターカーは、トヨタのワンボックスカー、スーパーハイエースを改造したものです。悪路での乗員の安全性確保が十分でないことや、車高が高いため屋根に荷物を載せると横転の危険性があること、砂地のくぼみで車の底面が地面に接触してしばしば動かなくなることなどの懸案があります。実験の結果、二週間で巡回診療を終えるところを、安全に気を付けてゆっくりと走らざるを得ず、四日も余分にかかりました。

悪路が続く巡回診療では車が命であり、巡回診療車の開発は喫緊の課題です。日本の企業と一緒になって、巡回診療車を開発していきたいです。

訪問する予定の各村々へは、携帯電話で村の代表責任者に連絡をしておきます。すると彼らは受け入れの準備を開始します。巡回診療に行くのは月に一回のことですが、みな要領を得ていて、巡回チームが到着する前に、村の有力者の家などを借りて、臨時の診療所として使用するために部屋の模様替えを済ませてくれています。

診療所設営に必要な多くの機材は、ランドクルーザーのルーフキャリアに載せてあります。到着したら、それらを荷卸しして家の中に運び込みます。チームは手慣れたもので、ものの十数分で臨時診療所の開設となります。

臨時診療所では、血液検査、尿検査そしてマラリア検査などの簡単な検査が行えます。これらの村には電気が通っていませんので、電気を伴う顕微鏡などの検査機器は、車のバッテリーを用います。

ドクターカーを開発したのは沖縄の中小企業ですが、そこの関連会社が、携帯サイズの新しいタイプの超音波診断装置を開発しています。これは、プローブ（身体に直接当てる部分）のコードを、コンピュータのUSBポートに差し込むことで、コンピュータの画面に体内の様子が映し出されるものです。これは、日本での認可は取っていませんが、スーダンでは認可を取得しています。また、指先と胸の間に機械を挟むようにして心電計として機能させるタイプの診断器具も開発されており、これらの新しい機器を巡回診療に用いていきます。器具自体は素晴らしいのですが、今のところ器具を用いる医療者側の理解とトレーニングが不足していて、十分に使いこなせていないという現状です。

課題は山積していますが、完全を求めていては何もできません。対応可能な状態に如何に持っていくかが重要で、できることを一つ一つクリアしていくだけです。今後もしっかりサポートしつつ、自らも行動していくことで、日本の素晴らしい技術が現場で活かされるようになると信じています。

巡回の際は患者さんから、診察代、検査代、薬代を、必要最小限だけいただいています。無料診療を国の方針で行うのであれば、全国民が対象になるので、事業を支援しているロシナンテスが無料で診療しても矛盾はありません。しかし、現在のように、行ける地域が限られている状況では、その地域だけの医療を無料にすることはできないのです。また、ロシナンテスが費用負担するとなると、当然、ロシナンテスの財政に重くのしかかることになり、現在の収支では事業そのものの継続が危うくなってしまいます。

住民の方々は、現金収入も乏しく、貧しいことは十分に理解した上で、事業継続のために、診療は有料で行っているのです。この状況を打破すべく、貧困対策を別に考える必要がありますが、私たちが直面するこの大きな課題に関しては、別の章で改めて触れます。

母子保健事業の内容と課題

以上が診療を中心としたロシナンテスの医療サービスの現状です。もう一つの大切な事業である、母子保健を中心とした予防医学的活動にも触れます。

このプログラムでは、妊産婦、乳幼児のいる家庭を戸別訪問して、妊婦健診、乳幼児健診を行います。妊婦健診は、助産師が行います。この地域での出産は「伝統的産婆」や「村落助産師」が行いますので、その連携がとても重要となります。

伝統的産婆は、昔ながらのやり方で出産の介助をする人です。その地域での信頼を得ていますが、勉強をしてきたわけではないので、異常分娩の適切な対応が安全に行えるかどうか厳しい状況です。

一方、村落助産師は、一定期間の研修を受けての資格を得るものです。スーダン政府は村落助産師の養成を奨励しており、専門教育を受けている助産師と連携して母子保健を行うように保健政策を決めていますが、すべての地域に等しく施策が行われている状況ではありません。地域の中には伝統的産婆がかなりの数、存在していますので、巡回診療では彼女たちの立場を尊重しながら、村落助産師やロシナンテススタッフの助産師と信頼関係を築きあげるべく、密度の高いコミュニケーションが取れる体制を構築するように努めています。

乳幼児健診においては、栄養士が中心となって子供の身長、体重を測定し、栄養状態を調べていきます。各家庭を回っての健診であるため、身長を測る木製の台座を地面に直接置いて、その上に乳児を乗せて計測することもしばしばです。また体重は、補助器具を使って子供を吊るし上げ、ばねばかりに引っかけるようにして測ります。

この一連の作業は、簡単なようですが、女性である栄養士にとっては体力的に負担が大きく辛いものです。機材を車の中から降ろして運び、また片付けるという作業もあります。五〇度近い外気の中での作業が続くと、男でも体が持ちません。そこで、最近は栄養士を二人体制にしたところ、負担が軽減した上に、それまでの倍の数の子供たちの栄養管理ができるようになりました。こういった、現場の状況に合わせたきめ細かな修正が今後も必要となってくることでしょう。

次に、ここで得られた数値を子供の成長曲線グラフに落とし込み、子供の栄養状態を判定していきます。成長曲線が書かれた紙のシートにはワクチン接種記録もあり、それが日本でいう母子健康手帳の役目を担っています。日本のように整理するボックスやプラスチックカバーなどはありませんが、お母さんたちはこの子供の記録用紙を大事に保管しています。

予防接種のためのワクチンは、だいたい二℃から八℃までの冷蔵保存が必要です。冷蔵庫内での保管から子供たちへの接種まで、すべて冷蔵しなければなりません。これをコールドチェーンと言います。巡回診療では、保健省の冷蔵庫の中にあるワクチンを取り出し、氷を入れた大きなクーラーボックスの中に入れて、車の上に載せて走らせます。そこから、氷の入った別の小さなクーラーボックスに入れ替えて、予防接種の直前まで、できるだけ冷蔵保存しておくようにしています。

先に触れましたが、ほとんどの地域は、電気がないために冷蔵庫がありません。クーラーボックスの中の氷は、もっても三日です。溶けてなくなるたびに、製氷所のある地域まで数十キロの道のりを戻る必要があります。もっと上手くコールドチェーンを確立したいのですが、この課題の解決には、より多くの方々の知恵をお借りしていかなければならないと思っています。

また、ワクチン接種をする際に、日本ではアルコール消毒をしますが、こちらでは全く何もしません。アルコール消毒をしたほうが良いに決まっています。その意味を理解した施行者が、彼ら自身によって持続的に実施できるように、これも私たちとスーダン政府とで知恵を出し合っていくことが必要だと考えます。

いろいろと課題や困難がある中で、一番大きな問題は、通信手段の確保です。スーダンでは携帯電話が爆発的に普及していますが、場所によって電波が入りにくいところや、普及が立ち遅れているところがあります。小型アンテナを設置するなどして、巡回診療車そのもので通信できる仕組みにできないかと、素人ながらに考えています。ここも資金面、技術面、法制面の壁が立ちはだかり、多くの方の知恵をお借りしたいと願っています。

そういう状況ですので、巡回診療では地域住民の様々な協力を必要とします。医療サービス提供の偏りを防ぐために、巡回する三チームを二か月ごとにローテーションして、受け持ち地域を変えてみたことがあります。これは、一チームしかない診療体制を、すべての地区に経験してもらおうという意図でしたが、失敗に終わりました。ローテーションをすることで、巡回診療チームと地域住民との間にある協力体制や関係性が薄くなってしまったのです。すぐに元の体制に戻しました。

診療チームのための食事の支度や寝るところの準備などで、地域住民の協力があって、初めて巡回診療が成立しています。そのためには、人間的な関係性が最も重要なのだということを、教訓として改めて認識させられたのでした。

二週間の巡回診療を終えた行政のスタッフは、それぞれ州保健省の診療所の仕事へと戻りますが、残りの二週間の一部を使って、ロシナンテスが保健省と協力して、巡回スタッフの技術向上のための研修を行うようにしました。予防接種、栄養管理方法、子供の計測方法、妊産婦の健診などに関し、保健省から講師を招いての実技を含めた技術研修です。幸い、皆モチベーションが高く、熱心に学習を重ねています。

首都ハルツームの街の様子

地方では電気のない暮らしをしている一方で、首都ハルツームでは結婚式に派手な電飾がなされるなど、貧困層と富裕層の二極化が顕著になってきています。内戦の終結にともなって、ハルツームの街は明らかに発展してきています。ナイル川に二つの新しい橋が架かり、巨大な卵のような形をした新しいホテルもオープンしました。

私がスーダンに来た当初は、古い車が多かったのが、現在では新しい車があふれ、女性のドライバーも増えてきています。日本車が多く人気がありますが、最近では韓国車の増加が顕著です。日本とは逆の左ハンドル、そして右側通行です。

車の数が増えたとはいえ、庶民の足はマイクロバスです。これに乗り慣れれば、ハルツーム市内を随分と楽に早く、かなり自由に移動することができます。料金は一回二〇円くらいです。乗車のルールもあり、補助席を使う場合は、必ず後ろから座っていかないといけません。バスに乗れば、街の人たちの道徳観がわかります。一人一人の乗客が他の乗客をよく気遣い、ルールを守るように振る舞っていますので、そんな姿を見るとこちらも気持ちがよくなります。

ほかにラクシャと呼ばれるオート三輪も走っていますが、町の中心部や大通りは走行禁止になっています。安定性がないために、よく横転すると言われます。しかし、私は暑い日中、自然の風をふんだんに受けて移動することができるこの乗り物が、とても気に入っています。

内戦中は、外食するようなレストランは限られていましたが、今では多くのレストランができ、家族や友人同士で外食を楽しんでいます。そんなレストランに、以前は見られなかった恋人同士の姿も見かけるようになりました。

スーダンの恋人たちは、簡単には外で会うことができません。男女交際には親の厳しい目が光っています。ほぼすべてのケースで、結婚を前提にしています。地方では親の言い付けで、女子は一〇代の前半から、男子は一〇代の後半くらいで結婚することが多いようです。ハルツームでは男性が四〇歳近く、女性が二〇歳過ぎというケースをよくみかけます。これは、ハルツームでの結婚にはお金がかかるため、資金をしっかりと貯められる年齢になるまでなかなか結婚ができないといった事情があります。

また最近は、銀行のＡＴＭが街のあちこちに設置されています。治安の悪いところだと、強盗がＡＴＭを破壊して金を奪うので、設置は不可能でしょう。これがハルツームの街の安全性を証明していることになります。

最近は、物価が上がっており、そのわりに所得が上昇しない庶民の暮らしは、年々苦しくなってきていますが、一部の人たちは、それに対抗して余りあるほどの財力を持ち得ています。このような人たちは、諸外国との結びつきをもっています。資産管理は海外で行いつつ、子供たちは海外で教育を受け、病気になれば、欧州などへ診療を求めて国を脱出していくようになってきています。

イブン・シーナー病院との関係と技術支援

スーダンの医療には二面性があります。薬も医者も全くない中での地域医療と、腎臓移植手術をも行えるほどの首都での最先端医療が、アンバランスに混在しているのです。

その首都ハルツームでの医療の中心的な役割を担ってきたのが、一九八五年に日本が無償援助で建設したイブン・シーナー病院です。イブン・シーナーとは、一〇世紀後半から一一世紀前半にかけて生きたイスラム世界を代表する医師で、哲学者でもあり、英国の医学史にも出てくる人物です。

当病院は、消化器科、泌尿器科、耳鼻科の三つの診療科目があり、総ベッド数は一五〇です。当初は岡山大学を中心として、日本からの技術協力がなされていました。また、当時はＪＩＣＡ（国際協力機構）がこの病院を支援しており、青年海外協力隊の方々も活躍されていたようです。

しかし、本章冒頭で触れたように、政治的な理由により、日本からスーダンへの援助は一九九二年に停止されました。それに伴い、この病院への援助も中断します。

私が大使館の医務官として赴任したのが二〇〇二年ですから、援助が停止されてすでに一〇年が経過していました。当時の援助の形式は、いわゆるひも付き援助でした。日本の企業が受注するシステムで、日本の建設会社が施工し、日本の医療機器メーカーの機材を導入します。そのため、援助停止後には、スーダンの通常の市場には交換部品がなく、故障しても修理ができない事態となっていました。スーダンの医療関係者は、故障した機器も残しておいて、他の機器が故障した時に部品を取り、いわゆる〝ニコイチ〟で修繕を繰り返して、機器を生き延びさせる努力を続けていたのでした。

このような状況の中、私の前任の伊東達夫医務官と政務担当の天寺祐樹書記官とが、人道に鑑みて当病院への援助の再開を積極的に外務本省に働きかけていました。伊東医務官から私がこの仕事を引き継ぎ、残された課題を解決して、ついにその許可が下りることとなりました。

その当時はスーダンにはＪＩＣＡが存在せず、物資の調達からすべてを、天寺書記官と手探りで行うこととなりました。苦労はしましたが、これはその後の私にとって、大変良い経験となりました。モノの流れを最初から最後まで知ることの重要性を、この仕事から学ぶことができたのです。

新たな援助で改善されたのは、以下のような部分です。当時イブン・シーナー病院の手術室は、術中にハエが飛びまわっているような状態でしたので、まず空調を整え、そして滅菌がしっかりとできるようにしました。また停電が非常に多いため、大型発電機も設置しました。細かいところでは、トイレの水を流すレバーを修繕しました。スーダンでは交換部品が見つからないはずです。便器には「TOTO」と書いてありました。たとえひも付き援助であっても、使う側の持続可能性、自助努力の観点を持つことが、真の国際化ではないかと考えさせられたものです。

このような経験が後の関係性の基盤となって、私が外務省を辞め、ロシナンテスを始めることとなってからは、当病院を舞台としての日本とスーダンとの様々な交流事業を行える御縁に繋がっていきました。

人材確保の難しさについて現状を少し説明しておきます。一週間程度のスーダン滞在であれば、日本で仕事を抱えていらっしゃる先生方でも都合はつけられます。また、ビザの関係でも、序章の会議の中にあるように様々な困難があるのですが、現在まで一〇名を超える日本の先生方に当病院に来て技術指導をしていただいております。

二〇一四年には、二か月にわたってスーダンに来てくださる先生がいました。佐藤拓史先生です。佐藤先生は、途上国での医療協力をしたいとアフガニスタンのペシャワールの会の中村哲先生のところで活動する予定でしたが、情勢が不安定ということで、ロシナンテスと協力しての活動を希望されて来られました。二〇一四年一一月から一二月にかけて、当病院の消化器科の内視鏡の指導をしていただくこととなり、最初は、スーダンでの医師免許がないために、口頭での指導でした。その後一か月ほどでスーダンの医師免許が発行され、それからは内視鏡部門のセンター長的な立場から、積極的にご指導をいただきました。

内視鏡の分野は、日本の企業が研究、開発してきた経緯があり、今でも日本は世界をリードしています。そんな日本の岡山大学がこの分野での指導を行ってきたこともあり、スーダンは他のアフリカ諸国に比べて、その技術が発展しています。ただし、ＥＲＣＰという膵臓、胆道系疾患の特殊検査ができる医師はスーダンで未だ七人しか存在しません。日本の医師がスーダンの医師を育て、その医師がスーダンの他の医師へ教えることとなれば、技術は広がっていきます。ＥＲＣＰだけでなく、あらゆる分野に関して、継続的に指導を行うことが重要です。今後も、スーダン医療のパイオニアとして、基盤づくりとなる技術指導をしてくださる方がいれば、本当に嬉しく思います。

臨床工学技士の技術向上を目指して

また、医師だけでなく、臨床工学技士を育成する指導者の必要性を感じているところです。医療が高度化し、医療機器を扱う臨床工学技士の技量の高さと責任の強さ、機器管理の必要性が高まっていっています。スーダンには「機械屋」という概念しかなく、臨床工学技士の養成が行われ始めたのはここ一〇年ほどのことです。

せっかく新しい医療機器を設置しても、管理体制が悪いとすぐに故障してしまいます。また、どのような医療機器がスーダンの過酷な環境に適しているかを判断する必要性もあります。途上国の医師も、例外なく最高クラスの医療機器を求めようとしますが、それでは、停電が多く砂塵が舞うスーダンに適していない場合もあります。この点を理解して、少しグレードが落ちても過酷な環境に耐えられる医療機器を、臨床工学技士が選定していくのです。

スーダンに来てくれる日本の臨床工学技士がいないかと探していると、素晴らしい方と出会いました。名古屋の専門学校の講師（現在はニプロの研究所所属）である廣浦学さんです。廣浦さんは、チェルノブイリ原発事故のあとの医療支援を行った経験があり、海外での医療機器管理体制確立の重要性を認識しておられます。当地での問題点もすぐに共有してくださって、スーダンに何度も来て指導を繰り返していただいた上に、廣浦さんの仲間の臨床工学技士をスーダンに派遣してくださいました。

試行錯誤を繰り返す中で、当地での経験から、スーダン人技士の医療機器管理技術の向上が患者の命に一番影響を与えるのは、血液透析分野ではないかと考え、まずはこれに特化して技術協力していくことにしました。

その後、さらに調べていくうちに、一番肝心なのは透析機器そのものでなく、その前提の水処理であることがわかってきました。イブン・シーナー病院の水の水質検査をすると、日本だと透析を緊急停止するほどのレベルでした。それでも透析を続けなければなりません。根本から問題を解決するために、できればすべての設備を日本製にして、透析センターという体制が作れないかという結論に至りました。そうすれば、多くのスーダンの人たちの命が救えます。

日本に戻った際、外務省の民間援助連携室でこのことを相談しましたが、基本的に外務省がNGOを介して支援するのは、私たちが現在行っているような地域医療や、感染症対策、井戸を掘るなどの水事業、学校を建設するなどの教育事業で、血液透析という少し高度な医療の支援は当てはまらないようです。それがわかり、落ち込みもしましたが、何か方策があるはずだと、いろいろな方に相談をしました。厚生労働省からマッキンゼーに出向していた武内和久さんが、経済産業省を退職して青山社中を発足させた朝比奈一郎さんを紹介してくださり、朝比奈さんから経産省を紹介されて、医療の国際化推進事業のことを知りました。日本の医療技術を海外に広く展開していく調査事業の公募があったのです。

また、同時期に済生会福岡総合病院の岡留健一郎先生から、日本の医療の国際化を推進する機関であるＭＥＪ（メディカルエクセレンスジャパン）の山本修三先生を紹介され、山本先生の講演会に行き医療の国際化の現実を学ばせてもらいました。そして私たちも、スーダンにおける日本式透析センター設立のための調査に関して、経産省に申請することに決めました。

申請条件として、医療機器メーカーなどとコンソーシアム（組合）を作る必要がありました。すぐに廣浦さんに相談して、血液透析に強い企業であるニプロを紹介していただきました。さらに、北九州を拠点とするセントラルユニという医療ガスの配管から病院のデザインを行う企業と、福岡から医療機関代表として飯塚病院にも参加していただき、コンソーシアムを形成しました。

この経産省の予算を使った調査をきっかけに、日本の医療機器メーカーなどと共同事業を行う経験をし、一医者としての知識や考え方では課題解決に際して限界があることを知ることができました。今一度、「今までとは全く異なる角度から医療を見つめ直さなければならないのだ」との思いを強くする分水嶺に、ここで行き当たったのです。このことについては、第六章で改めて触れます。

国際交流〜ハルツーム大学との提携

日本にはないものがスーダンにはあり、スーダンにはないものが日本にはある。

これは、私自身がいつも感じていることです。その「ないもの」を、各人がそれぞれに見つけて、日本とスーダンのお互いを利するために、どのようにして交換していくことができるのかを、現場に即して一つ一つ考えながら行動していくことが私たちの課題なのだと思っています。

今だから言える物言いなのですが、とりあえず交流を成立させることができれば、何か面白いことが起きそうだといったような軽い気持ちで始めたのが、両国の交流事業部門でした。

二〇〇五年、母校の九大から刀根聡志君、坂本宗八君が初めてスーダンにきて、ロシナンテスの医療活動を視察してもらいました。これを皮切りに、今まで一〇〇名を超える日本人にスーダンに来ていただいており、スーダンからも五〇名を超える人材に日本に行っていただいております。

人だけではなく行政単位、大学単位などでの協力も進めてきました。横浜市から災害用備蓄医薬品をいただき、スーダンに運ぶことになりました。航空便で送ると一〇〇万円を超える費用がかかります。そこで一計を案じ、群馬大学医学部で講演をした際に、ロシナンテスの活動に興味を感じてくれた学生さんに、医薬品をスーダンに持ってきてもらうべくお願いしましたところ、当時学生であった尾池貴洋君、上原健志君、渡邉玲子さんの三人が志願してくれたのです。ちなみに、尾池君は現在、群馬大学放射線科で重粒子線治療の研究をしています。これが縁で、国際会議に出席した際にスーダンの外交官から、「ぜひともスーダンに来て科学技術の指導をしていただきたい」と直接依頼されたそうです。

交流は、その場で終わるのではなく、そこから始まると、今なら断言することができます。

懇意にしていたイブン・シーナー病院の外科部長のイブノフ先生がオムドゥルマン・イスラミック大学の医学部長に就任したことにより、日本の医学生がスーダンの医学生と共に講義を受け、臨床実習を受けるという企画が実施されるようになりました。以来、日本から三〇名を超える学生たちを受け入れ、途上国の医学教育現場と、遠隔地医療の困難さを体験できるプログラムとして継続してきています。

スーダンの学生は、本当によく勉強します。特に臨床のことには滅法強いのです。なぜなら、十分な器具や検査機器がないので、患者に向き合って自ら蓄えた知識と、五感をフルに発揮させて患者さんの状態を把握した診療こそが、彼らの現場では求められているからです。加えて、スーダンの指導医は、患者さんからの所見の取り方を一生懸命に教え込もうとしており、その必死の姿を見るだけでも、日本の医学生たちにはとても勉強になったことでしょう。

このような交流事業が順調に確立されてきた矢先、この事業に関して、スーダン政府から「認可がない」とクレームがつきました。「NGOは専門家のみで構成されるべきで、学生やインターンの受け入れは認められない」というのがその理由でした。

スーダン・日本の双方にとって有益な、未来の架け橋となり得る事業であると確信していたので、くじけず引き下がらず、なんとか継続の手段を探りました。その結果、ハルツーム大学と協定を締結することができ、それを基に交流事業が継続できるようになりました。

以前、ハルツーム大学のムスタファー学長が鳥取大学の招聘で訪日する機会があり、この期を逃さず、日程を数日いただけるようお願いし、九州にお招きしました。これまで日本に招聘した他のスーダンの人たちと同じように、私の実家に宿泊してもらいました。日本式に、布団で寝て、風呂にも入っていただきます。食事は、私の母が作ったものです。私の母は、英語が話せるわけではないのですが、日本語のみでムスタファー学長にもどんどん話していきます。言語という形式ではなく、想いや意図を素直に伝えようとする気持ちが強いのでしょう。私の母とムスタファー学長の間に、言葉を超えたコミュニケーションが成立したのは、不思議なことです。

このことが御縁となり、ムスタファー学長がロシナンテスとの提携を快く承諾してくださったのです。

しかし、ここで一件落着とはなりませんでした。その後ムスタファー学長が、大学改革を行う姿勢を新聞紙上で発表すると、それを快く思っていないスーダン政府がムスタファー学長を突然解任しました。一難去ってまた一難。政治的に難しい国のスーダンですから、予期せぬことが度々起きます。

「天の川プロジェクト」から生まれた架け橋

二〇一一年七月、南スーダンが独立する直前に、南北スーダンの子供たちを震災後の東北や長崎に連れて行く企画を実行しました。日本に八日間滞在して七月七日に出国、八日にスーダンに到着、九日に南スーダン独立でしたので、本当の国の分かれ目と、織り姫彦星の物語とが重なりました。「たとえ国が南北と離れ離れになっても、きっとまた会おうな」という想いを込めて、「天の川プロジェクト」と名付けられました。

この企画で来日したメンバーの中に、当時一五歳のゼインという少年がいました。彼には日本で勉強とサッカーがしたいという強い希望があったため、その夢を叶えようと、周囲の協力を得て、北九州にある九州国際大学付属高校の受験にチャレンジさせたところ、ゼインは見事試験に合格し、二〇一二年四月から天の川プロジェクトの橋頭堡《きょうとうほ》となる第一号の留学生として日本にやってきました。

初めのうちは、文化や習慣の違いに戸惑い、ホームシックにかかりましたが、スーダンの家族はもちろんのこと、日本の学校、ホームステイ先の方々などの励ましによって、苦しい時期をなんとか乗り越えたようです。それからは勉強とサッカーに励み、日本語の学習も進みました。日本語に慣れると、日本人の考えが理解できるようになり、今まで不安に思っていたことが解消されていったそうです。

二〇一五年には日本語検定二級を取得し、さらに一般入試で九州国際大学に合格するほどに成長しました。諸事情により九州国際大学には進学せず、スーダンに戻りましたが、今後スーダンの大学を卒業し、大学院で学ぶために再び日本に戻ってくると約束してくれました。そして、「僕が、日本で勉強したことをスーダンで活かす！」と宣言しています。彼には負けていられません。私も一人ではなく、多くの人に支えられてこそ、夢に向かって活動を続けさせていただいているのですから。

この三年間、自分のことのようにゼインの成長を見続けて来て、ふと、ロシナンテスは「場」を提供しているんだな、ということに思い至りました。

この素晴らしい「場」を今後も広げてゆき、さらには、様々な場所に作り続けていけば、より多くのゼインが大きく羽ばたきながら、様々な方角に向かって天空の川を雄大に渡っていく姿を見ることができるはずだと、スーダンの満天の星を眺めつつ想いを馳せております。

日本スーダン交流館「無東西」開設

ハルツーム大学との関係は、ムスタファー学長解任の難を乗り切り、良好に継続させていただいております。

そのハルツーム大学から、二〇一三年一〇月に、「中央図書館の一角に日本の文化センターを建てて欲しい」との要請を受けました。当時図書館には、アメリカそしてイタリアが文化センターを設立し維持していました。

日本とスーダンの交流の「場」を大学内に作ることができるという、素晴らしい機会が巡ってきました。この「場」を使って、スーダンの地域医療や貧困対策などの諸問題を、また新たな創造に関する未来を、両国で話し合うことができます。さらに、イスラム教徒であるスーダンの人たちが日本の様式に触れることで、日本のことが理解しやすくなり、日本人にとってもイスラム文化を理解し始めるきっかけとなる象徴的な「場」になると判断し、建設を支援することになりました。タイミングよく、私が福岡県より福岡県文化賞をいただいておりましたので、その副賞を建設費の一部に充てることができました。

日本の様式美、和の精神を表現するために、京都で工務店を経営し、尊敬すべきラガーマンでもある杉本慎治さんに依頼をしました。杉本さんは二つ返事で承諾してくださり、すぐにスーダンに下見に来られました。

ハルツーム大学図書館は、英国統治時代の歴史的な建造物です。その一室を和室にしようという試みでしたので、歴史的建造物に損傷を与えることを危惧した大学の保存委員会が、最初は難色を示します。しかし、杉本さんから丁寧に説明していただいたお陰で、承諾を得ることができました。

杉本さんはまず、受け入れてくれた土地の文化を尊重すべきと考えたのでしょう、スーダンの地方の伝統的な民家を見て回り、採り入れるべき点を丹念に探っている様子でした。そして、日本の様式美の中にスーダンの伝統工芸を見事に採り入れ、両国の絆を表現してくださいました。

基本デザインが完成した後、京都で修業をして現在は熊本にいるデザイナーの佐藤達郎さんと、京都の職人さんにもスーダンに来ていただき、スーダンの職人さんと共に工事を始めました。京都の職人さんの見事な大工仕事に驚愕の声をあげながら、スーダンの職人さんたちもここぞとばかりに頑張ります。日本人とスーダン人の均衡を保った共同作業で、イスラムの国スーダンに、和の空間を作り上げていただきました。

当初は難色を示していた大学側が、完成した和室を見て「ここから、歴史が始まる」と言ってくれたことが、皆の何よりの喜びとなりました。

アメリカの文化センターは「マーチン・ルーサー・キング記念図書室」、イタリアは「レオナルド・ダ・ビンチ記念図書室」と名付けられています。〝川原尚行記念図書室〟という案が大学側から示されたのですが、畏れ多いので辞退し、この和室の名称をどうしようかとしばらくの間、考えあぐねておりました。

そんな折、帰国した際にロシナンテスの応援をしてくださっているグレイス西藤道子さんのご自宅を訪問すると、掛け軸に大書きされた三つの文字が、私の目に飛び込んできました。

「無東西」

どのような意味か、尋ねました。

「私の父は弓の名人で、お弟子さんを何人も抱え教えておりました。戦中に、彼らが招集された際、父は今生の別れとして次のような言葉をかけていました。『この世に東も西もない、このことを胸に秘めて行きなさい』。それがこの〝無東西〟です」

私の胸に、熱く高鳴るものがこみ上げてきました。武を修めた弓の師であった父上が、弟子たちに「生き残って帰れ」と、「敵は西、東ではなく、己の内にあり、戦場にあっても克己せよ！」と、励ましている言葉に感じられたのです。

「縁あって、南北で争いをしてきたスーダンに、日本の和室を作る機会を得ました。和の象徴を祈念する一室のために〝無東西〟の言葉を頂戴してもよろしいでしょうか？」

グレイス西藤さんからは、「父も喜びます」と、ご快諾いただきました。

このような縁の連なりで、英国様式の歴史的建造物に内包され、スーダンの民族様式をも採り入れた和の空間、日本スーダン交流館は、その運命的な名前がすでに決まっていたかのように「無東西」と名付けられたのです。

この胸の高鳴りをそのままに、「天の川プロジェクト」で南北スーダンの子供たちを清水寺に連れてきた経緯があったことを頼りに、それこそ清水の舞台から飛び降りる気持ちで、部屋の中心を飾る「無東西」の掛け軸の揮毫《きごう》を清水寺にお願いに伺いました。

清水寺の森清範貫主様は、通りすがり男の願いを聞き留めてくださり、静寂な、しかし、ずっしりとした、それを視《み》た者の心に直接対峙しているかのような文字、というべきか、実体というべきか、それほどに存在感のある筆致で揮毫してくださいました。

この御縁を取り次いでいただいた大西英玄さんからは、

『清水の舞台から飛び降りる』という言葉は、『人事を尽くして天命を待つ』と同じ意味なのです。やるだけのことは行い、その後の結果はどうなるかは、天のみぞ知る。もし、自分の気持ちと違う結果になっても、それを受け入れ、また前進しなさい」

という言葉をいただきました。

まずお見せしなくてはならないと、グレイス西藤さんのところへお持ちして、そして、お世話になっている方々にもお披露目して回りました。

スーダンでの和室の完成が遅れたこともあって、この掛け軸をお披露目する機会が多くなり、時に私の講演にも持参しました。極めつけは、世界の青年会議所のメンバーがニューヨークの国連本部に一堂に集まる会合です。そこに私も呼ばれていましたので、この「無東西」は太平洋を越えアメリカへも渡って行ったのです。

そこでイタズラ心が騒ぎ出し、国連の旗がはためく国連本部の正面玄関で「無東西」を広げ、いっちょ写真を撮ってやろうと思いつきました。意気揚々と掛け軸を広げ始め写真を撮っていると、またたく間に警備の人が駆け寄ってきました。

「許可は取っているのか！」

「取っていません」

次の瞬間、耳を疑うような言葉が投げかけられました。

「アラビア語で何か書いてあるのか！」

日本の文字とアラビア語の文字の区別がつかなかったのでしょう。テロが多く発生している昨今では、あらぬ疑いをかけられても仕方ありません。しかし、この現状を何とかしたいのです。イスラムであることとないこと、その境界線を消滅させることこそが、「無東西」の精神に繋がると、私は解釈しています。その意味では、この三文字がアメリカにおいては、イスラムの文字との境界線を無くしていたことになります。これがスーダンにある英国が建てた大学の中に静かに掲げられるのです。

本当に境界の不明瞭な、不思議な体験を、この「無東西」は私にもたらしてくれたのでした。

ちょっとしたイタズラ心からこんな経験をしましたが、いつの日か、今はまだ若き日本の未来のリーダーが立派に成長した暁に、国連の本議会で堂々と「無東西」を掲げ、世界に向かって今一度、演説してくれることを望んでいます。よく知りもせず物事を判断するのは互いにとって最も危険なことであり、お互いに己を知り合えば、東も西も無いのだということを、しっかり訴えていただきたいものです。

ハルツーム大学の図書館の中にすべからく出現した「無東西」。二〇一四年九月の開設以来、多くのスーダンの学生が利用しています。これもロシナンテスが行っている「場」の提供の一つです。

この「場」から、これからどんなワクワクすることが生まれてくるのか、本当に楽しみです。

医療と地域を繋げるスポーツ事業

私は、楕円球を追いかける英国発祥のスポーツ、ラグビーから、過酷な環境下での自己との闘いや、人を思いやることなどの、人生に関わる多くのことを学びました。ラグビーによって「少年から大人の男になることができた」と思っています。

ラグビーに限らず、スポーツを一生懸命に行うことは、自分を鍛えることや、チームメートを思いやること、はたまた相手チームを倒すためにルールに則って戦い、試合が終われば相手とも仲良くすることで、社会性を身に付けることにもなります。もちろんスポーツ以外でも、自分を挑戦させる舞台であれば、自分が磨かれていくことに変わりはありません。

スーダンで誰もが親しんでいるスポーツは、サッカーです。ロシナンテスでは、サッカーを中心としたスポーツ事業を展開しており、二〇〇九年からハルツームで少年サッカー教室を運営しています。今までに三人の日本人コーチが関わってくれました。三田智輝君、西條智博君、そして田中三千太郎君です。彼らにスーダン人のサッカーコーチが加わって、スーダンの少年サッカーの発展に僅かながらでも寄与してきたと自負しています。

二〇一四年からは新たな展開として、ハルツームの都市部を離れた地域で、その地域の方々の協力を得てサッカー大会を開催しました。そして、開催に合わせて子供たちの歯科健診をしました。これは、サッカーコーチの田中君とスーダン人スタッフのフセインの業績です。この歯科健診は、日本から二度にわたってスーダンにいらしてくれた歯科医師の原田則子先生と藤瀬多佳子先生、それにハルツーム大学歯学部の先生と学生さんたちとの協力を得て行いました。そして一番大きかったのは、地域の方々の協力です。地域の持つコミュニティ能力の潜在的価値を再認識させられました。

これを応用できないかと考え、現在ロシナンテスが巡回している各村の学校と連携して、サッカーチームをつくり、今回の歯科健診のような健診や保健教育を行えるように計画しています。そこで教わった子供たちが家で親に教えるといった構図が生まれてくれれば、より喜ばしいことです。

このように地域でサッカー事業を展開し、大会を開催すれば、その地域の人の中から世話人が自然と出てきて、大会の運営を手伝ってくれます。地域が一つとなって、子供たちのサッカーを見守ります。こうして地域の結びつきがよりいっそう強くなっていきます。スポーツはそんなところでも一役買っているようです。

現在は、まだ一地方でしか大会を行っていませんが、スーダン全土にスポーツと医療のコラボレーションが広がることを願っています。スーダンには、今この時にも紛争の火種が燻っている地域があります。そんなところであっても、子供たちがスポーツを通して、相手を思いやる気持ちやスポーツマンシップを育み、将来にわたって争いのない社会が作れる可能性を探っていきたいのです。また、分裂してしまった南スーダンや近隣諸国とも、スポーツを通じて結びつきを強めていくことはできると信じています。

東日本大震災で見えたもの

あの日、私が日本にいなかったら、ロシナンテスが東北でどんな活動をすることになっていたのか想像もつきません。しかし、私は偶然にも帰国して日本にいたのです。

私はその未曾有の災害に、心よりも体が直ちに反応し、小さくともとにかく何かできることがあるはずだと、様々な人たちの協力を得て被災地に入りました。被災地では、地域の住民の方々、地元の自治体、全国から集まったボランティアなどの方々と手を取りながら、一緒に支援活動を始めました。スーダンでもそうですが、東北でも支援活動をしていく中で、いろいろな物語が生まれました。それは、どれ一つをとってもかけがえのないものです。その一つ一つに必ず、一見しても見えないけれど、富士がたたえる万年雪から大きな伏流となって地下に流れ続ける雪解け水のように、清らかに澄んだ日本人ならではの「人の情け」が確かに感じられるのです。

日本の民として、おそらく太古の昔からあるであろう「和の精神」の根幹のようなものを、事あるごとに強烈に感じつつ、活動を続けました。それは、言葉にすればありきたりの、「人情味あふれる」という表現しか思い浮かばないのですが、困った時には助け合うという精神に、至る所で出会うことになりました。

全てを失った時でも、悲しみのどん底にいる時でも、生きていかなければなりません。その気持ちさえあれば、どこからか救いの手が伸びてきます。先の大戦で東京が丸ごと焼かれ、広島と長崎には原爆をも落とされ、他にも至る所が空襲で焼け野原になりながらも、日本人は、お互いを助け合いながら、自分の足で再び立ち上がってきています。

先人に倣い、今回の震災でも私たちは立ち上がらなければなりません。そんな一人一人の姿にこそ、私は希望の光を見出してきました。

震災三日後から宮城県に入り、名取市の閖上《ゆりあげ》と、岩沼市で医療支援を始めました。名取市や岩沼市の保健センターの方々には本当にお世話になりました。そして、地元の薬剤師の方々の協力は、とてもありがたいものでした。また、フリーの医師や看護師などの医療関係者が集まっての支援も行われました。みな、一人では何もできませんが、一人また一人と集まれば、やがて大きな力となり得ます。名取市、岩沼市での医療支援は、早くに地元の医療機関が立ち直り、地元の先生方に引き継ぐ形で終えることができました。

被災当初の避難所での診療行為だけで終わらず、その後もラジオ体操、子供たちと企画したコンサートなどのイベント、被災者自身による満開の桜の下《もと》での花見、閖上の方々の心の拠り所となる神社の再建にも関わらせていただきました。どれも地域の方々のペースを守りつつ、共に歩み、時にはこちらが勇気づけられながら続けてきたものです。

医療活動の他にも、全国から延べで四五〇〇人以上のボランティアに参加いただき、岩沼市の玉浦地区と山元町でがれき撤去を行いました。がれき撤去を行うご家族とボランティアの方々との物語も多々あります。初めはよそよそしい感じから、最後は互いの頑張りに涙を流し、励ましあえるような仲になっていきます。相手を思う気持ちがあれば、震災の風化などは起ころうはずもありません。風化させてはならないものは、決して風化しないのです。

ロシナンテス東北事業部の活動の拠点となった名取市の閖上では、地域の人たちと一緒に『閖上復興だより』を発行してきました。震災の傷もまだ癒えない二〇一一年一二月、復興のために、「こころを一つに」することが何よりも必要と考え、ちりぢりになりそうな地域社会を何とか繋いでいこうとする目的で発行する地域新聞です。新聞の発行は、全国の多くの方々の支援によって実現しました。今では閖上の方々が自立して、発行を続けておられます。がれき撤去は、岩沼市の玉浦地区、そして山元町で行いましたが、玉浦ではとくに協力を密にして行ってきたために、今でも地域の方々との固い絆があり、今後もことあるごとに互いに協力し続けて行くことでしょう。

東北事業部は現在、亘理町に居を移し、同町における高齢者の方々を対象とした集団での農作業をサポートしつつ、これを「健康農業」と称して、自らの支えとなる意欲の回復や健康維持、増進をはかっていく事業を行っています。また、亘理町の二か所と名取市の仮設住宅の集会所では、「寺子屋」という塾を開いて、子供たちの学習支援を行っています。

どれも、東北の方々が主役となって行ってきたことです。私たちロシナンテスは、足場となる小さな舞台を作ることを心がけていました。そのお手伝いをさせていただきながら、共に泣き笑いをし励まし合い、希望の光を見失わないように一心に見つめてきました。

しかしながら、社会が忘れかけたり、無関心になってしまうことで、せっかく灯された希望の光が弱く、小さくなっていくかもしれないという危惧があります。まだ四年しか経っておらず、傷の癒えていない地域に、そんな不安を抱かせているように感じています。はっきりと言います。今後も希望の光を、絶やすことなく光らせ続けていくようにしなければなりません。

もし可能であるのなら、東北だけでなく、この光が次々と日本の地方にも灯されていくことを願っています。「人情」がなくなれば「薄情」となりますが、「薄情」の世界が広がり、情けを惜しんで安易に金銭で代替するだけの世の中にならぬよう、ロシナンテスも精進し続けなければなりません。

現在被災地で露わになっている様々な問題は、もともと地方が抱えていた問題が浮かび上がってきているものです。東北の人には、しっかりと立ち上がってもらい、震災前の状態に戻すのではなく、それを突き抜けていって欲しいと思っています。そうすることが、日本の将来のためであると信じています。震災後の東北が日本の地方をリードするのです。

北海道から九州沖縄まで、至る所に地域の問題が存在します。その解決のモデルとなるような活動を、今後も続けていけたらと考えています。

あの日、私が日本にいなくても、どこからともなく、あれだけの人たちが集まってくる姿を視《み》ることができたことでしょう。そして、きっとその姿に、私はまだ視ぬ困難に立ち向かう勇気をもらったに違いありません。

「ロシナンテス」の名に込めた思い

日本人にはあまり馴染みのない名称が、私たちの団体名となっています。

「ロシナンテス」は、「ロシナンテ」の複数形を表しています。

「ロシナンテ」とは、世界的名著『ドン・キホーテ』の主人公ドン・キホーテと共に冒険の旅を続ける、ロバのようなやせ馬の名前です。

風車をこの世の敵と思い込み、騎士道精神に則って突拍子もない言動を繰り返し、周囲を混乱させながら闘いを挑んでいく。そんな愚かな主人公に従って、共に前進していくひ弱な馬が、たくさん集まった姿を想像してみてください。

思い悩んでいた一三年前から今日に至るまで、スーダンでも東北でも、私は一人では本当に何もできませんでした。多くの方々の協力があって、いろいろなことに挑戦することができたのです。私こそが、所詮は一人では何もできないやせ馬のロシナンテなのです。

おそらくこの世の大半の人が、立ちはだかる大きな課題の前にあっては、私と同じく生身の弱い存在であることでしょう。そうです、みんながロシナンテなのです。

一頭一頭はひ弱な馬だとしても、みなが集まって互いに協力し合うことで、すなわち「ロシナンテ」が「ロシナンテス」になることで、大きな敵や恐怖にもきっと怯まずに立ち向かっていける。そして、周りに愚かだと嘲笑されるような行為であっても、自分の信じる道ならば、ドン・キホーテのように騎士道に忠実に従って行動できる。日本人ならば武士道にも通じるその心意気に思いを馳せ、ロシナンテたちが大きな困難に立ち向かっていく姿そのものを、「ロシナンテス」という団体名に込めることにしたのです。

ドン・キホーテが突拍子もない発想をしたように、私たちロシナンテスも、スーダンと東北で様々な挑戦を続けておりますが、すべては「医＝癒やし」に通じると信じています。スーダンでサッカーをすること、「無東西」という交流館をつくること、東北で農業をすること、スーダンと東北の交流を行うこと、これらがすべて人として誰もがなし得る癒やし、すなわち、大きな意味での「医」と捉えられると考えているのです。

なぜ、そのように考えるように至ったのか？

それをこれから綴っていきたいと思います。

2章 北九州からアフリカへ

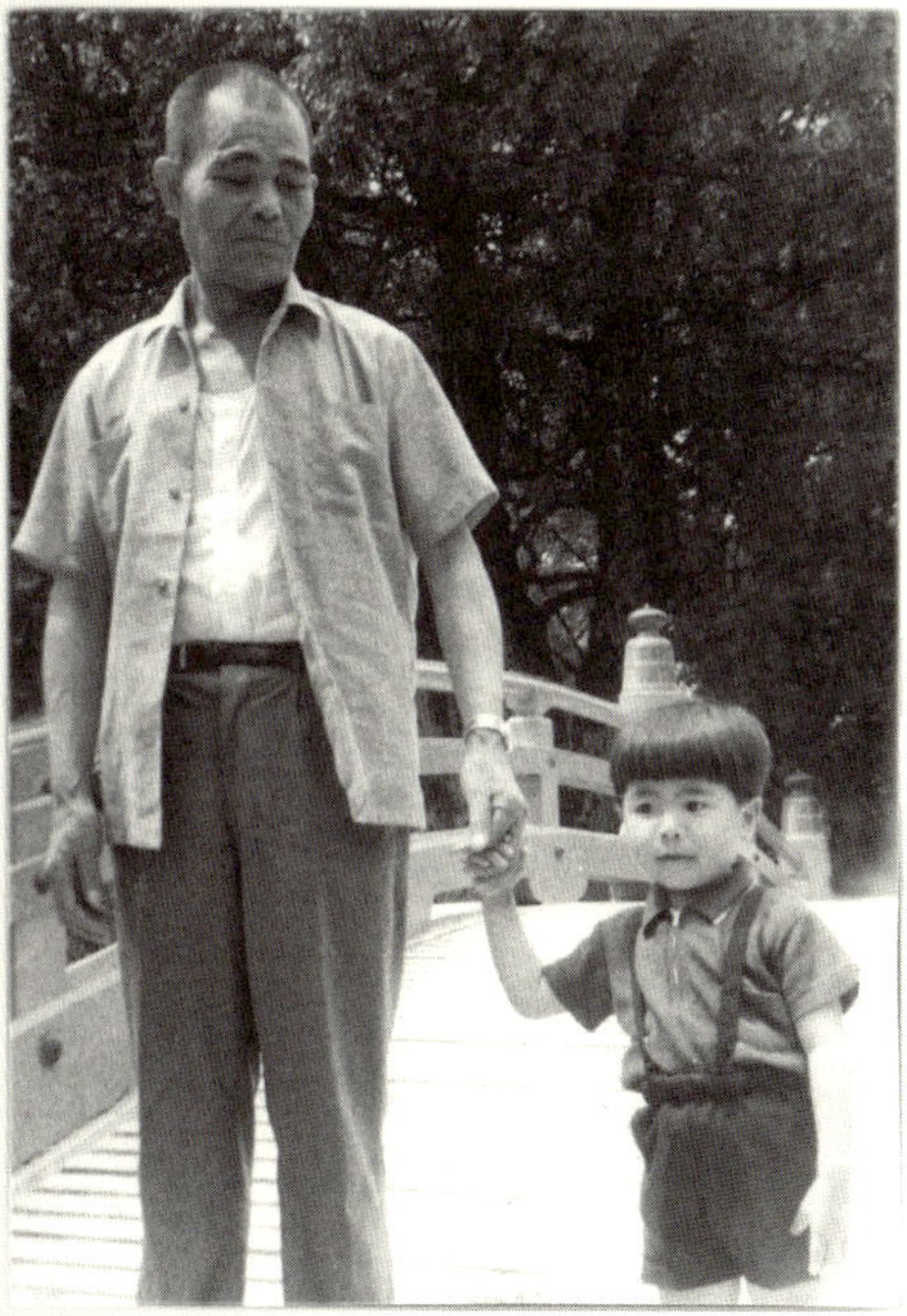

写真　ロシナンテス

「アフリカで医療支援活動をしている」というプロフィールからなのでしょうか、「赤ひげ」とか、シュバイツアーなどといった伝説化した人物と比較されることがありますが、私は決して聖人君子などではありません。ごく普通の家庭に生まれ、平凡に育ってきました。ただ、唯一、他の人と違うと言えるとすれば、「皆さんよりもほんの少しだけ、スーダンという国に長く関わってきた」ということです。

ある高校での講演のあと、別室をお借りして、車座になり生徒さんたちと対話した折に、一人の女子生徒から、「川原さんは私の理想です。尊敬します」と、言われたことがあります。彼女は、国際社会の南北格差や貧困、紛争などに問題意識を抱いており、「将来は貧しい国の人たちを助ける活動がしたい」と熱い胸の内を語ってくれました。彼女の純粋な目に見つめられ、心の底から思いました。

「学生時代の俺は何も考えんかったんよ。今の時代のおまえら、よう考えとるね！　偉い！」

少し怯んでしまうほどです。私が若い頃とは、随分と時代が違ってきていると実感しています。

私はといえば、どこでもいるようなガキがそのまま成長した感じでしょうか。高校、大学とラグビーに明け暮れ、仲間たちとワイワイ大騒ぎをするのが大好きで、元気の有り余ったやんちゃなやつともいえます。若い頃は社会への関心はほぼ皆無で、高校生の時には、本などほとんど読んでいなかったのです。現代社会の問題にしっかりと目を向け、人のためになる活動を志している彼女のような生徒とは、まさに正反対のタイプだったと正直に白状しておきます。

そんな私が、どのようにアフリカに関わり、どこでどう転んで、医療活動をするようになったのでしょうか？　それは全くの偶然で、ひょんなことから始まったのです。

若い頃を思えば、今私が行っていることなどは、全く想像もつかないことです。おそらく、いつまでも何も考えない自分に嫌気がさしていたのでしょう。外務省医務官という職を得てアフリカに行き、様々な本を読み、いろいろな立場、文化を異にする人たちの話を聞き、タンザニアでは原初の宗教や文化に直に接しました。幸いにも今までほぼ空だった私の頭の〝るつぼ〟の中に、いろいろなものが一気に投げ込まれ、スーダンの灼熱の太陽にも照りつけられたことで、何か予想もしない化学変化が起こったのだとでも考えるしかありません。

多くの方々から、「どうやったら川原さんのように行動できますか？」「幼少期はどんな子供でしたか？」と質問をいただきます。

皆さん、すみません。私にも正直わからないのです。

しかし、己にも不明なこの謎を解き、皆さんの質問に何とかお答えするためにも、自問しつつ、私自身の幼少期から青年期を、一つ一つ書き記していくこととします。私自身にも定かではない、私の秘密がわかるかもしれません。少し楽しみです。

思い出の故郷、山路《さんじ》

私は一九六五年（昭和四〇年）九月、福岡県北九州市で生まれました。

当時日本は高度経済成長のまっただ中にありました。「所得倍増」のかけ声の下、毎年一〇％以上の経済成長を誇り、工業化の象徴であったコンビナートが各地に次々と形成されていきます。太平洋ベルト地帯とか、四大工業地帯の一つともてはやされた北九州は、溢れかえるような人の賑わいで、とても活気のある街でした。

その裏では、沿岸部という沿岸部に、所狭しと建ち並ぶ工場から排出されるばい煙により、子供たちのぜん息の増加が指摘され、工業廃水による洞海湾の水質汚染も「公害」として深刻な社会問題になっていました。

そんな時代、そんな地域に生まれ落ちながらも、私は公害とはなぜか無縁な生活を送ることになります。工場が集積する洞海湾沿岸部から数キロメートル南、内陸部に向かって歩いていくと、木の生い茂るこんもりとした山がたくさんあり、百万都市と謳われた都会の喧噪から隔絶されたかのような、谷間に川の流れる静かな場所に辿り着きます。その川岸に沿って、所々わずかに開けた土地の上に、家々が寄り添うように建っている、そんな集落をいくつか見かけます。その内の一つが、私の生まれた家のある山路《さんじ》と呼ばれる場所です。

生家の周りには似たような造りの家々が並び、年格好の似たような子供たちがたくさん走り回っています。家の前の小道に立ち、左を向くと、石がゴロゴロした浅い川が流れています。右を向くと、山の端へと緩やかに繋がる森が広がっています。はす向かいにある大きな木には、アオダイショウが棲み着いていたのですが、「ヘビは守り神だから大事にしなさい」と親によく言われたものです。

春にはウグイスの鳴き声が響き渡り、山に行き土筆《つくし》を採っては、母が卵とじにして食卓の上に並びました。初夏には蛍が家の中に舞い込み、真夏には開け放した窓からカブトムシやクワガタが飛び込んできて、蚊帳の周りで動いていました。秋になると雑木林が赤や黄色に染まり、冬には九州であっても、雪合戦ができるほどの雪が降り積もることもありました。

そんな自然豊かな自分たちだけの小宇宙で、私たちは毎日のように川に行き、山の中を探検し、狭い空き地をかけずり回って遊んでいました。夢中になっているうちに、あっという間に陽が落ちて、辺りが真っ暗になります。子供にとってそれは恐ろしいもので、〝神隠しに遭う〟と真剣に信じ込んでいて、慌てて家に帰ったものです。時にはそのまま、友だちのお母さんにお呼ばれして、家に上がり込んでテレビを見たり、夕飯まで御馳走になったりもしました。

しょう油が切れれば、お隣に借りに行くし、頼まれれば、うちのしょう油を分けてあげます。ご近所一帯が、まるで一つの大きな家族のようなつきあいをしていました。のどかな少年時代でした。

当時、家族は、両親と二歳違いの姉、母方の祖父・祖母と私の六人で、四つの部屋が田の字に並んだ平屋に住んでいました。小学校就学前までは、祖父と祖母が同居していましたが、その後二人は叔母のいる大阪の枚方に越していきました。

父は大分県日田市の生まれです。次男だったので、中学校卒業後に北九州に出てきて、材木屋で働きながら勉強し、若松高校から八幡大学（今の九州国際大学）の夜間部に進みました。立派な苦学生です。卒業後は新日鉄関連の岡崎工業に入ります。母とは職場結婚だったようです。

典型的な昭和のサラリーマンだった父は仕事一筋で、数少ない息抜きは、地元小倉競馬の開催時にたまに馬券を買ったり、会社の同僚と麻雀をしたりすることくらいです。酒は一切飲みません。今にして思えば、建設関係の営業をやっていて、酒を飲まずによく仕事を受注できたものだと感心します。酒に頼まずに自分の誠実さのみでやってきたのでしょう。

母は、私と同じく山路の生まれです。四人姉妹の長女で、小さいときから、幼い妹たちや近所の子の面倒を見てきたようです。家の中、御近所の中でも常にリーダー的な存在でした。今でも御近所さんから「お姉さん」と親しまれているほどです。

「三つ子の魂百まで」というべきか、その気質は今でも変わりありません。高槻市民センターという地域の施設では「裏の館長」と呼ばれており、館内で催されるイベントなどでは、大勢の人たちを束ねて大量の食事を作り、参加者に提供したりしています。

母は私を本当に可愛がってくれました。幼いころはいつも母の膝の上にいたという記憶が強く残っています。今とは時代が違い、近所のお母さんたちの大半が専業主婦であり、うちの母もそうでした。家の中の仕事を一生懸命にやっていた印象があり、とくに料理は、調味料などに一切頼ることなく全てを自分で作っていて、その腕前は相当なものです。高校時代のラグビー部の仲間が三〇人以上、我が家に来ることも度々でしたが、皆が喜ぶ御馳走をたくさん作ってくれました。料理の上手な母は、私の自慢でもありました。ですから今でも、外国の方をすぐ家に呼んでしまう癖があるのでしょう。

父や母から、「勉強しなさい」と強く言われた記憶はありません。大学受験に落ちて浪人していたときも、進路に関しても何も言われませんでした。決して放任主義といったようなものではなく、強い信念と愛情をもって、子供である私をただ信じてくれていたのだと思っています。

今でも畏れる不動明王

母方の祖父は、男の子である私を本当に可愛がってくれました。大きくなってから知ったのですが、祖父は二人の息子を若いうちに亡くしていたのです。一人は交通事故で、もう一人は、戦時中に家の近くにあった山田弾薬庫が空爆の標的にされ、爆発に巻き込まれて命を落としたということでした。そして、母を含む四人の娘だけが残り、孫として男の子である私が生まれたのですから、嬉しかったことでしょう。私を抱っこして、大都市北九州の自慢の路面電車であった西鉄チンチン電車に乗せては、いろいろなところに連れて行ってくれたそうです。

祖父との記憶が定かに残っているのは、私が酒を飲めるようになってから祖父が亡くなるまでの、ほんの数年間のことです。それでもしっかり心に刻まれている様々な思い出の中で、私が大好きなものをご紹介します。

冬の朝、北九州でも年に一、二回は雪が積もることがあります。祖父は、まだ暗い中、シンと静まりかえった、誰も踏みしめてない雪道を歩くのが好きだったと言います。だから雪の積もった朝は、いつもより一時間以上も早くに家を出ます。

「雪が積もった時に、人の足跡のついた道なんか行けるかぁ！　誰も踏みしめとらん、まっさらな雪道を歩くのが最高よぉ！」

一人、そんな自然との戯れを喜んでいた祖父は、人情味も厚かったようです。戦争が終わっても、しばらくの間、街で見かけた戦災孤児を突然家に連れてきて、子供だった母たちと一緒にご飯を食べさせることがあったと、母から聞いたことがあります。また、山路の寺の和尚さんが家に来ると、いつも心づけをしていたそうです。多くの人の面倒を見る役割のお寺の和尚さんと御家族の苦労を考えてのことだったのでしょうか。孤児もそうですが、困っている人のために分け隔てなく人情味をもって接することが、祖父の日常だったようです。

そんな日常的な施しをしながら四人の娘を育てる家計は、当然苦しかったでしょうが、鹿児島生まれで働き者の祖母が黙って支えていました。祖母は、畑仕事をしたり、近所で臨時の仕事までして、祖父の施しを好きなだけ、したいようにさせてあげていたのです。

私がまだ幼かった頃、居間の床の間には、祖父がどこからか貰い受けた不動明王の像を頂点に、何体かのお地蔵さんがひな段状に飾られていました。最上段に据えられた不動明王は、怒ったような顔の周囲が、炎で包まれているかのごとく真っ赤で、鉄の棒をぐっと握りしめ、吊り上がった鋭い目でギロリと、いつもこちらを睨んでいたのです。幼い頃の私にとっては、本当に怖い存在でした。そして、いつも、不動明王に見られているという恐怖感があったのです。

もちろん、成長するにつれて恐怖心は和らいできて、不動明王のいる部屋で一人遊びをするようにもなるのですが、やはり見られているという意識はありました。今となっては、「見守られていた」と感じることができるのですが、幼い頃は、「悪いことをしたら不動明王に叱られる！」と、どこにいて何をしていようと、意識の中から消えることはありませんでした。そんな幼いときの体験のお陰なのでしょう、「悪いこと、恥ずかしいことをしたら必ず誰かに見られている」という規範が、今も私の心の中にあります。

母は、「お日待ち」という山路の昔からの行事に参加して、ご近所さんたちと徹夜で日の出を待ってご来光を拝みに行ったり、「御詠歌」といって、お寺にお経を唱えに行ったりしていました。日本の伝統的な宗教や風習が、普段の生活の一部をなし、幼い頃の私の傍らに存在していました。
今でも、山路にある猿田彦様や、近くの山を護る神社の神様が、私を守ってくださっていると信じています。

自分たちで遊びを創る

私の好きなスポーツは野球と相撲でした。野球はアンチ巨人、相撲のひいきは先代の大関、貴ノ花でした。小兵の貴ノ花が当時最強の横綱北の湖を破った時には、家の中を飛び回って喜んでいました。小さくて弱いものが、大きくて強いものに立ち向かっていく姿を見るのが、小さな頃から好きだったのです。

家の前の道は、車がやっと通れるほどの道幅でしたが、そこが子供たちのホームグラウンドです。ピン球と呼んでいたプラスチック製のボールさえあれば、そこらへんの棒きれを拾って野球を始めます。「この家の壁に当たったらファール」「あそこの木を越えたらホームラン」とルールを決めて、ピッチャーとバッターの真剣勝負です。ピン球は変化球が投げやすいし、打ってもあまり飛ばないので、狭い場所でプレーするにはうってつけでした。

また、家の前に小さな穴を掘り、このピン球を使ってゴルフもやります。今度は、ゴルフのクラブに適していると思う木切れを拾ってくるのです。軽いピン球は、風が吹けばあらぬ方向に飛ばされていきますし、狭い道路の周りにはいろいろな障害物もあります。どんなことがあっても他の友だちから文句が出ないように、公正となるような独自ルールを自分たちだけで決めながら、様々な遊びをしていました。

小学校の校庭には立派な土俵があり、男の子はそこでしょっちゅう相撲を取っていました。いや、土俵はなくとも、休み時間に廊下でもやるし、庭先でも家の中でも、暇さえあれば取っ組み合って遊んでいました。狭い空間で相撲をするときも、きちんとルールを決めていました。ケガをしないように、身体がどの体勢になったら「負け」と、自分たちで決めておきます。勝負をする二人も、観戦をする周囲の子供たちも、そのルールに則って判定を下し合いながら、わいのわいのと盛り上がっていました。

この、「ルールを子供たちだけで決める」という、遊びの中で必要とされる工夫というものが、大人になるまでの創造性の醸成に、大いに役立っているのだと思います。子供たちは、すべての遊びを面白くやろうと工夫します。誰かが圧勝したり完敗するようなルールでは、他の子は全く面白くないと気付き始めます。みんなが夢中になるのは、どの子にもチャンスがあって、接戦となることです。それがわかっているので、実力伯仲になるように自然とルール作りがなされていたと思います。

足の速いのもいれば、遅いのもいます。ボールさばきが上手いのも、下手なのもいます。それを考慮して、チーム分けも盛り上がるように公平にしていました。そういうルールの下では、下手くそと思われていたやつが突然、皆があっと驚くようなすごいことをしたりします。みんながヒーローになる可能性があるのです。

安全に配慮された既定のフィールドではなく、狭くて曲がりくねった場所でも、なんとか面白く遊ぶために、特別のルールを必要なだけ決めていきます。そこには、大人の介入は一切ありません。

ルールブックは自分たちで創る。それは難しいことでも、何でもありませんでした。自分たちが面白く遊びたい！　ただその一心で、みんなが自発的に創り上げていたのです。

坊主で通した中学時代

小学校時代の私と姉との関係は、まるで『ちびまる子ちゃん』の世界そのものでした。遊んでばかりでぐうたらな私と、宿題もきちんと自分でやるしっかり者の姉です。今もテレビで見るたびに、まるちゃんがそのころの私にダブって見えてきます。

「なおは甘ちゃんやから、中学でやっていけんよ」

中学三年になる姉から、よくそう言われていました。私が通うことになっていた槻田中学校は当時、校内暴力に荒れる中学校で、アウトローな上級生が相当数いたようです。そんなところでは、甘ちゃんの私は到底やっていけないと思ったのでしょう。

そんな心配をされていた私ですが、無防備のまま同校に進学し、姉と同じバスケットボール部に入りました。当時のバスケ部は、女子がめっぽう強く、姉の時代には区大会優勝、市内大会でも上位まで勝ち上がり、福岡県大会の出場権を得るほどでした。そんな強い女子バスケ部を率いるキャプテンは、私の姉でした。ただ姉は、キャプテンでありながら、レギュラーではありませんでした。試合に出ないのに、部のまとめ役として相当に信頼が厚かったのだと思います。後輩からも慕われていました。

男子バスケ部は、県大会に行くことはできませんでしたが、私は先輩たちのプレーを憧れの目で見ていました。特に一つ上の作間先輩たちには、先輩後輩の上下関係をはじめ、バスケ以外にもいろいろなことを教わりました。ここで小学生のガキから大人への階段を一歩上った感じがします。

バスケ部の頭は坊主刈りと決まっていたようで、私も坊主を貫きました。思春期で女の子の目を意識する年齢でしたが、坊主頭は意外と気持ちが良く、私は気に入っていました。大人になった今も、いつ坊主頭にしてもいいという気持ちがあります。「見てくれは、どうでもいいやないか」という私の人生に対するスタイルは、このころの坊主体験から来ているのかもしれません。

姉が心配していたワルもいましたが、不思議と彼らとも仲良くできて、無事に最上級生の三年生になりました。生徒会の役員を務めることになり、会議などでバスケの練習に遅れることがありました。そんなときは担当の半田先生が、私と一対一の居残り練習をしてくれました。スポーツ万能の半田先生と真剣勝負の練習ができたこと、そして半田先生が私を一人の自立した選手として扱ってくれたことが、とても嬉しかったです。この体験からも、また一つ大人への階段を上ることになったと思います。

姉の後を追うようにバスケ部に入りましたが、勉強でも姉は私のお手本でした。部活をしながら、きちんと予習復習をしている姉を見ていたので、自分も同じようにしないといけないと思い、中学生になった当初は姉と一緒に勉強していました。

このころの私のあだ名は、「やじ」でした。「おやじ」の「お」を取ったものです。別にガキ大将だったわけではないのですが、周りからすると少し落ち着いて見えたのでしょう。私の基本は、「面白くやろう」で、一人でもいじめられているのを見ると、私自身が嫌な気持ちになって、面白くありません。いじめのない場にしようと、遠回しにでも、場の雰囲気を良い方に持って行こうとしていたように思います。そんな態度から、「やじ」というあだながつけられたのではないかと思っています。

ラグビーとの出合い

私が通った福岡県立小倉高校は、地域の進学校でもあり、甲子園で二年連続全国優勝を果たしたこともある、文武両道の高校です。

入学式の後、グラウンドに目を向けると、青空の下、ゴツイ男たちが楕円球を追いかけて、身体をぶつけ合っている姿が見えました。テレビで見てラグビーを知ってはいましたが、迫力のある生のラグビーを目の当たりにしたのは初めてです。

「これは、男のスポーツや！」

一度もやったことはありませんでしたが、先輩から誘われるまでもなく、自ら入部を申し出ました。私は、面白そうだと思ったら、迷う前にパッと飛びつきます。今も昔もこの単純な性格は変わりません。そして何年も経ってから、その選択が実は重要な分岐点だったことに気付くのです。ラグビー部入部は、まさにその一つでした。

同級生である大森君は私より先に、高校入学前の春休みからラグビー部の練習に参加していて、先輩面で私を迎えました。「態度がでかいやつがおるな」と思っていましたが、帰る方向が同じという理由だけですぐに仲良くなりました。

当時の三年生は、大津主将を始めとして、まさに「男」という面々が揃っていました。伏見工業高校ラグビー部を舞台とし、社会現象を巻き起こした『スクール☆ウォーズ』という学園ドラマがありましたが、そのリアル版に近いものを感じました。そんな先輩方の中で、本当の意味で私を男に仕上げてくれたのが、最上級生だった網中さんでした。

網中さんが教えてくれたのは、けんかラグビーです。ラグビーではボールを持った選手の周りに密集して、ボールを奪い合う状況がしばしば起こります。そのときに、相手の腰が見えていたら「頭突きをかませ!」、「グラウンドに倒れとるのは石ころと一緒やけ、踏みつけろ!」と、王道と称えるべきか、横暴というのが正解か、とにかくむちゃくちゃなラグビーを教わりました。素直な私が、これが乱暴で間違った指導だと知ったのは、随分後になってのことです。新入部員にとって三年生は、絶対的な存在です。私も他の同期の連中も、「ラグビーとはそういうスポーツなんだ」と思い込み、厳しい練習に疑問など抱くヒマもなく、言われたことを無我夢中で繰り返しました。

ラグビーはポジションでいうと、バックスとフォワードに分かれます。バックスは華麗なステップを切ってかっこよく走りまくり、脚光を浴びる形でトライ(得点)を挙げます。一方フォワードは、スクラムを組んだり、ラックやモールといった密集プレーで、無骨に身体をぶつけ合ったりしながら、福岡の奇祭「玉瀬競《たませせ》り」のように、観客にはよく見えないところで地味に楕円球を奪い合います。

私は一年の最初の時にはバックスとしてプレーしていましたが、網中さんが、私をフォワードへとコンバート(転向)させる提案をしたため、モールとラックの練習に参加して密集での球の奪い合いの技術を磨くことになりました。

ボールを持った選手を中心にして敵と押し合いをするのがモールで、地面にこぼれたボールを奪うために押し合うのがラックです。初めて練習に参加する私は要領がわからず、がむしゃらに突進していきました。身体と身体がぶつかり合い、痛いはずなのですが、アドレナリンが出ているせいか、痛みが痛みとして感じられません。ただ、体の芯に熱いものを感じるようになりました。

そんな〝がむしゃらっぷり〟がチームに認められ、私は晴れてフォワードの一員となりました。顔も腫れ、友だちも避けて通るほど厳《いか》つい表情になるにつれ、私は、男への階段をさらにもう一つ、上がった気持ちになったものです。

さて、ラグビーの指導者は、新任の御領園昭彦先生です。大学を卒業してすぐの頃だったので、現役プレーヤーそのものでした。そして、御領園先生の高校、大学の先輩である林さんがフォワードを担当し、御領園先生はバックス担当で、私たちを指導する体制が組まれました。

高校時代のラグビー部には、春と秋に大きな大会がありました。秋の大会は、勝ち進んで県大会で優勝すると、高校球児で言うところの甲子園に相当する夢の舞台、花園ラグビー場で年末年始に開催される全国大会に出場できます。春は全国大会はなく、九州大会までです。

その頃の小倉高校ラグビー部は、受験を優先するため、三年生は春の大会で引退していました。しかし、大津さんや網中さんは、「男たる者、花園を目指さないけんやろ」と、秋までラグビーを続けました。

自分の大学受験を放ったらかしにして、チームの目標に向かって一心不乱に突き進む先輩方。見た目もやんちゃで、悪さばっかりしているけど、熱い魂を持っている。人生捨ててラグビーに賭けるなんて、かっこいい！　これが男というものだ。

「俺も熱い男になりたい！」

そんな熱い三年生が率いるチームに加わり、毎日汗まみれ泥まみれになり、必死に練習しました。そうして迎えた秋の大会に、私は一年生でしたが、試合に出させてもらいました。今までは、土のグラウンドしか経験したことがなく、初めて踏みしめる九州電力の芝のグラウンドに、男川原は緊張しました。

相手のチームは、大きく、強く、そして速かった。今までの練習では経験したことのない、相手の当たりの強さを感じました。三年生は必死に食らいついていきますが、相手にトライを奪われてしまいます。最後まで気合を入れて、タックルをして、相手に立ち向かっていったのですが、結局、試合は負けてしまいました。そして、先輩たちの花園への夢も潰《つい》えたのです。

慣例を覆して秋まで残ると決め、真夏の厳しく苦しい時期も指導を続けてくれた三年生の最後の試合に、幸運にも一年生で出させてもらった私は、試合後に止めどもなく涙を流し続ける三年生の姿を見て、密かに心に誓ったのです。

「この魂を引き継ぎ、最後までやりとげる！」と。

少年を「男」にしてくれたラグビー

三年生の先輩たちが引退し、部の雰囲気が変わりました。荒ぶる三年生たちに比べると、二年生の先輩たちは、占部キャプテン以下真面目な先輩が多く、スマートなチームになりました。

ちょうどそんなころ、同期の大森君が「高校を辞める」と言い出しました。大森君は、相撲の道に進もうと、元大関魁傑の放駒部屋に入門することを決めたのでした。将来のことなど何も考えず、ラグビー漬けになっていた私は、「相撲取りになる」という目標に向かって足を踏み出した大森君の決断に、驚いた、というしかありません。

大森君が高校を辞めると聞きつけて、引退したはずの三年生たちが男気（?）を発揮します。「壮行会をしよう！」のかけ声のもと、練習後に部員全員で焼き肉屋に行くことになりました。

大森君を囲んで、からかったり、励ましたりしながら、しばらくは皆、大人しく肉を食べていました。そのうち、やんちゃな先輩たちが例の調子で暴走し始め……。詳細は差し控えますが、血の気の多いラグビー部のことです。気合の入った送別会のつもりが、高校生の枠をはみ出した大騒ぎと思われてしまいました。

みんな学校帰りの制服姿のままです。学校に伝わらないはずがなく、翌日、ラグビー部全員が呼び出されました。一列に正座させられ、

「おまえら、昨日焼き肉屋でやらかしたな！」

「はい、すいません」

みんなして体育教官の寺西先生から強烈なパンチをもらいました。気絶の一歩手前とはこんな感じか、というくらい殴られました。

続いて、ラグビー部自体の処分の話になりました。部の活動停止も覚悟していましたが、御領園先生はこう言ったのです。

「休部にしたら、おまえらは遊ぶだけだから、休部にはしない。その代わり死ぬほど走るぞ！」

通常の練習が終わった後に、ポールとポールの間一〇〇メートルのダッシュを往復五〇本、一週間毎日やるというのです。罰則でダッシュといえば一〇本が常だったので、その五倍です。

地獄の日々が始まりました。いつもの練習を終えてヘトヘトなのに、そこから延々と走りこむこと二時間です。気絶して倒れるやつも出ました。しかし、やるしかありません。倒れたやつを引き起こし、みんなで励まし合い、気力を振り絞って、走り続けました。

この罰則、地獄の五〇本ダッシュから、人間はある一線を越えると別の世界に行けるという体験をしました。何人かがその状態になっています。辛い状態が心地よく感じられる〝ランナーズハイ〟で

す。もう何本目なのかも、意識の外。苦しいのか何なのか、前後不明です。そういう状態で、ただひたすら走り続けます。

地獄は終わり、そして、チームが生まれ変わりました。

一週間連続の往復五〇本ダッシュという、今までにない経験をして、私たちの体力と精神力が無限大に向上したような、不思議な感覚を得ていました。それまできついと感じていた練習が、当たり前にできるようになっていきます。さらに、みんなでやりきったことで一体感が強まり、結束力も生まれています。試合でも、全く疲れを感じることなく走り続けられるのです。

一年の最後にあった新人戦では、並み居る強豪校を破って勝ち上がり、県大会で準優勝を果たします。小倉高校ラグビー部としては実に久しぶりの快挙です。

ここまできたら、花園も夢ではありません。秋の大会で目指すは優勝と、一年生は大いに盛り上がりました。しかし、現実はうまくいきません。一つ上の占部先輩たちは、「勉強を優先したい」と三年の春の大会で引退しました。とてもがっかりしましたが、占部先輩たちが自分自身で決めたことです。やるもやらぬも、男の決断です。そして私たちの学年が最上級生となる、新チームが生まれました。同期で話し合いをした結果、私がキャプテンを務めることになりました。

そこから一年半、花園という夢の大舞台を目指し、全員を引っ張っていく日々が始まりました。

キャプテンを任されて

最初に、林さん、御領園先生、それにキャプテンである私、副キャプテンである木村君で、ラグビー部の目標と練習の方針を話し合いました。大きな流れは林さんと御領園先生が決めていきますが、細かな練習プランは、キャプテンである私が任されることになりました。

私は授業中に、いつも勉強そっちのけで、練習メニューを考えていました。科学的トレーニングなんて知りませんでしたし、とくに専門書を読むこともなく、とにかく指導してくださる二人を信じました。そして、「五〇本ダッシュをやった結果、準優勝した。きつい練習をすれば、さらに強くなるんじゃないか……」と単純に考え、自分の中で明解な答を得たと喜んだわけです。それからは、どうしたら練習がきつくなるかを、よりマゾヒスティックに追究しました。

同期の武藤君は、きつい練習が嫌で、授業が終わると机に突っ伏して、練習に行きたくない！と身体でアピールしていました。他の部員たちからも、きつい練習に不満の表情が見て取れましたが、私は元気よく声を出して率先して駆け出します。キャプテンが走れば、みんなも仕方なく、いや本能的に釣られてか、走り出します。武藤君も走ります。彼はコンタクトプレー（接触）では、無類の強さを発揮します。

キャプテンの権限で練習後の罰則も出していました。練習中の声が小さいとか、ボールの磨き方が悪いとかの理由で、集団責任として後輩全員にダッシュを命じます。そして私も、先頭に立って後輩たちと一緒に走ります。自分で罰則を出し、自分も走るのですから、後輩たちは文句を言わずに走らざるを得ない状況になります。

自分で罰則を決めることは、その後の人生で大きく役に立ちました。自分の権限で責任をもって人を罰するのです。そして、個人的に責めるのではなく、全体責任として罰則を出すのです。それには、ルールの公正さを十分に吟味し、不平不満が出てこないようにしなければなりません。しかし、そこはやはり高校生がやること。あとで後輩たちに聞くと、随分と不平と疑問があったようです。

当時は革でボールができていて、下級生は昼休みにボール磨きをします。ボールの表面につばをぺっと吐き出して、柔らかい布でごしごしと磨き、ピカピカにしていきます。磨き方が悪いと罰則の対象となります。あるとき、ボール磨きが悪いと判断し、罰則を適用しました。実は、全体練習の開始前に、三年生が個人練習を始めていて、ピカピカだったボールが土まみれになってしまったというのが真相だったのですが、そんなことをつゆとも知らない私が言い放ちます。

「ボール磨きが悪い。おまえらダッシュや！」

全くもって理不尽です。しかし後輩たちにとっては、理不尽さを学ぶ機会として意味があったのだろうと勝手に思っています。彼らは結局、理不尽にも走らされるという突然の災いを通して、結果としてしっかりやり抜いたという事実を経験することになったのですから。

「ひとりはみんなの為に、みんなはひとりの為に」

一人一人がチームの勝利のために、自分を犠牲にしてボールを生かす。そして、一人がミスをしても、みんながカバーして走り、何度でも相手にぶち当たって全員でボールを死守していく。ラグビーはそんなスポーツです。走りまくって、身体を張って、チームの勝利を目指します。固い絆がないと勝てません。

そのために私が大事にしたのは、みんなで集まることでした。大きな試合が終わった後などに、私や他の同期の家に部員全員で集合します。それからみんなで飯を食い、試合の反省や練習についての意見を出し合います。車座になり、夜を徹して、時にはけんか腰になりながら、みんなで熱く語り合いました。

グラウンドでの厳しい練習と、グラウンド外での胸襟を開いた交流。この両方があったからこそ、部員同士の結束力が強まり、時に理不尽できつい練習にも、皆が黙ってついてきてくれたのだと思います。

同期と誓った男の約束

三年生になりました。私と副キャプテンの木村君は、秋の大会まで続けると決めていましたが、一〇人ほどの同期たちは、秋の大会まで続けるかどうかを決めかねていました。苦楽を共にした同期が揃って出場するのは、春の大会が最後になる可能性があります。

ところがその肝心な試合を目前にして、私は膝を怪我して入院します。試合当日も病室のベッドの上で、一人悶々としていました。

入院中に、同期が集まってきて、春の大会敗退の報告を受けました。

「川原と一緒に最後の試合をしたかった。勉強のために春で辞めようとも思ったけど、もう一度、おまえとラグビーがしたい！　俺も、やっぱり秋まで続けるわ！」

ベッドの上で胸が熱くなりました。

こうして私たち同期は、そのほとんどのメンバーが残り、秋の大会をめざすことになりました。日々の練習も自ずと熱が入り、暑く、厳しい夏合宿も気合で乗り越えます。夏から秋にかけての練習試合はほとんど負け知らずで、心底、花園に行けると信じていました。

冷え込む季節となり、静まり返った秋の夜に、グラウンドでひときわ熱い声を響かせていたのもラグビー部でした。他の三年生が受験勉強に一生懸命に取り組んでいるこの時期に、私たちは夜遅くまでグラウンドで走り続けていたのです。

「勉強はいつだってできる、しかし高校ラグビーは今しかできない！」

そして、いよいよ最後の大会を迎えました。

しかし、またしても、大会直前にとんでもないことが起こります。レギュラーだった一つ下の後輩が、学校のテストでカンニングしたことが発覚し、出場停止処分となってしまいました。彼は攻守の要となるハーフというポジションを務め、高い技術をもった選手でした。彼が抜けた穴はあまりにも大きく、やむを得ず、経験も浅く一年生であった海原君にそのポジションを任せることにしました。

その試合は、フォワードで圧倒してスクラムを押すのですが、慣れない海原君が敵の標的にされて潰されます。そのため、フォワードからバックスへとうまくボールを繋ぐことができません。試合の途中、相手の強い当たりを受けて海原君が倒れて起き上がれません。当時はまだ、倒れた選手に使う特効薬と言えば「魔法のやかん」の時代です。そのやかんの水をぶっかけて、喝を入れます。

「海原、やるぞ、おまえしかおらん」

「はい、ぬおぉーっ!!」

海原君は起きあがります。

試合は、すべてがうまくいかず、気合も空回りでした。これはキャプテンである私が浮き足立ったのが原因です。結局、負けてしまいました。会場の修猷館《しゅうゆうかん》高校から、地下鉄西新駅に向かう途中で、駅の構内に響き渡る同期の大島君の泣き声は、今でも私の心の中に残っています。

出場できなかった後輩に関して、「あいつは地獄に落ちる！」と皆冗談で言い合っていました。世の中は本当に面白いもので、彼は今、大分県別府市の「血の池地獄」で働いています。何十年の時を隔てても、あの時の話をしたくて先輩後輩が彼を訪ね、今年も地獄めぐりをしています。

二浪して医学部へ

ラグビーのことばかり考え、ラグビーの練習ばかりしていた生活が、三年生の一一月で終わりました。夢の舞台、花園へは行けなかったけれども、未練や心残りは何一つありません。ここまでやると決め、実際にやり抜いたのですから、「自分で自分の人生を決めた」という満足感がありました。でも敗退して目標を失い、『あしたのジョー』のラストシーンのように、全てが〝真っ白になった〟状態でした。試合後に部員たちが集まった場で寄せ書きに書いた言葉は、「無」の一文字でした。

当然の報いながら、寄せ書きだけでなく勉強のほうも「無」の一文字でした。ロクに勉強をしてない上に、進路についても将来についても、まったくプランがありません。

なにはともあれ大学に行こうと、受験勉強を始めたのが一一月の後半からです。年明け早々に共通一次試験を受けてみると、思っていたより点数が取れました。あまりに勉強していなかったので、少しの頑張りで点数が伸びたのでしょう。

それまで男臭い世界にどっぷり浸かっていて、「男子たるもの――」という意識が染みついています。納得のいく勉強をしてこなかった引け目もあり、「今の成績で入れるところに入るなどと、安易な選択をするのは潔くない。勉強していない自分がこのまま大学に行くのは、大学に対して失礼である」と決めて、到底受かるレベルでないところに挑戦し、結果は案の定、不合格に終わりました。

そして、清い気持ちで予備校生となります。選んだのは、明陵学館という小倉高校附属の予備校です（現在はありません）。小倉高校に隣接していたのをいいことに、予備校の勉強を終えると、ラグビー部の練習にも顔を出していました。辛い夏合宿にも、憂さ晴らしにと参加してしまいました。後輩たちにはいい迷惑だったと思います。

勉強にも真剣に取り組みました。特に力を入れたのが数学です。公式をきちんと理解し、解き方を覚えれば、問題が解けるようになっていきます。それがすごく新鮮で面白かったのです。夢中になって取り組んでいるうちに、成績が上がり、数学に自信を持てるようになりました。

そうして翌年の受験シーズンを迎えたころには、医学部しか考えられなくなっていました。「医学部は勉強ができるやつが進む道。成績がいいなら、医学部にいくもんやろ」、そんな感覚です。

「なぜ医師を目指されたのですか？」と聞かれることがあります。「人の役に立ちたいから」と答えていますが、若い当時はあんまり考えていなかったと思います。ただし、医者になればお金だって稼げるんじゃないの、という下心はあったかもしれません。バカな私は「医者になったら、フェラーリとポルシェのどっちにしようか？」などと思っていたくらいです。

二度目の大学受験は九州大学の医学部を受けました。自信を持っていたのですが、そこに落とし穴があり、得意とする数学でミスを犯しました。解けそうな問題を先に片付けるという、受験のセオリーは知っていました。しかし「数学が得意な俺に解けない問題はない」と順番通りに取りかかって、中ほどの難問で時間をロス、後半に時間が足りなくなってしまいました。数学で点数を稼ごうと思っていたので、これはショックでした。

落胆したまま家に帰り、「試験ダメやった。ちょっと家を出る」そう親に告げ、そのまま旅に出ました。生まれて初めて飛行機に乗り、その機内のイヤホンで流れてきたのが尾崎豊の『卒業』でした。高校を卒業したものの、羽ばたき切れていない自分に対して強烈な印象を与える歌詞です。五〇歳近くになった今でも大好きな歌であり、「この支配からの卒業」は、未だ自分の中に残る永遠のテーマです。

旅の行き先は南の島。まず沖縄に行き、石垣、波照間、与那国と、黄昏れた気分で一〇日ほどを放浪者のごとく過ごしました。やっと気持ちの整理がつき、家に帰って合格発表を見に行くと、やはり結果は不合格でした。

二年目の浪人生活は北九州予備校に場所を移し、再スタートを切りました。また、御近所にある松井先生のところに通って数学を習いました。その一年は自分でもよく勉強したと思いますが、嫌々ながら勉強した気持ちは全くなく、むしろ楽しかったくらいです。そして三度目の受験。結果は九州大学医学部に無事合格でした。

やりたい放題の教養課程、心を入れ替えた専門課程

二年間も予備校生をやっていたから、勉強癖がついています。その勢いで大学でも頑張ろう！ と、張り切ってはいたのですが、大学生活が始まると、そんな気負いはどこへやら。すぐに享楽の世界に迷い込んでしまいました。

大学でもラグビー部に入ったので、講義が終わると、ラグビー、そして酒でした。佐々木君と高田君という多浪生二人とは特に仲良くなり、さらに浪人生の佐藤圭君も一緒に四人でしょっちゅう遊んでいました。

酒にまつわるエピソードは山ほどあります。飲み比べをしようと、ビールジョッキにウイスキーを注いで一気飲みした。酔っ払って暴走族に啖呵を切って袋叩きにされ、血だるまになって裏通りで一晩ぶっ倒れていた。中洲の春吉橋から川に飛び込み、プカプカ浮かびながら屋台にビールを注文し、

川に投げ入れてもらって飲んだ。中洲のど真ん中で素っ裸になって相撲をした……などなど、書き出したただけで自分が恥ずかしくなります。

当時、高校ラグビー部同期のマネージャーで、後に妻となる佳代と付き合っていました。バイト代で買った中古の真っ赤なセリカで、彼女が学生生活を送っている広島まで、片道三〇〇キロの道のりを何度往復したことでしょう。国道二号線を六時間かけて会いに行き、また六時間かけて帰ってきて、そのままラグビーの練習に出て、飲みに行きます。時間と体力はいくらでもありました。

大学教養課程の二年間は、そんなこんなで本当に遊び呆けておりました。

好きだった中村雅俊主演のドラマ『俺たちの旅』で、その日暮らしの大学生が格好良く、少し悲しげに描かれていました。大学ではそれが当たり前と思っていて、試験中、問題が解けないので、苦し紛れに「酒の武勇伝」を答案に綴ってみたのですが、全く通用せず、不合格となりました。当たり前です。やっぱりちゃんと勉強しなきゃいかんなと反省しました。

三年からは専門課程になり、医学部キャンパスに移って、基礎医学と臨床医学をみっちり勉強させられます。甘えが許されない世界に入り、私も心を入れ替えて勉強に取り組みました。というよりも、覚えること、学ぶことがあまりにも多く、きちんと勉強しないとついていけなかったのです。

そして五年、六年は大学病院での臨床です。今週は第一内科、再来週は第二内科、その次は第一外科というように、二週間ごとに各臨床科を回ります。指導してくださる先生から、患者さんを通して、一つ一つの病気を深く学んでいきます。

ベッドサイドと呼ばれるこの臨床実習は、グループで行います。勝田君、漢那君、岸川君、草場君、楠本君、桑田君らと一緒になって回ったのですが、私は患者でもないのにどうもいつも助けられる役割でした。とくに勝田君は優秀であり、とても優しいところがありましたので、いつも手を差し伸べてくれました。

このころになると、勉強もラグビーも忙しく、多忙でまともな学生生活となります。ラグビー部同期の藤田君や江口君は、いつもよく勉強していましたし、ラグビーも最後まで一緒に頑張りました。大学時代も主将としてラグビー部を率いましたが、高校時代とは別の意味での良い先輩、後輩に恵まれました。とくに後輩には、酒の席で迷惑をかけたと反省をしております。夏の博多湾の納涼船での大暴れや、筥崎宮の秋祭りの放生会での悪さなど、本当にすみませんでした。

さて、医療の世界には、医局と呼ばれるシステムがあります。大学医学部の教授は、附属病院の専門診療科の医師でもあります。その教授を頂点として、同じ臨床科の准教授、講師、助手、大学院生などで一つのピラミッドを形成し、臨床科を運営します。そのシステム全体を医局と呼びます。実習で臨床科を回るというのは、つまり医局を回ることになります。

各科教授即ち各医局は、戦力となる優秀な医局員を一人でも多く欲しいので、五年生からのベッドサイド実習後の打ち上げなどで、必死に医学生を勧誘しにかかります。いわゆる青田買いです。私もあちこちで勧誘されましたが、迷うこともなく、第二外科に決めました。小倉高校出身の松股孝先輩がいて、この先生についていけば間違いないと、心に決めていましたので、「うちの医局に入れ」と言われて「はい、わかりました」で決まりです。

医局は決まったものの、大学を卒業して、医師国家試験に合格しなければ仕事をすることができません。九州大学の医学部卒業試験は、国家試験直前の一一月から一二月にかけての一か月間に、それとまったく関係のない問題で、各診療科目二八科目の試験を一気に詰め込んで実施されていました。

それをなんとかクリアし、直後の医師国家試験には、明らかに準備不足のまま、打ち震える気持ちで挑みました。

国家試験に落ちれば浪人することになります。大学受験の時は浪人なんて平気でしたが、それは自分一人だけだったからです。その年に結婚を決めていたので、二人になることを考えると強い責任を感じ、浪人は許されないというプレッシャーを感じていました。本当にびくびくしながら受験本番に臨みました。このときの恐怖感は未だに残っており、時々夢に見ることがあります。「なにも勉強していないのに、明日試験がある」というとても怖い夢です。

友人たちが集まって医師国家試験の自己採点をやっていたのを横目に、私は怖くて一人で便所の中に隠れてやりました。なんと肝の小さな男でしょう。何とか合格できる点数があると分かって、ようやく便所から出てきました。みんなに大丈夫そうだと言い、そしてすぐに彼女にも電話をしました。

大学時代に酒を飲めば、彼女に電話をかけ、「俺たち結婚するぞ」といつもプロポーズをしていた私ですが、その言葉通りに、卒業してすぐに結婚しました。

彼女は大学卒業後、小学校の特別支援学級の教諭として四年間勤めました。その四年間は、大学生の私はほとんど「ひも状態」で、彼女にいつもデート代をたかっていました。また、彼女の受け持ちの子供の家に私もついて行ったりして、親御さんと仲良く酒を飲んだりもしました。「障がいがある子は身内の結婚式にも出られない」と聞いたこともあり、「それなら、ぜひとも親子揃ってお呼びしましょう」と、結婚式にご招待しました。私たち二人にとって、それは本当に良い思い出です。

ラグビーの大好きな新妻の願いは、新婚旅行でラグビーの本場・ニュージーランドに行きたいというものでしたが、私は大学を卒業したばかりでお金がありません。せめて海外気分を味わおうと、でもしっかり格安料金プランで、長崎のハウステンボス二泊三日の旅となりました。

妻の願いにはけちっておいて、「俺は医者になったんだから」と自分にだけは甘く、車をメルセデスベンツに乗り換えたのでした。購入の際の頭金は妻の退職金です。この頃からか、いやそれ以前からかも？　私はずうっと妻に迷惑をかけ続けています。ごめんなさい。

患者さんに育てられた研修医時代

激務であった研修医時代の毎日には、精神的にも肉体的にも随分と鍛えられました。とにかくずっと病院にいたような印象があります。杉町教授率いる第二外科は厳しいことで有名でしたが、中に入ってみると想像を超えるものがありました。ありがたいことに、杉町先生を始め第二外科の先生方が、学生気分のちゃらんぽらんな自分を、医師としてだけではなく、社会に益を供することのできる一人間として、鍛え直してくださいました。

朝は先輩医師よりも早く出勤して受け持ちの患者さんを回診します。その後は手術室に入りますが、手術が終わると、カンファレンス（症例検討会）出席、教授回診、グループ回診、カルテづくり、勉強会などなど。ただでさえやることが多いのに、一番下っ端ですから、あれこれと用事を言いつけられます。忙しくてこなせないのに、それでもやらなければいけません。来る日も来る日も仕事に追われていました。

目が離せない重症の患者さんを受け持ったときには、家に帰るひまもなく、睡眠時間二〜三時間の日々が続くのは当たり前でした。やっと容体が落ち着いて、久しぶりに家に帰れるかなと思ったところに、研修医が鬼軍曹として恐れていた島田先生（現徳島大学教授）がやってきて、「川原、おまえよく頑張るな。よし、飲みに行こう」と突然のお誘い。結局帰れずに、飲み屋からまた病棟にとんぼ返りです。

そういう島田先生もまた、よく病棟に泊まり込みで仕事をなさっていました。高校、大学とラグビーを経験してきましたが、それ以上に熱い人間の集まった外科の教室でした。

研修医は私を含めて一〇人ほどいました。当直なども交替でしたが、患者さんが多く、常に人手不足でした。あまりの忙しさに頭も体もフラフラです。当直室のベッドに先に寝ている他の研修医がいるのに、疲れ過ぎで何も考えられず、その上に横たわってしまうなどの失態が数限りなくありました。この時代の仲間とは、まるで戦友のような感じです。

研修医時代には、患者さんに本当に助けていただきました。「川原先生は、まるでうちの息子みたいだから、私の腕でいくらでも点滴の練習をしてね」と、点滴をするのがへたくそな私に、自ら練習台になると申し出てくださいます。私は、そんな多くの患者さん方に育てていただきながら、今度は医者としての階段を一つずつ上がっていきました。

看護師から「患者さんが痛みを訴えていますが、どうしますか」と言われたとき、賢い医師なら、看護師の話を聞いて容体を理解し、「この薬を出しておいて」とその場で答えます。でも私は賢くなかったので、即答することができませんでした。「わかった、行きます」と返事をし、とりあえずの時間稼ぎをしてから、医学書を開いて想定される状態を頭にたたき込み、対処法を考えます。その上で、本当は付け焼き刃だけど、さも初めから知ってたような顔をして患者さんの元に向かいました。

今にして思えば、これは良かったのです。結果的に、呼ばれたら必ず患者さんのところに行きます。患者さんにすれば、私の顔を見れば安心するし、その顔がニコニコしていれば不安も吹き飛びます。看護師にしても、医師に対応してもらうほうが心強いです。私自身も、患者さんの症状や反応がわかって、その後の治療に活かすことができます。そして、そういうことでも続けていれば、次第次第に知識も積み重なっていきます。

常に患者の側にいて、患者を診る。どんな薬よりもそれが一番いいのだと、気付かされました。実態は出来の悪い新米医師の、苦し紛れの対応だったのだとしても。

九州大学での一年の研修を終えて、広島日赤原爆病院に移り、さらに一年間の研修を行いました。ここでも、広島の患者さんに育てていただきました。

ゴルフショップを経営していた菊波さんは、大腸がんでした。二〇年以上も前の、大学にいた当時は、がんの告知はなるべく控える風潮がまだ残っていました。しかし、広島日赤の先生方からは、「人を見て、がんの告知が受け入れられる人であればやりなさい」と教わりました。

私のような人生経験の少ない若造の医者が、その人にとっての人生を左右するがんの告知を行うのですから、覚悟が要ります。私は菊波さんとの会話の中で、がんの告知に耐えられ、それを乗り越えられる方と判断しました。そして、御本人と奥様にがんの告知をしました。菊波さんは達観された表情をされており、奥様は涙を隠し切れずにいました。私の指導医である佐々木先生と一緒に手術を行い、術後の経過もよく、退院の運びとなりました。

その後一度、御自宅に招かれたことがありました。そのとき菊波さんは、

「川原先生からがんの告知を受けた時は嬉しかったです。原爆で親を亡くしていましたので、これで親に会えると思ったのです。がんの告知をしてくださって、ありがとうございます」

と言われました。奥様は、「告知された時に私は、目の前が真っ暗になり、恥ずかしながら涙をこぼ

しましたが、主人がそのようなことを申しますので、少し安心して見守ってきました」と、優しく微笑みながら言ってくださいました。

その後しばらくして、菊波さんから連絡がありました。

「ゴルフショップを閉じました。そして、仏の道に進むことにしました」

これは、私からがんの告知を受けた後、親との再会に心から喜びを感じている自分に気付き、手術後の入院中にこれからの人生を考え、思い至ったことのようです。

進川さんという胃がんの女性がいました。指導医の小川先生と私とで手術を行い、その後再発して、再入院された方でした。もうすでに末期の状態でした。一〇代のお子様がいましたが、その子の様子から進川さんがいかに一生懸命に働いて、子育てをしてこられたのかがよくわかりました。別の患者さんのことで深夜まで仕事があり、朝の四時くらいに、気になって進川さんの病室に入りました。隣のベッドには御家族の方が、看護の疲れからか、軽くいびきをたてながら腰掛けたまま添い寝をしていました。進川さんは起きていらして、

「私は、川原先生と会えて本当に良かったです。ありがとうございました」

とおっしゃいました。

「私も進川さんを家族のように思っていますよ。何も心配しなくてよいですから、ゆっくりとお休みください」

と、私は答えます。そのしばらく後に、進川さんは静かに息を引き取りました。

一人一人の患者さんが真剣に向き合うそれぞれの人生に、真摯な気持ちで関わらせていただきました。ほんの僅かな時間のやり取りの中であっても、医師として、そして人間として、「生きるとは何か」

という根源的な問いの答えを教わりつつ、私は確実に成長させていただけたのだと思っています。

大学院でがんを研究

今度は大学院に進みました。これも松股先輩に「大学院に行け」と言われ、「わかりました」と答えた、それだけの手続きでした。今考えれば、どうも私は、特段積極的な人間ではなかったようです。信頼できる人に言われたことを信じて、機械的に進路を決めていたようなところがあります。

大学医局の肝臓グループのトップが松股先生から竹中賢治先生となり、竹中先生が私の臨床大学院の指導医となりました。竹中先生、そして現教授の前原喜彦先生の恩師である生化学教室の桑野信彦先生の教室に、大学院生として入門することになりました。

医学部は、解剖学や生化学などの基礎医学と、外科や内科などの臨床医学に分かれています。基礎の先生には学者肌の方が多いのですが、桑野先生は、基礎の先生にあまり見られない豪快な先生でした。型にはまったところがなく、柔軟な発想をされます。

わかりやすい例は、学会発表の際のスライドのことです。当時はスライドを一枚ずつフィルムに焼いていたのですが、第二外科はきっちりしていて、ミスがあったらコンピュータで直し、スライドを焼き直します（当時は現像屋に持ち込んでスライドを作っていました）。発表も、リハーサルを何度も重ね、完璧を目指しました。ところが生化学教室では、スライドにミスがあっても、桑野先生がおもむろにマジックを取り出し、手書きで修正します。

「これでええ、スライドつくりに時間なんか、かけんでええ」

第二外科では許されないことが、生化学教室では、「わかりゃええんよ。問題ない」となります。

厳密さと大胆さ。第二外科と生化学の両方を経験したことで、本当に幅の広い視野を持つことを可能にしていただいたと感謝しています。

桑野先生はがんの研究で世界的な権威でした。基礎医学は、「なぜ、がんになるのか」と突き付けておいて、がんへの治療法はどうしたらよいのか？　という根源的な問いに立ち向かい、答えを突き詰めていきます。私も、そういう大胆な桑野先生に勇気づけられて、がんの研究を進めていきました。

研究には臨床の現場と違った面白さがあります。私の研究テーマは、がんの新生血管についてでした。

がん化した組織が大きくなるには、新生血管を必要とします。そうして新生血管ができると、がんは栄養を得、水を得た魚のように発生局地でどんどん成長しつつ、さらに浸潤を経て遠隔にがん細胞を飛ばし、転移を起こさせてしまいます。逆にいえば、新生血管ができるのを抑制すれば、がんは成長せず、転移もしません。すなわち、この仕組みのコントロールができれば、がんと共存することが可能ではないか。そういう仮説を立てて、肝臓がんと新生血管の関係をつぶさに研究しました。

テーマに沿って、実験動物にがん細胞を植えて、新生血管の発生を観察したり、薬剤でその成長を抑制する実験を繰り返しました。顕微鏡を使った実験や観察は、人の体を診るのとはかなり趣が異なります。医療の世界にもいろいろな形態があることを知り、それはそれでとても面白いものでした。

ちなみに、このときの研究は、今は実用化され、実際の治療に役立っています。

地球儀からの啓示、アフリカ行きを決断

この頃は、将来について揺れた時期でもあります。当直のときなどに時間があるので、今まで読ま

なかった本に触れることができ、世の中がどうなっているのかが、生まれて初めてちょっとずつ見えてきたのです。

医療行政を問う書籍を読んで、その問題点がどこにあるのか理解していきます。目の前の患者さんも大事ですが、大きな視点から、「医療行政に携わることは万人の役に立つことになる」と思うようになりました。思い立ったらすぐに行動したくなる私は、「大学院をやめて厚生労働省に行く。そして医療行政に携わりたい」と家族に言い出す始末でした。しかし、ほどなくしてインフルエンザの高熱がすーと引いてしまうように、私の思いもいつの間にかどこかに消えてしまいました。そこからまた一念発起し、それまでの研究成果をまとめた論文を仕上げ、医学博士号を取得しました。

私は例のごとく受け身の姿勢で、大学院を修了したら杉町先生の指示を受けて、大学外の病院で仕事をすることになるという将来をぼんやりと考えていたのですが、あるとき、医局から一つの通知が来ました。

それは、アフリカのタンザニアにある日本大使館の医務官を募集するというものでした。

九州大学と外務省とは提携関係があり、毎年、医務官というポストに医師を派遣していました。けれどそれまで、一度もその通知を見た覚えがありません。たぶん私の視野が狭くて見過ごしていただけで、この時には将来を考えるために目線を上げていたから、その通知の文字が目に飛び込んできたのでしょう。

ともあれ、募集の通知を眺めるうちに、なんだか面白そうな気がしてきて、いてもたってもいられなくなりました。

今まで一度も海外に行ったことがないけれど、これはいい機会じゃないか？　しかもお金をもらって海外暮らしができるなんて、滅多にないチャンスかもしれない。任期もたったの一年。多少しんどくても、一年経てば戻ってこられる……。

ただ、私の知る大学院生は、ほとんどの場合、アメリカに渡って研究を続けていました。そこでの成果をひっさげて大学に戻り、出世街道を歩いていくわけです。医務官になり、しかもアフリカに赴任するなんて、多くの場合、キャリアアップには結びつきません。言い換えると、アフリカに行くことはすなわち、医療界の本道からドロップアウトするようなものです。

「やめたほうがいいんじゃないか」と忠告もされ、ちょっと迷っていたときに、あるものから啓示を受けました。それはなんと地球儀でした。ぶらっと入った本屋の売り場に陳列されていた地球儀の一つが、私の目に飛び込んできました。

「地球は丸いんだ！　日本がここで、アフリカは、ここか」

と少年に戻った気持ちになりました。そしてその瞬間に、アフリカ行きを決意したのです。

「アフリカ大陸と日本列島はまさに地球の裏表、途方もない距離がある。これまでの三二年間の俺は、一度も日本から出たことがなく、とても狭い世界で生きてきた井の中の蛙だ。アフリカという俺にとって未知の大陸には、見たことも聞いたこともない世界があるはずだ。もう行ってみるしかない！」

直感的に、そう悟ったように覚えています。その瞬間のことはあまりにも鮮烈で、今でも心に焼き付いています。

自分の腹は固まりました。行くとなれば家族揃っての海外赴任です。妻に話をしたら、案の定、やんわりと反対されました。アフリカには何となく怖いイメージがあるし、病気の心配もある。母親としては幼い子供二人を連れて行きたくない。でも大学側も考慮して、別の人を選ぶだろうから、申請だけでもしてみれば。熱に浮かされやすい私という人間の扱い方を見切っているかのような、妻独特の優しさのこもった言い方でした。

しかし、そんな妻の予想に反して、我が家に届いたのは採用通知でした。蓋を開けてみれば、応募したのは私だけだったのです。

充実した医務官業務

医局の杉町教授にもご理解いただき、タンザニアに渡航経験のある先生のもとへ話を伺いに行かせてくださいました。また、群馬大学の寄生虫学の鈴木守先生からは、アフリカに蔓延する致死的な病であるマラリア感染症の講習を受けました。鈴木先生は、以前スーダンでマラリア撲滅計画のリーダーを務められた経験があり、また人間的にも本当に素晴らしい方です。私の熱帯病の師であり、現在はロシナンテスの理事をお受けいただいているというご縁もあります。

そして、一九九八年(平成一〇年)一月に、在タンザニア日本国大使館医務官兼二等書記官として、啓示の地タンザニアに赴任することになったのです。

タンザニアは、アフリカ大陸の中東部にある国です。東はインド洋に面し、北はビクトリア湖、西はタンガニーカ湖というアフリカ有数の淡水湖に接しています。コーヒー豆や茶の栽培が盛んで、キリマンジャロコーヒーが主要輸出品です。またビクトリア湖で捕獲される白身の淡水魚は、加工され世界各地に輸出されています。

そうした輸出品のターミナルとなるのが、港湾都市のダルエスサラームです。タンザニアの首都はドドマという都市ですが、官公庁や主要銀行、企業のほとんどが一九七三年まで首都だったダルエスサラームに残っていて、赴任当時もこちらが実質的な首都機能を担っていました。日本大使館は現在もダルエスサラームにあります。

私に与えられた仕事は、大使館内にある医務室で、大使館員とその家族を診療することで、旅行者や現地滞在の日本人を診ることもありました。

日本とタンザニアの二国間関係は比較的良好です。日系企業も進出しており、現地に滞在する日本人は、ダルエスサラームを中心に三〇〇人以上います。また、キリマンジャロ山やセレンゲティ国立公園などを訪れる日本人観光客は、毎年八〇〇〇人に上ると言われます。これらの人たちも、時に私の診療対象となります。

現地ではマラリアが蔓延しており、マラリア患者や感染が疑われる人を多く診ました。その他にも、事故やトラブルに巻き込まれた日本人旅行者をサポートするために現場に駆けつけたり、サーフィン中にサメに噛まれた人に応急処置を施しながら、南アフリカへの緊急移送を手配したりといった、日本ではお目にかかれないケースに関わることも度々でした。また、日本人殺害事件が起こり、タンザニアの医師と一緒に司法解剖を行うこともありました。そのときは九大法医学の池田教授を頼って、国際電話を繫ぎっぱなしにしたまま、アドバイスをもらいながら対処しました。

「たった一人しかいない日本人医師の自分がやらねば誰がやる」という使命感もあって、初めてのことでも何でも、とにかくがむしゃらに立ち向かって行かなければなりませんでした。またそういうところにこそ、やりがいを感じていました。

五歳と三歳の子供たちは、大きくなるにつれ、インターナショナルスクールと、夕方からの日本人補習校に通いながら、徐々に現地の友だちを増やしていきました。語学では、それぞれが苦しんだと思いますが、それぞれのかたちで習得していました。子供たちの成長に関しては、やはり妻の力が絶大です。妻はアフリカでも、子供たちにふんだんの愛を降り注いでくれました。

インフラが整ってないだけに、断水や停電といった生活上のトラブルはしょっちゅうでした。そんな困難が逆に、家族の結束を強めるのに役立ってくれました。何日も断水しているときのこと、大雨が降り出したので、子供たちと一緒に急いで外に出て裸になり、髪をシャンプーで洗いました。数日間十分な水がなかったので、本当に水のありがたみを感じつつ、実に爽快な気分を味わえました。停電になると、ろうそくの周りに家族が身を寄せ合って、話をしました。

突然のハプニングを、困ったものだと嫌がるのか、面白がってやろうと考えるかで、気持ちが随分と違ってきます。我が家は四人で、いつも面白がって過ごしていました。

任期は一年の予定でしたが、医務官の仕事にはやりがいを感じ、家族とも楽しく仲良く長い時間を過ごせ、アフリカの人たちや大自然に囲まれたここの生活がたいそう気に入ってしまいました。もう一年、あと一年と延長しているうちに、結局、タンザニアに三年半もの長きにわたって、滞在することになったのでした。

大部族長の世界観から受けた衝撃

医務室で診療するだけではなく、外へ出て行く仕事も数多くありました。日本人旅行者にトラブルが発生した際の対応や、日本から視察団がくる際のコーディネーション、現地の医療事情調査のための病院の視察などがその主なものです。

そうした業務の一環として、ある日本の医療関係者からの依頼を受けました。タンザニアに存在するオルタナティブセラピー（代替医療）の現状を知りたいとのことで、いろいろ調べを進めるうちに、タンザニア最大級の部族であるスクマ族の大部族長が候補にあがり、一緒にその大部族長の住まいを訪問することになりました。

オルタナティブセラピーとは、近代西洋医学以外の療法のことです。わかりやすい例では、東洋医学や整体、マッサージ、アロマテラピーなどが挙げられます。

部族の大部族長というのは、もともと全知全能のリーダーだったのです。警察官であり、裁判官であり、宗教家であり、医者でもあります。揉め事があれば仲裁し、罪を犯した者には罰を与え、各種の宗教儀式を行い、体調不良を訴える者には煎じた薬草を与え、呪術を施します。そのような意味で、オルタナティブセラピストとしての一面を持っているといえるのです。

日本から出向いてきた医療関係者と共に大部族長を訪れ、情報交換をしているうちに、大部族長と妙に気が合うことが分かり、その後も個人的に会うようになりました。大部族長はいつも歓迎してくれます。ウガリという現地食をご馳走になり、コニャーギという酒を振る舞われます。ウガリは直接手を使っていただくのですが、とても美味くて腹持ちもよく、コニャーギもグイグイ飲めます。やがて酔っ払ってくれば、地元の舞踊でもお披露目しましょうと、炭坑節を歌いながら踊り始め、終いには大部族長も一緒になって踊り出す始末で、いつも大いに盛り上がりました。

「これにはマジカルパワーがある」と言って動物の角や毛皮を見せられたり、いろいろな場所に連れて行かれ、いろいろな人を紹介してくれたりもしました。会うたびに興味深い出会いがあって、非常に新鮮でした。

そんなことを繰り返すうちに、大部族長の出身地で行われる祭りに誘われました。ダルエスサラームから離れること約一〇〇〇キロ。付き人を何人も従え、荒野の中の道なき道に車を走らせ、ようやく村に近づいたとの知らせを受けると、周りの様子の変化にびっくりしました。大部族長の帰還に大勢の出迎えが、様々な楽器を鳴らしたり、趣向を凝らした衣装で着飾り踊ったりしながら、私たちの乗った車を取り囲み、その先にある村の方角へと導き始めているのです。そして村の中心部に辿り着くと、これほどの人数がどこから来たかと思うほど、見渡す限り人また人でした。

スクマ族の中に宗派のようなものが二つあり、祭りはその二グループが一堂に会して、踊りの競演をするという趣向です。決まった動きはなく、揺れるように跳ねるように、一日中踊っています。どういう観点かはわかりませんが、どちらのグループの踊りが良かったかを決めて、良かった方はこの先一年、いろいろな面で優先権を得ることになります。そして一年後にまた、同じように踊りの競演が開かれるのです。

祭りも佳境に入り、遥か彼方まで集う人たちを前にして、大部族長が演説を始めました。マイクもないのにどうするのかと見ていると、一〇〇メートルくらいの間隔で伝令役の人がいて、大部族長の言葉を大声で復唱して次々に伝え始めたのです。まさに言霊を伝えるといった趣で、そこかしこが朗々と響く言霊にあふれます。全く単純なことなのに、衝撃的でした。原初の人間の営みを目にしたようで、背筋がゾクゾクしました。

そのうちに、「カワハラ、おまえも演説しろ」と言われました。

そういうこともあろうかと、あらかじめ用意していた草稿を懐から取り出し、型通りのあいさつを始めました。しかし、言葉が聴衆に全然響かないことがわかりました。私の言葉は言霊にはなっていなかったのです。これはいかんと、次の場所で演説するときは草稿を投げ捨てて、大声で叫びました。

「俺は、日本からきた、カワハラというもんよ。日本を知っとーかー。みんなでジャパンといってみよう！」

すると、ジャパンコールが起き始めます。これが存外にウケ、周囲の人たちがウォーと言う叫び声と共に盛り上がり始めました。またも背筋にゾクゾクが押し寄せます。言葉ってこういうものだ、しっかりと気を込めるんだと、忘れがたいほどに実感したのでした。人間が本当に何かを伝えたいときは、形式どおりの言葉をたくさん並べても役に立たず、ただ唯一必要なのは、そこに確かな魂を込めること。それだけなのです。

演説会が終わると、こんどは大部族長の下《もと》に人たちが集まり、代わる代わる陳情を始めます。大部族長は、揉め事があれば双方の立場の人を呼び、皆の前で言い分を聞いて仲裁案を述べます。みなそれに従って納得する。国の法律などとは関係なく、長年にわたって部族で共有されている価値基準に従うという、シンプルな仕組みです。

前にも同じような印象を受けたことがありました。私の息子が大部族長の家に招かれ、感謝を込めて彼の前でタンザニアの国歌を歌ったときのことです。

大部族長は突然、「私の国歌とは、我々の部族の歌である」と誇らしく宣言し、

ハサンジャ、サンジャガ、ショリャマラーレ、ショリャマラーレーエ、
マラーレ、アー　ハルガレラサンジャサーレ………

戦いに向かう男たちを鼓舞するために皆で歌う部族の歌を、唸るように歌い、踊り始めました。

単純な言葉の繰り返しと体の躍動に、意味は分からずとも、その魂を確かに感じ取ることができた、それが最初の体験でした。

アフリカに関わることを決意、そしてスーダンへ

タンザニアが国家として成立したのは一九六〇年代のことです。昔ながらの暮らしをしている地方には、国という概念を持たない人もいるのです。彼らにとっては、部族こそが依って立つ集団です。私の意識の中では、人々が国家に属するのは当然の感覚でした。しかし、日本という土地のサイズや歴史を一旦離れ、地球という惑星のサイズでものを見、知ったとき、場所によっては、自分のこれまでの常識とはまったく異なる価値観があることを知り、大きな衝撃を受けました。

資本主義だ社会主義だ、経済至上主義だなんだといった現代社会に、私たち日本人は生きているのですが、人類にとっての哲学というか、根本的な生き方の選択肢には、アフリカの人たちから学ぶべき部分があるのではないか。あるいはそちらのほうが本筋なのか……と、いろいろなことを様々な視点から考えさせられたのが、この人生最初の海外への旅、タンザニアへの脱出と邂逅だったのでしょう。

価値観が異なる世界を知れば知るほど、アフリカという地に惹かれていきました。アフリカに心底惚れてしまった感じです。タンザニアの滞在を延ばしているうちに、次第に「一生アフリカに関わっていきたい」と思うようになりました。そして、大学の杉町教授に、「外務省で働き続けてもよいですか?」とお願いしたところ、快く許してくださいましたので、私は外務省の医務官としてアフリカと向き合おうと、決めました。

そのためには、熱帯地域の病気についてもっと知っておく必要があると考え、本省に申し出て、二〇〇一年九月にロンドンに赴任しました。ちなみに、その直後に世界を驚愕させる大事件が起きました。ニューヨークの九・一一テロ事件です。

ロンドンに渡った目的は、熱帯医学の修得です。イギリスはアフリカの各地を長く植民地支配していた歴史があります。そのため、熱帯地域における医療や公衆衛生についての研究が進んでいます。パスツール研究所やロンドン大学はその最先端の機関です。そのロンドン大学で、一年をかけて、アフリカで必要とされる医学を改めて学び直しました。

そして、二〇〇二年の秋にスーダンへの辞令が下ります。

厳しい世界情勢の中、私の新しい人生が始まろうとしていました。

こうして自分の来し方を書き並べて見ると、「今」は、あるべくしてあるとも言えるし、何ともまあ偶然たることかと、自分自身の無分別さとも相まって、呆れるばかりな気持ちにもなってきます。振り返ってきても、自分でもよくわからないところがまだまだ残っています。ただ何となく、今は少しは中身の溜まった〝るつぼ〟で考えることは、生きるというのはいつも課題が山積みで、答えが無いということですし、なぜ？　という「理由」を求めるよりも、ただその時々に必要な「糧」を求め続けることなのかもしれない、ということです。

「なぜ生きるのか？」ではなく、「何を求めて生きるのか？」。

私の場合は、恐らく、そういうことなのかもしれません。

3章 スーダンでの活動

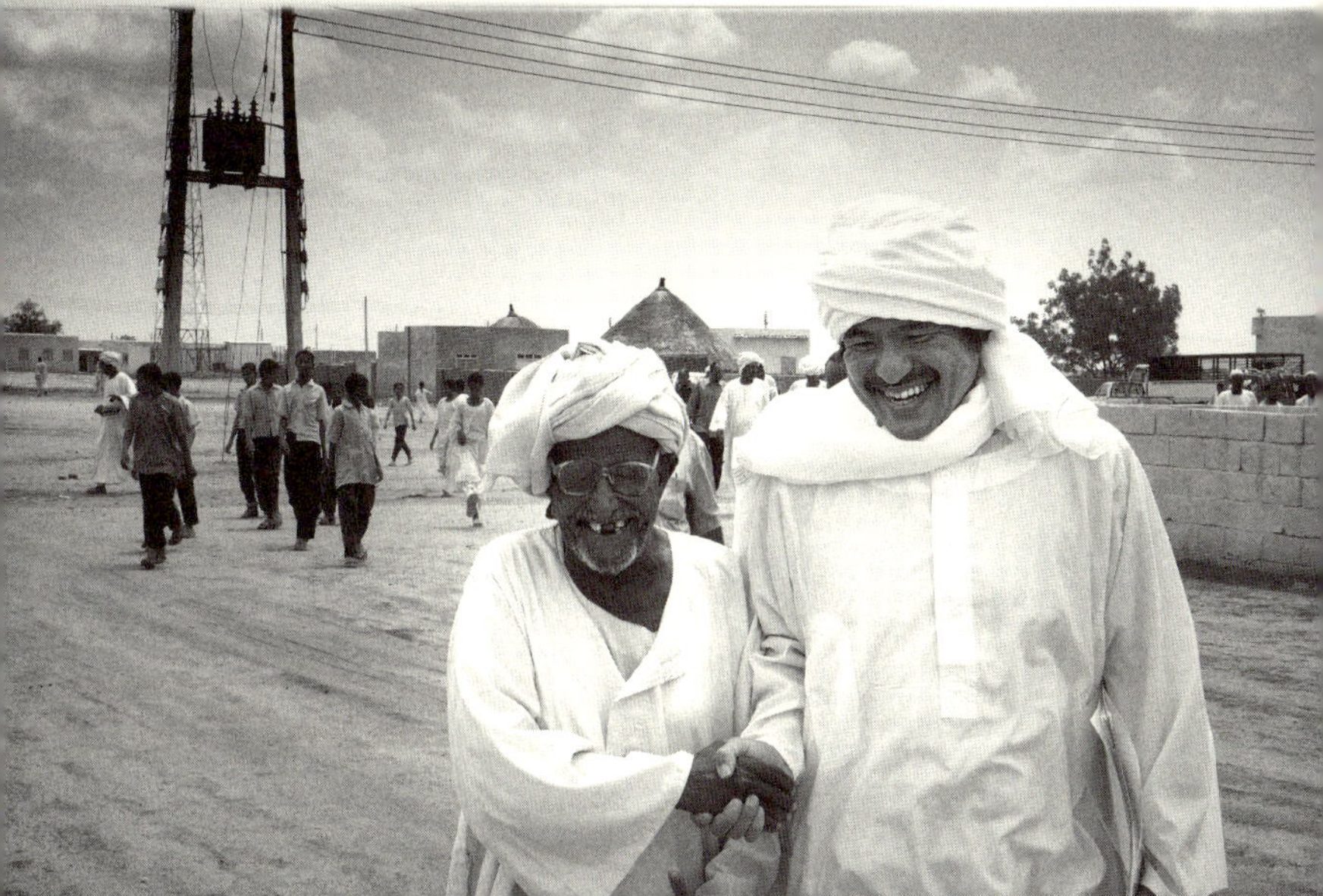

写真　内藤順司

皆さんは、スーダンという国に対して、どのようなイメージを持っていらっしゃるでしょうか。

「内戦や紛争が続く危険な国」

確かにそうです。長年続いた南北紛争、現在も続くダルフール紛争、それらの紛争における「人道に対する罪」で大統領に対して国際刑事裁判所から逮捕状が出され、さらに国際社会からは経済制裁を受けています。

「とても貧しい国」

これも事実です。一人当たりのGDPは世界平均の二〇%を下回る低水準で、国連が定めた後発開発途上国（開発途上国の中でも特に開発が遅れている国）の一つとなっています。また、米国の団体である平和基金会が発表する脆弱国家ランキングでは、二〇〇五年から二〇一一年までの間にスーダンは世界のワースト三位以内に常にランクされ、二〇一四年は、最悪が南スーダンで、スーダンはワースト五位になっています。

「スーダンという国を、知らない」

この答えが、一番多いかもしれません。国際問題によほど関心がある方でなければ、一度くらいは名前を聞いたことがある、という程度でしょう。

日本ではほとんど知られてなく、知っていても、内戦や貧困、経済制裁といったマイナス面でしか語られない国、スーダン。それらは一面では事実なのですが、しかし、実際のスーダンの印象はかなり異なっています。私も赴任して初めて、自分の認識の誤りに気付くことになります。

見ると聞くとは大違い

異動辞令を受け取った当時の私はというと、「内戦をしている国か……」と若干の危惧を抱きつつ、「なんとかなるさ」といつもの軽い調子で、スーダンに赴任していきました。当時は、今のようにNGOで医療活動をするようになるとは、夢にも思っていませんでした。

首都ハルツームは、国土の南北を貫くように流れる白ナイルと、エチオピア高原から流れ込む青ナイルとが合流する地点にあり、政治、経済、産業すべての中心地です。

今でこそビルが建ち並び、ショッピングセンターなどもありますが、赴任して初めてハルツーム空港に降り立った時には、首都にある空港にもかかわらず、その第一印象から、やはり世界で一番貧相なところなのだろうな、と感じたものです。国家財政のほぼ全てが、内戦に費やされたのでしょう、社会インフラがほとんど整っていなかったのです。しかし、人口が六〇〇万人以上あり、市場には小売店、露天商が軒を並べ、民族衣装のジャッラービーヤーを着た人たちが賑やかに行き交い、存外に活気がありました。

タンザニアのような澄んだ青空がなく、なぜかと思っていたら、砂埃が舞っています。暑い時期には、ハブーブと呼ばれる砂嵐がやってきます。地上から上空まで砂でできたカーテンが動いているようです。砂嵐の中に入ると、目が開けられません。それでもいいところがあって、砂が太陽の光を遮るために、ほんの少しだけ強烈な暑さを和らげてくれるのです。夏の暑い日中は、気温が五〇度を超えるときもあり、射すような陽射しが降り注ぎます。

そんな過酷な自然環境の中、人々は木陰に集います。乾燥しているだけに、木陰に入ると風を感じられ、しのぐことができます。そして、砂糖をたっぷり入れた甘いコーヒーや紅茶を飲んでいます。目が合うと「アッサラーム　アライクム（こんにちは）」とあいさつの声がかかります。時折、見ず知らずの私に「タファッダル（どうぞ）」と甘いお茶を振る舞ってくれます。

「どこから来たのですか？」

「日本です」

「日本は良い国だね」

「スーダンも良い人たちがたくさんいますね」

というと、崩れるような笑みを、私に投げかけてきます。彼らと過ごすこんなひとときが、私に至福と活力を与えてくれるのです。

スーダンの人たちは概して正直で誠実です。市場で買い物をすればよくわかります。途上国では値段をふっかけられたり、釣り銭をごまかされるのはよくあることですが、ハルツームではほとんどありません。支払いのときに適当にお金を渡して「ここからとって」と言うと、必要な額だけ抜いて戻してくれます。たまに間違えると、「多かったから返すよ」と追いかけてきます。貧しくとも気高く、正直な人たちです。そんな人たちに囲まれると、私も安心してきます。

「見ると聞くとは大違いやなぁ……」

内戦が続く危険な国だと聞いていたのに、ハルツームは実に平和な街でした。そこで戦闘が行われているわけでもなく、治安もかなりよいのです。人々は穏やかに日常生活を送り、ここにいると、内戦状態の国というのがウソのように感じてきます。日本で抱いた印象と現実の風景とに、大きなギャップを感じました。

それはあるいは、イスラムの教えによるものかもしれません。スーダンの国民のほとんどがイスラム教徒で、日常生活にもイスラム色が色濃く反映されています。人々は事あるごとに「アルハムドリッラー」「インシャーアッラー」と口ずさみます。「アルハムドリッラー」は「アッラーに讃えあれ」の意味です。転じて、神への感謝の言葉となります。つまり「お陰さまで」というニュアンスです。「インシャーアッラー」は「神の思し召しのまま」。人間の行為は神の支配下にあり、全ては神の思し召しのままになされている、ということになるのでしょう。

であればこそ、他人を欺いたり、貶めるような行為はできません。アッラーが全てをご覧になられているから、と考えるのでしょう。幼少期に〝不動明王に見られている〟と私が感じていたのと、おそらく同じことです。

イスラム教の人たちとは、宗教の話は避けて通れません。

「カワハラ、おまえは何を信じる?」

大人になってからは、不動明王の代わりに、上空を指さします。

「天を信じとる!」

これだけで、宗教の複雑な話になっても、日本人の皆様方と同じ価値観、宗教感覚を持った私でも、唯一絶体神のアッラーのみを信ずるイスラム教の彼らとすぐに話が通じるのです。

生活も落ち着いてくると、私は、国連関係者やスーダンの大学の医学部の先生方と一緒に、日本を含めた欧米諸国から援助が停止されている中で、地域医療の現状がどうなっているかを見ようと、各地を視察して回りました。そこで目の当たりにしたのが、医療の手が届かない人たちの姿です。

目の当たりにした過酷な現状

スーダン南部には二度訪問しました。紛争から逃れてきた人たちが身を寄せ合う難民キャンプには、人が溢れかえり、布で覆われただけの粗末な小屋で、雨露と日差しをしのぐだけの貧しい暮らしをしていました。衛生環境も悪く、栄養状態も良くありません。マラリアなどの感染症が蔓延し、患者の数と医療サービスとのバランスが崩れ、十分な治療がなされていない状況でした。また、病院の外科手術には、多くの銃創の患者が運び込まれてきます。これはまさしく、内戦が続いている証左といえるでしょう。

さらに悲惨なのは、難民キャンプの外側でした。地方に点在する村々は、恒常的な貧困に喘いでいます。電気や水場などの社会インフラもなく、ほとんどが無医村地区で、国の支援は皆無であり、かろうじて国際NGOが細々と医療支援活動をしているような状態でした。病に苦しみ、飢えと隣り合わせの人たちがいるのに、援助の手も差し伸べられずに据え置かれていたのです。

スーダン東部も訪問しましたが、その頃（二〇〇三年）、追い打ちをかけるように、スーダン西部でダルフール紛争が起こりました。数十万人に及ぶ難民が新たに生まれ、東部で医療活動をしていた国際NGOはダルフール地方に活動拠点を移して行きました。これにより、東部の村々は見捨てられたかのように、わずかな医療体制も崩れていってしまったのです。

診察室の前に、患者さんの長い列ができています。座るのが辛いのか、横たわっている人もいます。病室に目をやると、一つのベッドに二人の患者さんが横たわっています。病室に入りきれない患者さんは、日陰を求め、外の木の根元に置かれたベッドに寝ています。一〇〇人以上の入院患者に、列をなしている外来患者、それに対して医師はたったの二人でした。そこの医師は、私と話をする時間も惜しいかのように、患者さんたちの手当をしています。

腹部が大きく突出した子供の患者さんがいます。私が触診すると、肝臓と脾臓が腫れています。スーダンの医師が私に、「リーシュマニア症」と言います。サシチョウバエという小さなハエが媒介する寄生虫疾患で、お腹の中に寄生虫がいるのです。この疾患は致死率がかなり高く、この子供も治療に反応していないのか、生命予後が心配です。

私も医者です。

「なんとかしたい」

と、心の底からの叫びが聞こえます。しかし、外務省の医務官の立場では、何もできません。あくまでも医務官業務としての視察でしたので、この病院を離れてハルツームに戻り、いつもの大使館業務に戻ることになります。いつものように日本人の患者さんが訪れ、診察します。いつものように家に帰ると、赤ん坊の末娘を含む三人の子供たちが笑顔で迎えてくれます。いつものように家族揃って食事をして、妻と会話をします。いつものように柔らかいベッドで寝て、翌朝はまた、大使館に向かいます。

何もかもがそれまで通りの生活でしたが、たった一つ、変わってしまったものがありました。それは、私の心です。

あの日を境に、多くの患者で溢れかえる病院の情景が、瞼の裏に焼き付いて離れないのです。仕事の合間のふとした瞬間に思い出しては、心が揺れ動き、家に帰って家族との団らんのときに思い出しては、胸が締め付けられます。ふと、我に返ると、立派な建物の中のエアコンの効いた医務室で、クッションが効いたイスに腰掛け、いつもと変わらず患者さんを待っている自分がいます。あの場所で、助けを必要としている患者さんたちに対しては何もできず、ただここにじっと座っているだけの自分がいます。

「おい、川原尚行。己は、この現実をただ見過ごすだけか……　そんなんでいいんか、おまえ！」

私の心の中に、この言葉が繰り返されていました。

決断の時〜外務省を辞す

外務省の医務官という安定した職業に就き、将来や家族の生活も保障されています。しかしこのままでは、目の当たりにした多くの患者さんを見過ごすことになります。彼らを救うためには、外務省という肩書きを外して、一人の医師に戻るほかありません。でも、今の自分にそれができるのか……。

本来、やるべきことがあるんじゃないのか？
それに目をつむって、また別の国に赴任していくのか？
いや、でも、家族がいる。子供も三人。
医務官を辞めたら、家族が路頭に迷うのではないか？

「人生なんて、一瞬で過ぎ去るものだよ……」

ある写真家との対話を、繰り返し思い出しました。

私がタンザニアに赴任していたころ、大学ラグビー部の後輩の宮武一志君（現、北京日本大使館医務官）に紹介されました。写真家は長身の細身で、髪は長く、ひげを生やし、眼光鋭く、まるで仙人のように思えました。彼とは、その後帰国するたびに、夜を通し、四方山《よもやま》ごとを様々に、問うと無く答えると無く、話をするようになりました。

また彼は、私をいろいろなところに連れて行ってくれました。

彼は全く不思議な人でした。トラックの運転手をしていたのを辞めて、地元に戻って製材所で働いている方に会えば、間伐材を使って名刺を作り、各種の木工品を作らせて、それをどう陳列して、どういうお客さんにアピールするか、といったアドバイスを始めます。商売が上手くいっていない八百屋に行けば、仕入れの仕方から、野菜の並べ方など細かなことまで指示を与え、商売を上向かせていました。病気の人がいれば、大分の由布院の山奥深くまで行って、隠れた名水と言われる沢の水をきれいなポリタンクに汲み、自分で車にめいっぱい積み込んで、それを直接届けます。

あるとき、私が医学部の先生に、アフリカでの共同研究の話を勧めに行く際、彼が同行してくれたことがありました。私はスーツ姿、彼は長靴に野良着という出で立ちです。最初は、私がアフリカの話などをしていき、教授はふんふんと聞いているだけでしたが、途中から彼が、教授の趣味である山の話から、植物の話まで、様々な話題を展開し始めます。すると教授も、海外の山や植生の話をし始めます。彼はそのすべてを知っていて、それゆえに教授もたいそう驚きますが、やがて、久々に話の分かる相手に出会ったかのように、嬉しそうに話を弾ませていきます。

最後に彼から教授に「今朝、山で採れたクレソンです」と、ちょうどどこかへ運ぶ最中のそれをプレゼントして、その会合は終わりました。

「なぜ、教授の趣味がわかったのですか？」

「おまえが一生懸命に話をしている時、横目で本棚を見たら、その類の本が並んでいたのでね。川原、おまえは直球を投げすぎる。もっと変化球も投げんかい！」

私は相も変わらず、教授に会うなり、愚直に、単刀直入に、研究の話から切り出していました。しかし、彼はその不備を補うかのように、教授の趣味に話を振り向けることで、その場をほぐしてくれたのです。

様々な職業の人が、彼の話をなぜ嬉々として受け入れ、自分たちの課題を解決していこうという前向きな気持ちになっていくのか、その理由が何となく分かった気がしました。人を元気にするのは医療ばかりではないのです。己の稚拙さを感じた私は、彼を人生の新たな師と仰ぎ、一時帰国するたびに会いにいって、一晩、二晩と語り明かしていました。

そういうわけで、この頃の最大の悩み事も、自然と彼に吐露していました。

「外務省を辞めたら、収入がなくなります。家族がいるのに、カネがないと生きていけません」

「そうかな？　おまえにとって大切なことは何か？　やらなければならないことは何か？　それはカネがあったら、できることなのか？」

その言葉に、我に返り、もう一度、自問しました。

そして気付きます。どうしても、〝家族を養うためにカネが必要である〟そういう考えに執着しすぎていたのです。

目標金額を設定して、それだけの資金を貯めてから、好きなことをするのか？　自問を繰り返すうちに、目標金額を決めることも、カネを貯めることも、すべて次元が違うことに思えてきました。そうだ、本来は、そこに困っている人、病んでいる人がいるのだから、なんとかしたい。そう思ったのが原点なのだ。

そして、ほどなく「外務省を辞めて、医療活動を行おう」、と決心を固めます。

カネのことはふっきれても、家族が心配であることには変わりありません。妻に外務省を辞めると伝え、「家族で一緒にスーダンに残らないか」と話しました。スーダンにある大学に雇ってもらえるという話があり、家賃の安いところに移り、慎ましい生活をすれば、家族五人で一緒に住めるのではないか、と考えました。

そのとき、妻は真っ先に、何よりも子供の教育を考えたようです。スーダンには日本人学校や補習校がなく、子供たちはアメリカンスクールに通っています。しかし、日本の学校教育とは内容が異なります。教員免許を持っている妻が家庭学習をさせていますが、やはり限界があり、妻は子供たちに日本の教育を受けさせたいと、かねてから望んでいました。このとき、長男は一二歳。帰国すればちょうど中学校に上がります。長女は一〇歳、そして次女は二歳です。

「潮時だから、日本に連れて帰るね。私が働いて生活費を稼ぐから」

妻はそう言ってくれました。あるいは、私が悩んでいる様子を見ていて、いつかこういう場面になることを知っていたのかもしれません。

妻のこの、あまりにもまっとうで、冷静な返事を聞いて、本当に申し訳ない気持ちで一杯になりました。でも何よりも嬉しく、私が解き放たれたのは、私の決断を妻が理解して受け入れ、これから待ち受ける困難な将来に、責任ある協力を宣言してくれたからにほかなりません。

家族をはるばるアフリカにまで引き連れてきたかと思えば、今度は安定した職業を捨てて、スーダンに残るというのです。それにもかかわらず、あまりに愚かで自分勝手な私を、このときも見捨てることなく、むしろ家族の心配はいらないと、私を解き放ってくれた妻には、感謝の言葉も見つからないくらいです。それでも、言います。何度でも、言います。

ありがとう。

エールを胸に旅立つ

二〇〇五年（平成一七年）一月、家族と共に帰国し、外務省を辞めました。齢三九にして、新たな人生への旅立ちです。

この瞬間から再びスーダンに行くまでの二か月半、今までの人生では考えられないほどに動き回りました。集中力が振り切れそうな高さにずっとあるような、そんな精神状態が連日連夜続きました。

真っ先に行ったのは、イブン・シーナー病院院長の日本招聘です。医務官時代に、医療機器などの支援を同病院に行いましたが、それだけでなく、人的交流をして技術協力を行いたいと、外務省に意見具申していました。しかし、「時期尚早」だと断られていましたので、それならば、辞めた後で自分の手で実現しようと考えていたのです。

それで、いくつかの医療機器メーカーを回って協賛を依頼し、母校である九大の先生方にも協力を求めました。私の呼びかけに対し、多くの方々が賛同してくださり、航空機のチケット、国内移動、宿泊先の確保など、準備が進んでいきます。そして、福岡空港のゲートを出てきた院長を出迎えたときには、様々な思いが湧き上がり、胸が熱くなりました。

「外務省の肩書きがなくなった自分でも、本気になって動き回れば、多くの方々の協力を得て、これだけのことができるじゃないか。これからも、自分ができることに一つ一つ取り組んでいこう」

やらなければならないことは、山積しています。関係各所へのあいさつ回り。スーダンで活動するための資金集め。再渡航のための各種手続き。スーダンに運ぶ医療機材などの物品の手配と輸送の手続き。そして、一番大切なのは、日本に残る家族のための住まいなど、生活のための手配です。

昼間は多くの人に会って、スーダンでの医療活動ができるように資金や物品の援助を求め、夜は各種の会合に出席し、協力を依頼して回りました。山路の実家はインターネットができる環境になく、深夜に帰ってきても、仮眠を取って日の出前にまた家を出て、インターネットカフェに行く毎日でした。そこでは、スーダンにいる関係者とのメールをチェックし、返信をこなしつつ各種の手配をし、なんとか日本の支援者、理解者を増やそうと、活動を立ち上げる準備作業に没頭し続けました。

私が大使館に勤務していたころから、帰国したときは高校ラグビー部の先輩、後輩と懇親会をしていましたが、外務省を辞した今回も、みんなは同様に集まってくれました。すると、小倉高校ラグビー部の二つ後輩の海原六郎君が、「支援をする」と真っ先に名乗りを上げてくれました。彼は、私の高校生活最後のラグビーの試合で、抜けた選手の代役として一緒にプレーした後輩です。家業の自動車販売会社で営業をしているということで、そのフットワークの軽さから、支援の輪を一気に広げてくれることとなりました。

そして、海原君の推しで声をかけたのが、ラグビー部で彼の同期だった霜田治喜君です。霜田君は、高校生の頃は大人しく、目立つ存在ではありませんでしたが、歯を食いしばってスクラムの辛い練習に耐え続ける姿を覚えています。日本で金を貯めては海外を放浪していて、ユニセフに勤める竹友有二君（高校ラグビー部の一つ後輩）を頼って、イラクでボランティア活動を行った経験もありました。

私は、スーダンで一緒に活動する同志が欲しいと願っていましたので、霜田君と久しぶりに会い、「外務省を辞めて医療活動をするんだけど、一緒にスーダンに行くか？　給料は出せんけど」と誘いました。彼は、「はい」とだけ答えてくれました。

後に、この「はい」が私をどれだけ勇気づけてくれるのか、このときはまだ分かりませんでした。

海原君のお父さん（当時大和興業社長、現会長）の快諾もあり、大和興業の一つの電話を連絡用にお借りして、海原君が事務局を担当してくれることになりました。

妻は、海原君が日本で私をサポートし、霜田君がスーダンで私の側にいてくれることになり、相当安心したと思います。妻はラグビー部のマネージャーであり、彼らの先輩でもあるのですから。

私が人生の師と仰ぐ写真家の方に連れられて、海原君、霜田君と一緒に福岡県の宝珠山に行きました。山深いところにある酒屋に廃車予定の中古バンがあり、それをもらい受けに来たのでした。すでに一九万キロも走行している代物ですが、四人で北九州の大和興業に運びました。

移動中には、

「スーダンに旅立つ俺はドン・キホーテ。相棒の霜田はサンチョ・パンサ。この中古バンは、ドン・キホーテが乗る痩せ馬、ロシナンテだな」

と冗談を言っていました。

「えーい、人生の門出だ！　出陣式をやろう！」

私の新しい旅路の原点は、小倉高校と決めました。時の校長先生にお願いして、伝統ある応援団に繰り出していただきました。私たちのスーダン行きに興味を持ってくれた生徒さんと、先生方、小倉高校OBの方々、そしてラグビー部員が集まってくれました。私の家族も見守っています。

医療機材を満載した中古バンの片方に、応援団長が「福岡県立小倉高等学校」、もう片方に、ラグビー部キャプテンが「目指せ、花園！」と大書しました。これで、この中古のバンもただのオンボロ車ではありません。後輩の現役高校生から魂を入れてもらったのです。

私はスーダンで医療活動をするという決意表明を熱く語りました。その後、応援団が太鼓を叩いて、みんなで校歌を斉唱します。このときほど、気合を入れて校歌を歌ったことはありません。

「フレー、フレー、カワハラ…… フレー、フレー、シモダ……」

校庭に、応援団の大きな声と、みんなのあらん限りの声が響き渡ります。

最後は、みんなで声を揃えて、拍手が沸き起こります。

「ありがとう！ じゃあ、行ってくるぜ！」

と母校を後にしました。

高校生の前で大見栄を切った以上、恥ずかしいことはできません。それは、今でも片時も忘れることなく心に抱き続けている気持ちです。門出を祝ってくれた高校生たちは、私にとっての不動明王に等しい存在です。

さて、気合の入った私たちと魂を込められたロシナンテ号は、まずはフェリーで大阪まで行き、あとは陸路、東京に向かいます。そして私たちは飛行機で、ロシナンテ号は貨物船でスーダンに向かう予定です。私の新たな人生航路です。

新門司港が夕日に包まれる中、フェリーのデッキに出て、岸壁で見送っている人たちに紙テープを投げます。港まで来てくれた海原君を始め高校同窓生の方々がいます。私の家族もいて、まだ幼い末娘を抱えた妻の姿が目に入ります。

「こんなバカな亭主をもって、すまんな」

蛍の光が流れる中、船は静かに岸壁を離れます。船のデッキと岸壁をつないだ紙テープが、途中で切れて風にたなびきます。いつまでも手を振ってくれている人たち、家族の姿がだんだんと小さくなっていきます。新たな旅立ちは、やっぱり悲しいものでもありました。濡れた頬に潮風を感じながら、夕暮れ時の瀬戸内海を、船は静かに、ゆっくりと進み始めました。

船での一夜が明け、大阪に着きます。もう、涙は吹き飛んでいます。ロシナンテ号は、派手な音を立てながらも高速道路を元気に走ります。最初のパーキングエリアに観光バスが止まっていました。フロントガラスに「吉野千本桜見物」と書いてあります。

「おい、これが日本の見納めだ、吉野の千本桜を見に行こうぜ!」

霜田君はいつものごとく「はい」と短い返事です。

方向も知らない私たちは、ただ観光バスの後についていき、吉野の山に入っていきます。山の中腹に立ち、見渡せば、なんと見事な吉野の桜でしょうか。ちょうど、奥千本が満開で、ため息が出るほどの美しさです。行き当たりばったりで訪れた吉野山ですが、私たちの門出に、お天道様から御褒美をいただいたような心持ちになりました。

日本の誇る、吉野桜の木々たちは、

「おまえらも、しっかり咲けよ!」

とでも言わんばかりの咲きっぷりを見せ、私たちを大いに励ましてくれているかのようでした。

敷島の大和心を人問はば　朝日に匂ふ山桜花　　本居宣長

巡回診療を開始

話は前後しますが、タンザニアにいた当時、一つの出会いがありました。

日本大使館の医務室で診療を行っていたある日、

「次の患者さん、どうぞ」

と声をかけ、入ってきた顔を見て、びっくりしました。高校ラグビー部で私の次の代にキャプテンを務めた竹友有二君だったのです。


竹友君は、学生時代から国際ＮＧＯでボランティア活動をしていました。再会したときは、ユニセフのスタッフとしてタンザニアに勤務し、現地の美しい女性と結婚していました。ラグビー部のマネージャーをしていた私の妻も、竹友君のことはよく知っていて、すぐに家族ぐるみのつきあいをするようになりました。


彼はその後、イラクに渡り、二〇〇三年のイラク戦争開戦後は、隣国ヨルダンに移っています。戦時下にあって、彼も先行きに思うところがあったのでしょう。スーダンに勤務していた私に、

「ユニセフのスーダン事務所にも職員応募があるんですよね。川原さん、これからどうするんですか？」

といったメールが届きました。私はそのころすでに外務省を辞める気持ちを固めていたので、「スーダンに応募してね。ぜひ来てね」

と、メールを返しました。

期待に応えて彼がスーダンに単身赴任してきたのが、私が離任する三日前のことでした。私の家財道具や当面必要な荷物を竹友君の仮住まいに運び込み、

「ちょっと預かっとって。すまんが、今度俺がスーダンに来たら、おまえの家に住まわしてくれ」

と、ついでにちゃっかりお願いを上乗せしておきました。

ハルツームで、その竹友君が待ってくれていました。

「すまん、俺一人だったのが、霜田も一緒に連れてきたよ」

さらなる上乗せです。

どんな状況でも快く受け入れてくれた竹友君の住まいは、大家さんが住む広い平屋の屋上に、ポツンと置かれているような2DKでした。

私は現場に出て医療活動をし、霜田君は各種手続きや日本との連絡など、医療活動以外の細々とした事務系統を担当します。竹友君は、自分が借りているアパートを私たちの事務所兼住まいとして提供すると共に、ユニセフの仕事の合間にいろいろとサポートしてくれます。

ある日、ハルツームの雑踏を歩いていると、汚い格好をした日本の若者が歩いていました。声をかけると、「持ち金が続く限り、スーダンでアラビア語を勉強します」という荒井繁君でした。

「うちで面倒見るから、好きなだけスーダンにいたら」

うちとはもちろん、〝私の〟ではなく〝竹友君の〟なのですが。ともかく、荒井君と連れだって帰

りました。そして、大家の竹友君に言います。

「すまん、これから男四人で住もう」

男四人での生活は、毎日が合宿みたいなものです。お金があまりないので、食事は自炊です。市場で食材を買ってきて、手が空いている者が食事を作ります。食事はそれでいいのですが、暑さで眠れないことには苦労しました。初めのころは、外で寝ることを知りませんので、クーラーの効かない部屋で、暑くて夜中に目が覚め、頭から水をかぶってずぶ濡れのまま寝込んだりしていました。外で寝ることを覚えてからは、以前よりは随分快適に夜を過ごせるようになりました。

この事務所兼合宿所を拠点にして、当初はイブン・シーナー病院に通いました。まずは外科チームの一員に加えてもらい、外科医として患者さんと向き合ったのです。

しばらくすると、ハルツーム大学医学部の先生から、「一緒に地方のほうに行こう」と声がかかりました。大使館勤務時代に視察したことがある病院です。もともと、その病院の現状を見て、医療活動をやろうと決心したのですから、その誘いに乗って、スーダン東部へと向かいました。

首都の舗装路から未舗装の悪路と転じて、砂埃の中を車で走り続けること約八時間。やっとの事で辿り着いたのは、エチオピアとの国境にほど近いドカという村でした。

ドカ病院は、この辺り一帯の住民にとって、唯一の医療機関です。私が視察に行った時と何ら変化はなく、溢れる患者でごった返していました。病室に入りきれずに外にベッドを置き、病室の中は二人で一つのベッドを使っている状況でした。視察で訪れた前回もその病院で頑張っていた医師たちは、私の再訪を大歓迎してくれました。そこで私は、ドカ病院にしばらく留まる決心をしました。

患者さんの対応に追われる毎日ですが、診療後のスタッフとのひとときがたまらなく安らぎます。

食事の世話もよくしてくれます。

診療が休みのある日に同僚が、一緒にドライブをしようと誘ってくれました。二時間も車を走らせれば、エチオピアとの国境です。小さな橋を渡ると、もう隣の国です。橋の両端の木陰に、机とイスがちょこんと置いてあり、これが出入国管理の関所です。私はパスポートなど一切何も持っていなかったのですが、スーダン人の同僚が「任せておけ」といって、係官とこそこそっと話をします。

「話が決まった。二時間だけエチオピアに入れることになった」

どうも、スーダンを一時だけ離れることができるようです。スーダン人の同僚が私を気遣って、ほんのひとときだけ、浮き世を離れる催しを企画してくれたのでした。橋を渡ると、そこには酒場がありました。

ある日、ドカ病院で診療をしていると、ドヤドヤとたくさんの偉そうな人たちがやってきました。ガダーレフ州の保健省の役人たちです。中には大臣がいます。私は日本人で目立ったのでしょう。

「あなたは、医者なのですか？」

「はい」

「どこからきましたか？」

「日本です」

ちょっとビクビクしながら、大臣の問いに答えました。私の身分が不安定なのは自分でも知っていましたので、強制退去になることを恐れていました。私のそんな気持ちとは裏腹に、大臣が言いました。

「それは、ありがたい。ここよりも大変な病院があるので、そこの面倒を見てくれませんか？」

「わかりました」

そうして、三か月ほどいたドカ病院から、ガランナハル病院へと異動となりました。そのときは、私はまだスーダン政府にNGOを登録しておらず、フリーの医師でした。それがいきなり、二つ返事でその日会ったばかりの大臣の人事下に入ったのでしょうか。不思議なものです。

そうしてガランナハルに行き、ここの病院を起点として、巡回診療を始めることになります。

泥水を飲み干して「ありがとう」

朝早く、医薬品を車に積み込むと、自分で運転しながら、その日に診療する村へと向かいます。ガランナハルから私に同行してくれるスーダン人がいますので、目的地についたら、彼が私をその地の有力者に紹介してくれます。行政上の村長や、部族の長老、宗教上の長《おさ》などいろいろなケースがありますが、そうした有力者に、まず挨拶して話を通すことが、スーダンで活動する際の基本になります。

一緒にお茶を飲みながら、村の実情や住民の様子を聞きます。それから、有力者の敷地内の建物を借りて、ベッドを置いたり、イスを並べたりして、臨時の診療所をこしらえます。準備が整ったころには、人づてに「ドクターが来る」と聞きつけた住民が並んで待っています。「じゃあ始めます」と最初の患者さんを招き入れて診療スタート。医療活動をするのは私だけなので、問診から検査、治療、投薬など、やることが多くて大変です。時々休憩を挟みますが、患者さんたちは順番が来るまで大人しく待ってくれます。

一日の診療を終えると、有力者や他の住民と一緒に晩ご飯をいただきます。地面に茣蓙《ござ》を敷いて車座に座り、真ん中に並べた大きな器から直接手で取って口に運びます。外で食べることが多く、思いのほか明るい月明かりや星明かりの下で、肌に心地よい夜風を浴びながらの食事は、なかなかいいものです。

腹が満たされたら宿に戻り、暑い夜にはベッドを建物の外に出し、夜風を浴びつつ眠りにつきます。そして、朝日が昇り明るくなれば、本日の診療が再び始まります。

巡回診療の日々は、こうして過ぎていきます。

有力者を訪ねたときに、暑い日中が多かったせいか、「良く来てくれました」と、挨拶代わりに目の前に水が差し出されます。最初はレモンジュースかと思いましたが、よく見ると濁った水です。この村の取水源となっている、ハフィールと呼ばれるため池から汲んできたのでしょう。私は、その濁った水をグイッと一気に飲み干します。何事にも彼らの懐に飛び込んでいきます。そしてニコッと笑って「ありがとう」と言います。彼らも笑顔になります。

もちろん、初めのころは腹を壊すこともありました。そのうち体が慣れましたが、安全な水の供給は、この地においてはどんな治療よりも有効で、必要とされていることなのかもしれません。

食事が振る舞われることも多々あります。幸い私は何を食べても美味く感じる舌を持っています。彼らが主食にしているキスラは、クレープに似た食べ物で、発酵させた酸っぱさがあります。これも食べているうちに美味いと感じるようになりました。砂糖をたくさん入れたコーヒーや紅茶も、乾燥した灼熱の地で飲むと、甘さが体の隅々に染み渡っていきます。

彼らが飲むものを飲み、彼らが食べるものを食べる。実際に美味しいのだから、自然と笑顔になります。ニコニコする私を見て、村の人たちも喜んでくれる。こういう姿が相手の警戒心を解き、その積み重ねが仲間意識に繋がり、徐々に信頼関係が育まれていくのだと思います。

思えば、高校ラグビー部の仲間たちとは夜を徹して語り合い、大学時代には先生や同僚、ラグビー仲間たちと浴びるほどに飲み明かしました。日本から遥か離れた言葉も宗教も異なるスーダンでも、やっていることはやはり同じです。「同じ釜の飯を食う仲」というのは、どの国でも通用するものです。そうして信頼されるようになると、「あそこは非常に困っているようだ」とか、「あそこの村の長《おさ》が、次はうちに来てくれと言っている」といった情報が耳に入ってきます。有力者に紹介してもらって新しい地域に行き、そこの有力者とまた信頼関係を築いていく。この繰り返しで、各地で絆を結んでゆきます。

保健省のお墨付きも得て、初期の医療支援活動は順調だと思っていました。しかしこの後、大きな落とし穴が待ち受けているのを、その時の私は知る由もありませんでした。

手痛い失敗、そして再出発

私は当初、外務省医務官として、日本という国を背負ってスーダンに入りました。それがあるとき外務省を辞め、巡回診療と称してスーダン各地を点々とするようになります。そんな動きに、スーダン政府は不信感を抱いたようです。「外務省を辞めたというのは実は偽装で、カワハラは反政府活動のための工作活動をしているのでは」と、当局に疑われるようになっていました。

また、ガダーレフ州の保健大臣が、南部を代表する政党に属していることも、事を複雑にさせました。私と州政府の大臣との親密な仲が、中央政府からは好ましくないと思われている節もあります。

そんなことになっているとは露知らず、相変わらず地方を移動し続ける日々でした。ビザの更新をしなくてはいけませんが、診療の忙しさにかまけて後回しにしていました。「なんとかなるさ」と気軽に構えていたのですが、結果的になんともならずに、私と霜田君はビザの期限が切れ、不法滞在者となりました。

さらに、車の問題もありました。私たちが巡回診療車としていたのは、大使館勤務時代に購入したランドクルーザーです。外交官特権で免税でしたが、NGO登録もしていない状況では、税金を支払う必要があります。その額は二〇〇万円を超えるものでした。何とかそれを逃れるために、国連の職員であった竹友君に依頼して、国連事務所でナンバーを取得してもらい、巡回診療に使用していました。スーダンには、各地に検問所があるのですが、国連ナンバーは素通りができ、それをよいことにあちこちに行っていたのです。

こうした一連の「無法」が当局に知られることになり、私は呼び出され、事情聴取が始まりました。上手くいっていると調子に乗っていた私は、情けない程に愚か者です。

私たちに裏の事情など一切ありません。ことの経緯を説明し、いくつもの書類（反省文）を提出することで、ようやく疑いは晴れ、無罪放免となりました。このとき取り調べに当たった調査官は、表向きだけかも知れませんが、最後には理解を示して「早く組織をつくってこい」と忠言してくれました。スーダンでは制度上、国際NGOの登録を済ませ、ビザを取得した者でなければ、ボランティアであっても自由に医療活動ができないことを、この時初めて知りました。私は、本当に甘ちゃんであります。

この事情聴取と前後して、医薬品を廃棄したのも痛恨の大失態でした。

私たちの活動を知った横浜市から、医薬品提供の申し出がありました。「東海地震に備えていた抗生剤などの災害備蓄用医薬品を、使用期限を一年残して廃棄処分する。これを有効利用して欲しい」

というご厚意を賜り、私たちは喜んで受け取ることにしました。私たちが輸送費を負担して、段ボール約二〇箱分の医薬品をスーダンまで運び込みました。

けれども、日本で流通している医薬品が、そのままスーダンで使えるとは限りません。医療機関で使えるのは、原則として、その国で認可された薬のみで、それは日本でもスーダンでも同じです。横浜から運んだ医薬品の一部は、スーダンでは認可されていないもので、使うことができませんでした。横浜市の善意でいただいた薬、支援者の方々からの善意で持ってくることが叶った薬、それを自分の手で焼きました。日中の暑いときに、薬の入った段ボールごと火をつけます。滴るように汗が出てくるのと同時に、涙が止めどなくこぼれました。

私は本当に無知で、世間知らずでした。国際協力や援助というものは、自分の国でない他の国に行くことです。相手国の援助のルールを把握し、相手の立場を尊重した活動をしなければ、相手国にとって迷惑でしかありません。このことを理解しないまま、個人的な思いと勢いで突っ走っていたのです。

「自分は援助している。いいことをするんだから、多少のことは許されるはずだ」

そういうおごった気持ちが、心のどこかにあったのだと思います。

そして、私にはまだ、成長しきれてない部分があったのだろうと思います。何かうまくいかないことがあると、「霜田！　こんなふざけたことがあるか！　そう思うやろう！」と大声を出します。霜田君は、「はい」とだけ答えます。この「はい」にどれだけ救われたことか。霜田君がいなかったら、私の心の平静は保たれなかっただろうと思います。私は、単に血の気が多い、〝何でもやり抜いてやるんだ魂〟で前後不覚に陥った見境のない男にすぎませんでした。

こうした大失態を経験したことで、スーダン政府の方針に従い、同時に組織だった活動をするためにも、法人が必要だと痛感できました。私は早速、二〇〇五年の秋に帰国し、法人化に取り組むことにしました。

高校の先輩である安西馨さんや高濱英子さんが中心となって小倉高校を、前原喜彦教授、竹中賢治先生が中心となって九大を、それぞれ取りまとめて、理事の選出をしてくださいました。ここで、外務省を辞めてからずっと親身に手伝ってくれていた海原君が、正式に初代事務局長に就任しました。

その名は「ロシナンテス」

二〇〇六年五月、遂に、NPO法人ロシナンテスが産声を上げました。同年八月には、国際NGO団体としてスーダン政府に登録し、正式な活動資格を得ました。

私たち自身の暢気な無謀さをドン・キホーテになぞらえ、それでも進んでついてきてくれるロシナンテたちの集まり、そのような意志を持った集団として、これからの大きな難題、課題を乗り越えていきたい。そんな気持ちを込めての命名でした。

当局からの事情聴取で身動きが取れなくなった時、「やるだけのことはやったよ、もういいじゃないか。撤退する勇気も必要だよ」と、ある人に言われました。けれど私としては、出陣式で高校生の前で「俺はやるぜ！」と宣言した以上、それぐらいのことで尻尾を巻いて帰るわけにはいきません。しかも原因は、私個人の傍若無人な振る舞いによるものだったのです。高校生に恥ずかしい姿は見せられない、という思いが強くありました。

無知と無謀さで失敗を重ねましたが、いい経験にもなりました。支援する側の思いは大事だけれども、支援される側にも事情があります。その国の制度や社会のルールを理解した上で、相手の意を汲んだ支援をしていくことが必要だと、身をもって知りました。

私たちが進もうとしている道は、過去に誰かが歩いた道ではありません。自分たちで切り開き、踏み固めて作っていく、未だ道無き未来への道です。やり方に正解はなく、常に考えながら、その時どきに最善と思われる選択をし続けていくしか術はありません。

遠回りをすることもあるでしょう。思っていた場所とは違うところへ行き着くこともあるでしょう。しかし、それらも全て貴重な経験。回り道、迷い道のお陰で、新しい道への方角が見えてくることもあれば、さらに先へと進むための体力が知らず知らずのうちについてきたと実感できることもあるでしょう。

一度や二度の失敗で諦めずに、納得するまで続けて、新しい道を切り開いていこう。皆の力で「ロシナンテス」を立ち上げ、心も新たにそう誓ったのでした。

無償援助の問題点

スーダン政府の公認を得て、巡回診療を再開しました。この期に、大きな方針転換を行いました。それまで無料だった巡回診療を有料化したのです。

巡回診療では、毎日のように朝から晩まで途切れることなく、それこそ一〇〇人を超える患者がやってきます。対応する医師は私一人です。このままでは体が持たないし、経費を負担し続けるための支援要請の活動を、私抜きで日本で続けていくのも現実的ではありません。そしてなにより、無料のまま支援を続けていては、本当の意味でスーダンの自立に繋がらないと気付いたことが、有料化への決断の理由でした。

たとえば災害が起こったときに、緊急的に無償援助することはあってもいいでしょう。しかし無償援助が常態化すると、いつの間にか依存するようになってしまい、本来あったその地域のバランスが壊れ、かえって自立への道が遠のいてしまうのです。

医療を無料提供すれば、人々は集まってきます。それを叶えると、人々は喜ぶと同時に、さらなる援助を期待します。「次はうちの村に来てくれ」「自分にはこんなことをしてくれ」と要望が集まります。それを叶えると、人々は喜ぶと同時に、さらなる援助を期待しま す。「薬がほしい」「手術してくれ」「完治するまで面倒をみて」とエスカレートして、援助する側も、要望に応えるうちに、自分の力を過信するようになるかもしれません。権力を得たかのように錯覚し、双方の間に支配と被支配の構造が生まれ、やがては固定化する恐れもありはしないか……。

もちろん、支配しようなんて発想は、私には毛頭ありません。しかし、支配しようと考えている人が、その下心を隠しながら援助をするという発想は、十分に考えられます。援助の裏返しが支配なのでは……と、ふとそう思えてくることがあるのです。

ロシナンテスとスーダンの人たちとの間には、援助と被援助ではない関係、共に歩む姿勢が必要です。そこで、薬代程度の費用を負担してもらうことにしました。日本円で一〇〇円ほどです。現実にお金がない人たちもいて、患者数は大幅に減りました。診療に来て「お金がない」と訴える人もいて、こちらも胸が痛みます。あまり厳しくしてもいけないし、甘くしてもいけません。この線引きが非常に難しく、その都度迷いながら判断しましたが、判断が正しかったかどうかは今もわかりません。

後にシェリフ・ハサバッラ村に腰を据えることになり、そこではスーダン人スタッフに判断を任せることにしました。彼らは地元の事情を理解して、うまく対応してくれました。本当にお金がない人には、ロシナンテスが費用負担をしようとか、本人がお金をもっていなくても、家族やコミュニティの支え合いが強い地域だったら、そこから出してもらいましょう、といった具合です。私たちロシナンテスが、日本の支援者、有志の皆様にお願いしている寄付を、現地の人たちが自分たちで何とか資金繰りをしたり、助け合うことで解決できるようにサポートしていく形を模索しています。

まさにケースバイケースですが、スーダン人スタッフが不平不満が出ないように、うまく対応してくれています。今後もこの形をできるだけ無理のないように定着させて、彼ら自身の自助努力が継続的に発揮されるように、覚悟を決めて取り組んでいこうと思っています。

シェリフ・ハサバッラ村に診療所開設

再び、ガダーレフ州の保健大臣から依頼がありました。

「非常に困難な地域ですが、そこに行ってくれますか？」

と、シェリフ・ハサバッラ村を紹介されました。

シェリフ・ハサバッラ村は、ドカ村やガランナハル村の北側、ハルツームからは東に車で七時間ほどの距離にあります。人口はおよそ三〇〇〇人。ラハウィーンという部族が住んでいます。彼らはもともと遊牧民でしたが、三〇〜四〇年前にこの地に定着し、ヤギ、ヒツジ、ラクダの牧畜と、雨期には主食となるソルガム（もろこし）や換金作物のゴマを作って生活しています。

彼らは一般的なスーダン人より、保守的な文化を持っており、それが原因かは不明ですが、彼らの村に医療従事者はいませんでした。

私は二〇〇七年二月、初めてこの村の診療所を訪れました。診療所とは名ばかりで、煉瓦造りの平屋の建物の中身は空っぽでした。建物だけ造って、魂が入っていなかったのです。私たちはここで診療を再開することに決めました。

いつものように、まずは有力者との関係を築きます。私は、長であるハサンと一緒にお茶を飲み、食事をし、彼の家の敷地内に泊めてもらいました。ハサンは、村の有力者を呼び、私を紹介します。どうやら、私たちは受け入れられたようです。

そして同年七月には診療をスタートさせることができました。医師はここでも私一人。巡回診療と同じように、診察しながら検査をし、薬を調合し、救急車を運転すれば掃除もするといったように、一人で何役もこなします。ただアラビア語はまだ片言だったので、通訳兼コーディネーターとしてスーダン人をアシスタントに雇い、細々としたことを手伝ってもらいました。

私たちは当初、ハサンの家に泊めてもらいましたが、やがて自分たちでハサンの敷地内にグッティーヤ（現地の一般的な住居）を建てました。ハサンには、目の届く範囲に私たちがいるのは好都合でしょうが、他の村人の眼には、特別な便宜を受けているように映っているかもしれません。余計な警戒心を抱かれないよう、村に融け込み、村人たちとまんべんなく信頼関係を築くように心がけました。

時間を見つけては村中を歩き回り、声をかけられるままに一緒にお茶を飲みます。食事に招かれれば、車座の輪に入り、同じ皿から手で食べます。子供たちが駆けっこをしていれば、混ざって本気で競走します。子供たちの笑顔は、私にとって元気の源です。

そんな単純なことを繰り返すうちに、徐々に気心が通じるようになり、私たちは村人に受け入れられていきました。

村で行った三つの事業

診療活動が軌道に乗り、訪れる患者も徐々に増えていきました。それに対応すべく、スーダン人スタッフも採用して、私が役所での交渉事で不在のときでも診療所が開けるようにしました。

そうしてシェリフ・ハサバッラ村での活動が丸一年を経過した頃には、村にあるいくつかの課題が見えてきました。中でも大きなものは「飲み水」「教育」「母子保健」の三つです。将来を考えると、どれも対策が必要です。そこで私たちは、ロシナンテスの事業として、この三つの課題に重点的に取り組むことにしました。

◇水事業～安心して飲める飲み水を！

シェリフ・ハサバッラ村には井戸があります。発電機式のポンプで水を汲み上げてタンクに貯め、下に設置された給水所で村の人たちは水を汲みます。

この貯水タンクが老朽化して、水漏れが激しくなっていました。パイプやタンクの積年の汚れで水質が悪く、故障することもしばしばです。トラブルが多い井戸を避けて、直接川から水を汲み、使っている人もかなりいます。こうしたことから、慢性的な下痢や感染症の患者が数多くいるという状況でした。

患者をいくら治療しても、原因を取り除かなければ、同じことの繰り返しです。汚染された水を飲まないで済むように、給水施設を改修すべきです。

これをロシナンテスの単独事業で行うと、先に述べたように「援助が自立を阻む」という問題が生じます。大事なのは「共に歩む」こと。村の人たちが自分たちのために行うこととして、ロシナンテスとの共同事業の形で始めることにしました。

まず村の主要メンバーを集めて、ミーティングを行い、方針を説明しました。ロシナンテスが資金を提供しますが、それには条件があります。

「村で水管理委員会を作って、村の人たちから料金を徴収してください。そして、村の人たちが協力して、給水所の管理を行ってください」

当時のロシナンテスのメンバーである岩間邦夫さんが語り掛け、皆承諾してくれました。後日、村の代表者数名と共に、州政府の水管理事務局に行き、井戸改修事業の許可を申請します。ハサンはかなり強引に話を進めようとしますが、それを諫《いさ》めて怒らせてはいけません。やんわりとハサンの言葉を和らげながら、私たちと他の村のメンバーの言葉をうまく交えて、事業の必要性を説明しました。

一年ほどかけて、二〇〇九年六月に改修工事が完了しました。新しくなった井戸は水質も良く、水量も豊富です。村の人たちは「これで川に水を汲みに行く必要がなくなる」と喜びました。

良い水があることは口コミで広がり、そのうちに遊牧民が立ち寄ったり、付近で工事をしている業者が水を買いに来るようにもなりました。

水代が安定して入るようになると、村人たちにも変化が現れました。取水するときにどうしても水がこぼれてしまいます。それが水たまりになって蚊が発生しないようにと、水を流す溝を掘り、その脇に木が植えられました。一休みできる木陰があれば、水汲み仕事の辛さも和らぐことでしょう。

また、村人は自主的に井戸の周辺に畑を作り、オクラ、モロヘイヤ、スイカといった作物を栽培し始めました。この辺りは乾期には大地が干上がるので、通常は雨期に耕作します。しかし井戸の近くなら、水やりをすることでいつでも野菜が作れます。村では乾期に新鮮な野菜を食べる機会はほとんどありません。畑が作られたことで、食生活が充実し、子供たちの栄養状態が良くなることを期待しました。

これらの変化は、村人たちが自分で発案し実行し始めたものです。井戸の改修事業での最大の成果は、村人自身のやる気を引き出したことなのかもしれません。

取り組みがいつも思い通りにいかないのはこれが初めてではありませんでしたが、給水所回りの植林と野菜畑は、結果的には失敗に終わりました。水汲みのために乗って来たロバや、家畜の羊やヤギに作物の葉が食べつくされてしまったのです。今度はそうならない工夫を、きっと村人が考え出すだろうと、期待しているところです。

井戸改修事業は評判がよく、周辺からも「次は私たちの村に来てくれ」と言われました。私たちは、とりわけ状況が厳しかった、ワッデルハディ村を支援することにしました。

ワッデルハディ村の井戸は二〇年前に故障し、使われなくなっていました。村では女性や子供たちが朝夕の二回、歩いて三〇分ほどの川まで水汲みに通います。水汲みの際に足を滑らせて溺れ、年に何人か命を落としています。その意味でも緊急な対策が必要でした。

古井戸を調査した結果、改修して使うことはできないけれども、地下水は水質・水量とも申し分ないことがわかりました。新たに掘削する方針を固め、シェリフ・ハサバッラ村と同様に水管理委員会を組織し、彼らの主導で州政府への各種申請、業者の選定と交渉などを行いました。これは、ロシナンテスのメンバーであった岩木君が指揮してくれました。

掘削時には手作業も多く、集まった村人たちが交替で作業に加わりました。そして遂に、文字通り村人たちの手によって、新しい井戸が完成しました。

アフリカの荒野では、水の有無、水質の善し悪しは命に直結します。水場に集まる人たちの笑顔を見ると、安全な水の安定供給が人々の暮らしをいかに豊かに変えていくことができるのかが、本当によくわかります。

◇学校建設事業〜女の子にも教育を！

診療所でスーダン人スタッフを雇おうとしていたときのことです。シェリフ・ハサバッラ村に、看護師の資格をもった女性がいないかと探しましたが、一人もいません。ロシナンテスが奨学金を出して看護学校に通ってもらうことも考えましたが、そもそも看護学校に通う条件が揃っている女性が、村に一人もいないのでした。

スーダンの義務教育は、小学校の八年間です。その後、日本の高校に当たる三年のセカンダリースクールがあり、これを卒業した人が、専門学校や大学へと進学していきます。シェリフ・ハサバッラ村では、男子は八年間の義務教育が受けられますが、女子の学校は教室不足が理由で、小学校三年で終了してしまいます。このため、八年間の義務教育を全うした女性が村にいないのでした。

教育は人づくりです。未来を築く人材を育てるために、女性であってもきちんと教育を受けられるようにしなければなりません。私としてはさらに、専門の医療教育を受けて、地元で医療活動をする人材が出てきてほしいという切実な願いもあります。そういったことから、「女の子が八年間通える小学校をつくろう」と思うようになりました。

このようなときに注意しなければならないのは、表面上は女子学校の建設に賛成でも、完成しても自分の子供を容易には学校に通わせない親がいるということです。というのも、保守的な意識の強い地域であればあるほど、「女は勉強しなくていい」「毎日の水汲みをしてもらわなければいけない」といった無意識の通念が存在しているのです。彼らが納得して、実際に子供を通わせてくれなければ、学校を建てる意味がありません。

「都市にいけば、女の先生もいるし、病院で働く女性もいます。きちんと勉強すれば、村の女の子たちもそういう職業に就くようになります」と何度も話しました。また、一方で井戸改修計画を進めていたので、「井戸ができれば水汲みの労力は大幅に減ります。期待してください」とも説明し続けました。

そのような意識基盤を整えるための努力を継続しつつ、並行して、シェリフ・ハサバッラ村の中で、まず学校建設委員会をつくることになりました。皆で話し合い、ガダーレフ州教育省とも協議した結果、今は三学級しかない女子学校を八学級に増築することとし、日本大使館の「草の根無償資金援助」を申請することになりました。

申請は学校建築委員会の名前で提出します。ロシナンテスはここでは、裏方としてサポートに徹しました。英語の申請書をアラビア語に翻訳し、村の代表者に目を通してもらいます。その上で、私のかつての勤務先である日本大使館に行き、村人たち自身が「私たちの娘が通う学校を建てたいので、協力してください」と訴えます。大使館側からいろいろと質問がありましたが、彼らが自ら考え、質問に一つ一つ受け答えをしていきます。

申請は無事承認され、二〇〇九年六月に建物ができ上がり、教室が五つ増築されました。ハサンの指揮のもと、村人たちの手によって催された完成記念式典は、当時の石井祐一在スーダン大使やガダーレフ州の教育大臣らを招いての盛大なものとなりました。

一〇月の新学期から、いよいよ女子の四年生クラスがスタートしました。真新しい建物に新品の机とイスが並ぶ教室で、少し緊張した面持ちの女の子たちが授業を受けています。彼女たちの真剣な眼差しに確かな希望を感じました。

驚いたことに、空いている教室を利用して幼稚園クラスが新設されていました。新しい校舎を最大限活用しよう、そして子供たちにはできる限り教育を授けようという村人たちの意欲がひしひしと伝わってきました。ＰＴＡも組織され、校庭に木を植えたり、草取りなどの活動を自主的に始めました。「女は勉強しなくていい」と、当初は消極的だった村人たちが、短期間のうちに自ら地域を変えていけるようになったことを、本当に喜ばしく思います。

◇母子保健事業〜妊婦と赤ちゃんに健康を！

スーダンの母子保健の水準は、かなり低いレベルにあります。二〇〇八年当時、スーダンでは妊婦の一〇〇人に一人が妊娠・出産で命を落としていました。生まれた赤ちゃんも、一四人に一人は一歳未満で、一〇人に一人は五歳未満で亡くなります。日本では、妊産婦死亡率は三万人に一人、乳幼児死亡率は約三〇〇人に一人ですから、比較にならない数字です。

スーダン政府もこの状況に危機感を抱き、対策を実施していました。都市部を中心に、妊婦健診や栄養指導、新生児健診などの母子保健サービスが徐々に浸透していましたが、地方への普及は遅れています。シェリフ・ハサバッラ村も例外ではありません。村の妊婦さんは、妊娠や出産についての知識が乏しく、妊婦健診を受けることもなく、自宅で出産するケースがほとんどです。

分娩を介助するのは、伝統的産婆です。彼女たちは報酬を得ず、ボランティアで介助を行っています。村の人たちからは信頼されていますが、正式な教育を受けていないので、医学的知識はもっておらず、先人から伝わる技術と経験で出産を助けています。通常の分娩なら大きな問題はないものの、異常分娩の場合には、母子を危険に晒すことになります。

私としては、伝統的な分娩を否定するつもりはありませんが、医学的知識の不足は看過できません。伝統的産婆たちがもつ技術に、妊娠期の母胎と胎児に関する知識、清潔なナイフでへその緒を切るといった衛生概念、異常分娩時の医師との連携などが加われば、母親と赤ちゃんの生死を分ける感染症のリスクを格段に減らすことができます。

そうした観点から、私たちは二〇〇八年に母子保健事業に着手しました。私たちとガダーレフ大学医学部とが中心となって、まず住民基本調査を実施し、基本的な人口統計をとりました。これにより、ある集落に四〇名の妊婦がいることがわかりました。そこで近隣の病院から助産師を派遣してもらい、妊婦健診を実施しました。集落に救急車を走らせて呼びかけたところ、ほぼ全員の妊婦が参加しました。この健診は、周辺の他の集落でも定期的に開くことにしました。

また診療所に常勤助産師を置き、いつでも受診できる体制を整えました。助産師は合間を見て、妊婦さんを訪問して様子を聞きます。

勉強会も開きました。診療所に来ている妊婦さんを対象に、都市部から招いたヘルスエデュケーター（健康指導者）に話をしてもらいます。その内容は、「生理が三か月なかったら、妊娠の可能性があるので検診を受けましょう」「妊娠初期の三か月間はゆっくり休みましょう」といったことです。村の女性たちは、ヘルスエデュケーターの話に真剣に耳を傾けていました。

こうした活動を続けるうちに、機会があれば健診を受け、知識を得たいという潜在的需要があることがわかってきました。そこでＪＩＣＡの協力を得て、二〇一〇年四月から本格的に取り組むことにし、岩間さんがプロジェクトマネージャーに就き、日本からは女性の医師と看護師を同プロジェクトに招き入れました。矢野和美先生と一年ごとの交代で、辰野加奈さん、成田清恵さん、そして櫻井文さんに来ていただきました。

シェリフ・ハサバッラ村の一五〜四九歳の女性を対象に、妊娠・分娩・育児に関する質問調査をし、その後周辺地域を含む計約一九〇〇世帯への人口調査を実施。当地における妊娠・出産の実情を把握すると共に、人口構成や妊産婦・新生児・乳幼児死亡率などの実態を数値化しました。これを元にして方針を定め、母親学級の定期開催、産前・産後健診の実施、妊婦さんのカルテ管理、五歳以下の子供を対象とした栄養指導、伝統的産婆と助産師の連携などの事業を次々と行いました。さらに保健省と連携して、破傷風の予防接種も始めました。

診療所でも、周辺地域に住む助産師四名を活動に加え、計五人での交替勤務体制としました。人手が増えたので、周辺地域への家庭訪問や健康教育も始めました。母子保健サービスを利用する女性が増えたことにより、妊婦さんの数やお産の件数がこれまで以上に把握できるようになってきています。

こういった様々な実際の活動を通じて、村の人たちの意識も変わり始めています。村の有力者の奥さんが、診療所の助産師の介助で出産を行ったり、遠方から診療所までやって来て出産を行うケースも出始めました。

ＪＩＣＡによる母子保健事業を展開した三年間で、妊婦健診を受診した妊婦さんの数は四倍に、助産師の元で出産した件数は六倍に、助産師による産後ケアを受けた件数は二〇倍にと大幅に増加し、二〇一二年度には妊婦死亡ゼロを実現しました。

NGO団体とHACの関係

ここで、スーダンでのNGOの管理体制について触れておきます。

スーダン政府の内務省にHAC（Humanitarian Aid Commission＝人道支援委員会）と呼ばれる機関があります。このHAC（私たちはハックと呼びます）がスーダン国内のNGOの管理をします。つまりスーダン人のみで構成されるNGOと、スーダン以外の外国の人を含む国際NGOの双方がHACの管理の対象となります。

日本からNGOのスタッフが来ることを想定しましょう。スーダン入国のためには、NGOビザが必要です。駐日スーダン大使館では、このビザの手続きは行えず、スーダン本国で手続きをする必要があります。スーダン渡航予定者の学歴、職歴、大学の卒業証明書、医師なら医師免許などの資格証明書など、すべての英訳された書類が必要で、これらをHACに提出します。HACの承諾が得られると、スーダンの外務省を通じて、駐日スーダン大使館に連絡が行き、ビザの発給が行われることとなります。この手続きに一～二か月ほど要します。

次に現地に入った後、スーダン政府とNGOとで、テクニカル・アグリーメントと呼ばれる契約を締結します。これは実施する事業ごとに締結しなくてはなりません。巡回診療を行う際には、その地域の州の省庁、州のHAC、そして連邦HAC（国の機関）の署名が必要です。近年の法改正で、二〇一五年からは新たに、国際NGOはスーダン国内のNGOと提携しなくてはならなくなり、そのスーダンのNGOの署名が必要となりました。この契約の中で、どんな事業を、どのように、どの程度の規模で行うのかを、正確に記載します。また、事業の資金がどこから来たのかも、はっきりさせなければいけません。特定の宗教や政治が絡んでいないことを証明するためです。そして、担当となる人物も明記します。その契約に基づいて、日本人へのビザがようやく発給される運びとなります。

こうした一連の契約締結には、数か月という時間を要することがしばしばですし、ルール上、契約は毎年行わなければなりません。ビザの申請は、その契約を締結してからでないとできませんので、活動の準備段階で本当に骨の折れる作業が要求されます。この作業は、ロシナンテスのスーダン人スタッフが粘り強く行ってくれています。私はこのような仕事には全く不向きな性格ですので、彼らが労をいとわず頑張ってくれるからこそ、ロシナンテスの活動が成り立っているといえます。

また、人物の経歴にHACがクレームをつけてくることがあります。「大学を卒業してないから、この役割を任せられない」とか、立派な大学院を出て博士号を持っている人でも、「この経歴であると、マネージャークラスの役割は任せられない」といった具合に、HACから次々と無視できない指導が入ります。

スーダン人のスタッフを採用する際でも、HACのチェックが入ります。私たちとHACとが共同で採用試験を行う必要があるのです。私たちが採用したいと思っても、HACからダメと言われると、採用は叶いません。

さらに、活動している地域に入るのには、移動許可が必要です。これもHACから発行されます。これまでに書類の不備などの理由で、移動許可が出されなかったことが何度もあります。

今までに、日本のテレビ局から、ロシナンテスの現地活動に対する取材を受けてきていますが、これもHACの取材許可、撮影許可が必要です。それらは年々厳しいものに変わってきています。スーダンに海外のマスメディアが入ることによって、スーダンの本当の姿ではなく、捻じ曲げられて世界に配信されるのではないかと、恐れているのでしょうか？

このように、ＮＧＯの動きの一つ一つに、ＨＡＣの管理の目が厳しく注がれています。スーダン政府の公式見解は、私たち外国人を守るためです。もちろんありがたいことですが、とても窮屈で、時に活動の障害ともなっている状況であることは、否定できません。

活動停止命令

シェリフ・ハサバッラ村での活動は、基本的な診療に加えて、井戸の改修、学校建設、母子保健活動と広がってゆきました。ロシナンテスの専属スタッフも、日本から医療従事者を招いたり、スーダン人医療従事者を雇ったりするなどして、一〇人を超える規模になりました。

村人たちとの間で、細かい行き違いはいろいろとありましたが、その都度、腹を割った話し合いを重ねて、一つ一つ解決してきました。話し合いを通じて、村人との信頼関係は深まり、村人たちの意識も変化したように思います。「自らのことは自らの手で」という意識が高まり、子供たちの教育や健康向上、ゴミ問題などの公衆衛生にも熱心に取り組む姿が見られるようになってきました。

村の人たちは事あるごとに、「この村をモデルケースにしよう」と言います。スーダンでこれまであまり顧みられなかったこれらの諸問題に、私たちと共に取り組んできたことが、自信に繋がったのだと思います。シェリフ・ハサバッラ村での井戸改修事業がワッデルハディ村に広がったように、女子学校の充実や母子保健活動が周囲の村々に、そしてスーダンの各地へと普及していくことをみんなで願っていました。

二〇一二年五月、私は活動を継続するための支援獲得に向け、一時帰国したのですが、家に着くなり妻から、「スーダンにすぐ電話して」と出迎えられます。

「シェリフ・ハサバッラの活動に対して、HACから活動停止命令が出されたようです」

現場からのスタッフの声に呆然とします。

日本での予定された仕事があります。二四時間の長旅で疲れている身体ですが、寝ることもできずに、深夜三時ごろに家の近くの神社に行きました。カランカランと鈴を鳴らし、パンパンと二礼二拍手をします。

「どうぞ、お助けください」と、スーダンのシェリフ・ハサバッラ村のことを、日本の神社にお願いするのも不思議なものです。

ふと顔を上げると、社殿の横の記念碑の上に、ぼんやりと一羽の梟《ふくろう》がとまっているのが見えます。私が近づいて行っても、逃げようとしません。私は梟の前で胡坐をかいて、話しかけました。

「スーダンでこんなことがあったんよ。どうしたいいやろか？」

答えが返ってくるはずもありません。梟は首をかしげています。異次元を彷徨《さまよ》っている感覚を覚えながら、梟と見つめ合い無言の対話を交わしているうちに、いつの間にか雑念がなくなっていました。

「スーダンにとんぼ返りするね、ありがとう」と梟に御礼を言うと、すぐに家に戻って出国の準備です。わが家の滞在は数時間。梟のお告げに従って、再びスーダンに戻りました。

早速、事実関係を調べます。欧米諸国のNGOが六つ、それに日本のロシナンテスに処分が下っています。欧米の団体からは、一緒に団体交渉をしようと相談されましたが、私は岩間さんとも話をして、それを断りました。

「日本のNGOとして、独自に交渉します」

在スーダン日本大使館の堀江良一大使、JICAスーダンの森祐之所長とも相談しながら、善後策を練っていきます。

現場に行きます。シェリフ・ハサバッラ村の人たち、ガダーレフ州政府も、中央政府の措置に怒りを顕わにしました。ハサン以下、村の人たちは、「中央政府に殴り込みをかけよう」という勢いです。

そんなことをされては、私を含めてロシナンテスの活動の成果は逆効果になり、国外追放になってしまう可能性もあります。怪しい動きをしていると決めつけられては、国際NGOの管理に業を煮やしている政府の思うつぼです。そうなったら元も子もありません。スーダンの人たちの自立を継続してサポートすることが目的なのだから、政府のやり方に反旗を翻すのではなく、理解してもらえるように努めたい。そう話して村の人たちの怒りをどうにかなだめつつ、ハルツームに戻りました。

苦肉の策、そして活動再開へ

ロシナンテスへの活動停止命令の理由は、「日本のNGOであれば、規模をもっと大きくやれ。今の活動は州政府に移行せよ」というものでした。

HACの命令に背くわけにはいきませんが、活動を停止したら、一番困るのは地域住民です。そこで、一計を案じ、この事業を名目上JICAのものとして、ロシナンテスの活動は停止するとしました。日本人、スーダン人のロシナンテススタッフはJICAの職員にして、私だけがロシナンテスのスタッフということにしたのです。そして、その後一年をかけて、今までの活動を地域住民と州政府に移行することを計画しました。名目上の事業主体だけを変えて、同じスタッフにスーダン側のスタッフも加えることで、これまで通りの活動を続けようというわけです。この事態の収拾には、ＪＩＣＡスーダンや日本大使館に便宜をはかっていただき、本当に救われました。

ロシナンテスの招聘で日本の地域医療視察に来た際に東日本大震災に遭遇し、私たちとは戦友のような間柄になったアブドゥッラー医師が、ガダーレフ州で大活躍をしてくれました。

今までは、保健省の職員である診療スタッフには、ロシナンテスが僻地手当を出していました。ロシナンテスが撤退すると、僻地手当が出せなくなるために、医療スタッフが継続して働いてくれるのかどうかが心配でした。そこで、診療所の診察代、薬代、検査代などの会計管理をロシナンテスから診療スタッフに移行しました。すると、彼らは俄然やる気を出してきて、自分たちに手当が付けられるように、今まで以上に仕事に精を出し始めました。そして実際に、診療所の収入が増え、彼らの手当が無事支払える状態になったのです。

当時、ロシナンテスは、運転手、事務スタッフ、そして清掃係を地元採用としていましたが、彼らが自主的に保健省に働きかけて、役所の人員として正式採用に至ります。村から公務員が誕生した瞬間でした。この一連の変化の陰で、アブドゥッラー医師が積極的に動いてくれたのでした。

また、伝統的産婆しかいない地域に、「村落助産師」という新たな職業をもたらしました。助産師は専門学校もしくは大学を卒業していますが、このような助産師の絶対数が少ないのが現実です。そこで村にいる女性を教育して、一定の研修を受けることで資格が得られる村落助産師を養成しました。彼女たちは、助産師ほどには至りませんが、伝統的産婆よりも知識を得ることができています。

さらに、そんな村落助産師たちが一層活動できるように、ロバに荷台を引かせるロバ車をロシナンテスから寄贈しました。彼女らは、車の管理はできませんが、ロバの世話は慣れたものです。そして、ロバ車を好きに使ってよいとしたところ、モノを売ったり、人を乗せてタクシー代わりにしたりと、副業収入も生まれ、それが村落助産師の意欲向上と活動を継続させるための糧となってきています。

それらに加えて、村の人たちや州政府の職員を招き、彼らの前で、頑張っている村落助産師の表彰を行いました。彼女たちは、みんなから尊敬される立場になったのです。

私自身は、行動制限のかかったロシナンテスのスタッフのままで、現場には行けませんので、動けるスタッフの中から、名目上はＪＩＣＡのスタッフと称して、岩間さんは診療所の建設に、矢野先生、櫻井さんは助産師プロジェクトに、それぞれ実働していただきました。また、スーダンに指導に来られた沖縄の保健所の方々には、戦後の沖縄での地域医療を教わりました。地域住民と医療受持者とが力を合わせて行うこと、何よりも地域を愛する心が大切であると伺い、スーダンの地域医療に村落助産師が如何に貢献していくことができるのかを考える上で、とても参考になりました。

いまや女子小学校に通っている女の子の多くが、医療関係者になりたいという希望を持っているようです。これまでは、女性は家庭に入るしかなかったのですが、村落助産師という職業が生まれ、新たに女性が活躍する場ができたことは、この地域の女の子が勉強を続けていこうとする意欲に繋がっていると思います。

私以外のスタッフは、日本人もスーダン人もＪＩＣＡスタッフとして活動を継続してくれています。やっていることはロシナンテスから全く変わっていないのですが、ＪＩＣＡの事業となってからは、スーダン政府の評価が極めて高くなりました。

二〇一三年六月に、ロシナンテスが始めたガダーレフ州のシェリフ・ハサバッラ村での事業は、それらの努力を経て、その運営を地域住民と州政府に、完全委譲することができました。

その移行期間の間に、何度も現場を訪問しようとしたのですが、HACから私の移動許可は下りませんでした。しかし完全に委譲する最後の瞬間だけは、何としてでもシェリフ・ハサバッラ村まで行って、共に苦闘し学び合えた地域の人たちに直接お礼を言いたかったので、HACに移動許可願いを再度提出し協議を続けました。時間を要しましたが、最終的には私の移動を認めてくれました。普段はさんざんいじめられているHACにでさえ、「このような粋な計らいをしてくれて、ありがとう」と、感謝の言葉を述べたい気持ちになりました。

私がハサバッラ村に着くと、村の人が総出で、長い列を作り待ち受けていました。子供たちが歓迎の歌を歌う中、私は村の人、一人一人に挨拶をしていきます。一年ぶりの再会です。

私が行けない間に建設されたマンスーラ診療所、そして、シェリフ・ハサバッラの診療所、給水所、女子小学校、ワッデルハディの給水所を、一つ一つ見て回りました。どれも、きちんと運営されています。もう安心して彼らに任せることができます。それを最後の瞬間に、自分の目で確認することが叶いました。なんと喜ばしいことでしょう。

私がいなくとも立派に頑張ってくれたロシナンテス（名目上はＪＩＣＡ）のスタッフ、そしてアブドゥッラー医師を始め州の保健省の方たち、そして何より村の人たちに、直接感謝とお祝いの言葉を述べることができたのだから、感無量です。

円錐状の屋根をもつグッティーヤのシルエット。そこに真っ赤な光を投げかけながら沈んでゆく夕陽。その美しさは筆舌に尽くしがたいものです。

茜色に染まった空を、家路を急ぐ鳥たちが横切ります。動物たちの鳴き声、子供たちの声が聞こえてきます。あれほど照りつけていた日差しが、ほんの少しだけ優しくなって、辺りを包み込んでいきます。

この村の、この光景が大好きです。それをぼんやりと眺めつつ、そして、思います。人々との様々な出会いこそが、私を成長させてくれているのだ、と。

4章

東北での活動

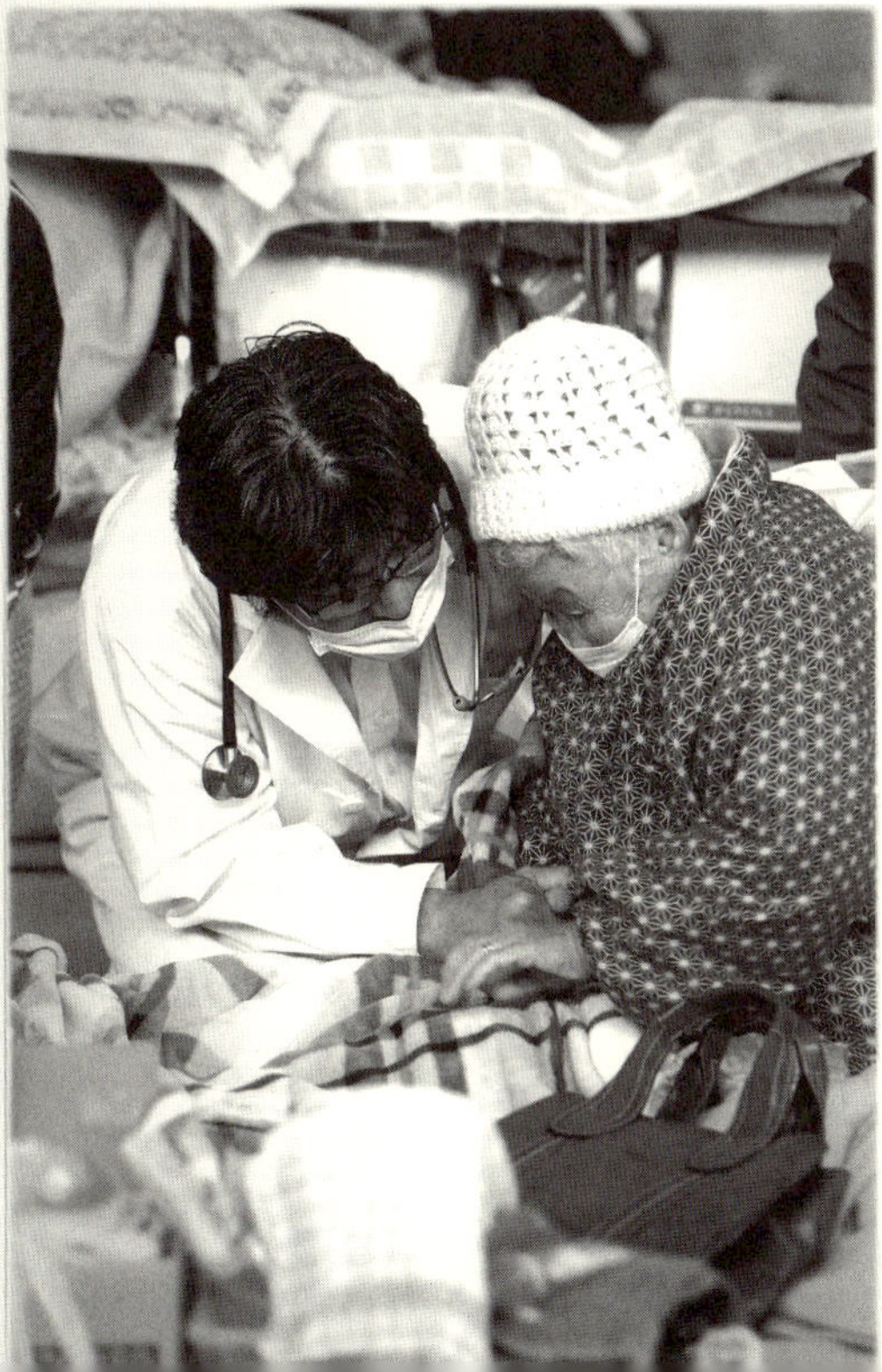

写真　内藤順司

アッラー、アクバル……

ラマダーン（断食月）の期間中、イスラムの人たちは太陽が昇ってから沈むまで、一切ものを口にしません。陽が沈んだ後、イフタール（断食後の食事）への掛け声が、村一帯に響き渡ります。「食事をしてもよいですよ」という合図です。ここシェリフ・ハサバッラ村には電気がないため、肉声で大声を張り上げています。

合図を聞きつけた村の人たちが、外の至る所で茣蓙《ござ》を敷き、御近所さん同士で各家庭から持ち寄った食べ物、飲み物の周りに座り、待ちに待った食事を始めます。

私も彼らの車座の中に入れてもらい、一緒にその日初めての食事を楽しみます。空腹のあとに食べるだけあって、何を口に運んでも、何とも言えず美味しいのです。この約束事の絶食は、食べ物に対するありがたみと、ほんのちょっぴり幸せを感じさせてくれます。

ここには、電気も、気の利いたお店もありません。しかし、

「何にもないけど、何かがある。だから、ちょっとしたことで、ありがたみを感じる」

ことができるのです。

日本に帰ってきますと、街の中は夜通し電気が灯り、二四時間営業の店もますます増えているように感じます。しかし、「何でもあるけど、何かがない。だから、ちょっとしたことで、不満を感じる」のでしょう。

果たして、どちらがよいのでしょうか？

おそらく、双方に足りないものがあるのだと思います。

日本はスーダンより、金銭的、物質的に恵まれています。そのためか、スーダンのような途上国に「与える」というものの見方だけで問題が解決するのではないかと考えてしまいがちです。

これまで私は、スーダンで多くのことを学んでいます。ラマダーン期間の絶食という宗教的な行為を始め、より深い彼らの思想であったり、その厳しい自然によって生まれてきた哲学であったり、人々が確かに支え合う生き方であったり、単純ではあるけれども簡潔で、少ないけれどもまっとうな、本当にいろいろな物事をです。

こういう経験を通して、いつの間にか、日本は大事な何かをどこかに置き忘れてしまったのだと思うようになっていました。

しかし、それは全くの間違いでした。日本にもまだ存在しているのです。何もないが、何かがある。そういう場所が……。

それは、そう、震災直後の被災地でした。

東京でスーダン人医師らと共に被災

二〇一一年(平成二三年)三月一一日、金曜日。

私は、その日偶然にも、ガダーレフ州のアブドゥッラー医師ら二人のスーダン人医師を連れて、北九州から東京に来ていました。私と一緒にスーダンに行く予定であった看護師の成田清恵さん、スーダン人医師二名、それにスーダンのロシナンテスサッカーコーチである西條智博君という顔ぶれで、上野のNTTビルにあるBHNテレコム支援協議会事務所で検討会議を行っていました。BHNは、情報通信技術を活用した途上国支援を行うNPO法人で、この日はスーダンの巡回診療における通信状況の向上に関しての会議です。

午後二時半を過ぎたころ、カタカタッという振動に、「あっ地震だ!」と、皆も反応し始めた次の瞬間、これまでに体験したことのないものすごい揺れが襲ってきました。この揺れはただ事ではない、と直感しました。日本人とは違って地震の際の身の処し方を知らないスーダン人医師らを、すぐに机の下に誘導して安全を確保しました。ちょうど数日前、東北で地震が発生しており、そのニュースを聞いて、「スーダンの家族が心配しているので日本を離れたい」と言っていた彼らを、「日本ではよくあることで、地震に強い国なので心配しなくていいですよ」となだめて東京に連れてきた手前、予期せぬ大揺れに「彼らを怖がらせて、本当に申し訳ない」という気持ちになりました。彼らは、この世の終わりかのように、恐怖に怯えていたのですから。

何分間が永遠にも感じられるような長い揺れが、ようやく治まりました。スーダン人医師らは、這々《ほうほう》の体で机の下から這い出すと、彼らの聖地であるメッカの方角に向けて一心に祈りを捧げ始めました。

「アルハムドリッラー」「神様、お陰様で地震にあっても無事でした。ありがとうございます」

彼らが落ち着くのを待って、テレビを点けると、各地の被害の状況が次々と速報で飛び込んできます。震源は宮城県牡鹿半島の沖合で、最大震度は七。やがて太平洋沿岸に津波警報が出され、岩手・宮城・福島は大津波警報の対象地域となりました。アナウンサーは「波の高さは一〇メートル以上の可能性があり、ただちに避難を」と繰り返しています。津波の範囲も高さも私の想像を絶する規模で、慄然としました。

画面は突然、津波の映像に変わります。仙台空港近くの名取川が氾濫しています。宮城県上空からの空撮では、川を遡上する濁流や津波の先端が、仙台平野を飲み込んでいっています。空前絶後というのはこういうことをいうのでしょう。津波は圧倒的な力で、あらゆるものを次々となぎ倒し、押し流していきます。

しばらくは、その圧倒的な光景に、夢か現実か、定かに判別のつかない状態でした。ほんのしばしの混乱のあと、私はすぐに行動に移りました。

東京都内を走る全ての鉄道が止まっていました。今日の移動は困難と判断して、その夜に予定されていた千葉県柏市での講演をキャンセルし、会議をしていたビルに泊まらせていただくようお願いしました。そしてすぐに、買い出しに走ります。まずは今日明日の分の水と食料だけでもと思い、スーパーに駆け込みました。行動が早かったせいか、まだ十分に食料を選べる余裕がありました。

ビルの一室で、テレビにかじりつきながら、被害の様子を見続けます。未曾有の災害です。画面に映し出される深刻な状況を見つめながら、「被災地に行かなければいけない」という思いと、「この混乱した中で、ロシナンテスという小さな団体で何ができるのか？」と思いが交錯しました。しかし、悩んだのは一瞬でした。横で食い入るように画面を見つめていた成田さんに「行くか？」と言うと、「はい」と答えがありました。

地震直後から電話が繋がりにくくなっていましたが、私たちは幸運でした。会議が行われていたのは、そう、ＮＴＴのビルです。すかさずＮＴＴの方から許可を得て、次々と電話をかけまくって連絡を取り、出発の段取りを決めていきました。また、スーダンにも国際電話をかけて、医師たちの家族に無事を伝えることができました。

翌日以降の予定は全てキャンセルし、スーダン人医師らを無事帰国させるための手配をしつつ、自分たちが東北に支援に向かうための段取りを整えていきます。まず、現地で着る作業服、防寒ジャンパー、長靴などを手に入れました。ジャンパーは黒と赤があり、どちらにしようか迷いましたが、赤を選びました。赤という色は、現場では相当に目立ち、道すがらや行動の際に、この色に助けられることになります。

被災地への移動手段も考えなければいけません。真っ先に頭に浮かんだのは、救急車です。何よりも患者を搬送することができ、人や支援物資を運ぶことができます。さらには私たちの寝床にすることもできます。考えれば考えるほど、救急車しかないと思いました。でもどうすれば救急車が入手できるのか？　福岡県人会でご挨拶したことのあった三軒茶屋病院の大坪修先生なら、何とかしてくれるかもしれないと、すぐに電話をして、「救急車を一台貸していただきたい」とお願いしたところ、先生は二つ返事で快諾してくださいました。

医薬品は、伝手《つて》をたどって福岡薬剤師会の小田利郎会長と連絡を取り、東北で薬剤を入手するための連絡先を教えていただきました。出発前から、すでに多くの方々の協力が寄せられていたのです。

救急車を手配して被災地へ

地震翌日、借り受けた救急車に私と成田さんの二人で乗り込み、物資と共に東京を発ちました。初めは福島に向かっていました。地震の前にいわき市で講演をしていて、あの時に会った子供たちが大丈夫かと心配だったのです。講演でお世話になった親御さんに連絡すると、「私たちよりも、他の地域のほうがもっと大変なので、そちらに行ってください。私たちは自分たちで何とかします」との返答でした。自分たちよりも、他の人を気遣うこのお気持ちに、胸が熱くなりました。それと同時に、被災地は相当大変なことになっているに違いないと想像しました。

その後、茨城県石岡市に向かい、BHNの通信専門家の方の御自宅に向かいました。この方も被災され、家が傾いていましたが、ここで一泊させていただくことにしました。

成田さんの知り合いが宮城県名取市でクリニックを開業していると言います。東北国際クリニック（現、ゆりあげクリニック）の桑山紀彦先生です。津波が直撃して壊滅的な被害を受けた閖上《ゆりあげ》地区がある地域です。電話をかけると、桑山先生は無事でした。そこで、私たちは閖上に進路を定めました。

道中、写真家の内藤順司さんから「なんでも手伝うから」と連絡が入り、途中で合流しました。内藤さんは、ロシナンテスの活動をスーダンまで何度も撮影しに来てくださっています。

支援物資にするための食料を積めるだけ積んで北上しようとしたのですが、関東では食料品は全て売り切れています。頭を切り替えて、購入するのではなく、どこかで分けていただくなら可能ではないかと考えました。栃木と山形に住んでいる内藤さんのご友人に連絡がつき、そこで食料が調達できることになりました。

まだ雪の残る山形に到着し、おきたま興農舎の小林さんから、米一〇〇キログラム、お餅、野菜、缶詰、水を入れたポリタンクなど、救急車に積めるだけの物資を提供していただきました。そして、「夜に移動しても危険なので、一晩泊まっていきなさい」と言われ、美味しい食事まで頂戴し、身も心も温かくなりました。

山形から峠を越えて宮城に向かう道は、早春の三月にはまだ、所々凍結しています。救急車は雪道での操作が効かない普通タイヤで、しかも支援物資を満載していて非常に重いのです。山間部から沿岸部へと慎重に、恐る恐る下りていきました。次第に、私たちにも緊迫感がのしかかってくるのを感じていました。

目的地とした東北国際クリニックは、海岸線から三、四キロメートルほど内陸にあります。海に直面した閖上は壊滅的な被害を受けていましたが、やや内陸部にあったクリニックは、幸運なことに大きな被害はありませんでした。近隣の医療施設の中で唯一、診療ができる状態だったため、待合室は拠り所を失った患者さんが詰めかけていました。院長の桑山紀彦先生をはじめ、複数の団体から応援に駆けつけた医師と看護師らが連携して、二四時間態勢で診療を行っていました。私も、他の方々と同様にほとんど寝てなかったのですが、そのままチームに加わり診療にあたりました。

チーム診療の空き時間を利用して、現状把握とさらなる情報収集のため、宮城県庁に赴きました。

「こちらには医師の私と看護師がいて、救急車もあり、福岡県の薬剤師会を通じて薬品を入手するルートも確保してあります。必要があれば、すぐに医療支援を行えます」と申し出たのですが、県庁内は非常な混乱状態にあり、有力な情報を得ることはできませんでした。

「県庁がこの時期に、私たちのような小さな団体を相手にする余裕なんてない。とにかく自分たちで必要とされる現場を探してみよう」と意を決し、すぐに名取市に戻ります。

情報が錯綜する中、避難所となっている名取市立館腰小学校に車を走らせます。そこには、千数百人の被災された方々が、校舎や体育館で寝泊まりしています。「私は医者です。何かお手伝いできますか？」と声をかけると、小学校の保健の先生が対応してくれました。

「お願いします」先生はそう言うと、避難所の状況を話してくださいました。先生は、ほとんど不眠不休で働き詰めでした。避難所の仕事を優先せざるを得ず、御主人の具合が悪くなっても、病院に連れていく余裕がありません。そのため、私たちがシフトで空いた時間を使って代わりに御主人の入院をお手伝いしたほどです。

その後、無届けで行動して失敗したスーダンでの反省を踏まえて、まず正式に学校関係者、名取市、そして医師会にも届け出た上で、市の保健師さんと共に診療を開始することにしました。そのうちに地元の薬剤師さんが、さらにはフリーの医師も参加し始め、名取市の他に、岩沼市でも診療することとなりました。

そうして震災六日後の一七日から、名取市の館腰小学校と岩沼市総合体育館の二か所の避難所で巡回診療を開始し、さらに名取市の高舘小学校でも診療を行うことになります。

「毎日同じ医者が、同じ顔を見せることで、被災された方々や患者さんは安心するのではないか。また、私も患者さんの顔を覚えられる」

医者と患者の信頼関係の構築です。スーダンで培ってきた医療活動がここでも役に立つと確信しました。

「お互い様」精神で助け合う

巡回診療では、スタッフと共にその日の訪問先に行き、現場で簡単なミーティングを済ませてから、避難所となっている体育館に出向きます。そこにいる一人一人に声をかけ、体調を尋ね、困ったことなどがないか、耳を傾けて回ります。

うつむき加減で、言葉の出ない方には、顔を見せてニコッと微笑みながら、ただ大きくうなずきます。それを毎日繰り返していると、相手の方も顔を上げて、私を見てくれるようになります。そういう静かなやりとりをして過ごしている内に、問わず語りに口を開き始めてくださいます。あの時のことについて。

「誰にも、何も話せない」状態は、心が深い闇に包まれているために、そのことだけで体調を崩してしまうのです。誰かに話をして感情を外に吐き出すと、「随分楽になった」と皆さんおっしゃいます。一人でも多くの被災者の方が心身共に少しでも楽になってくださるように、私は毎日避難所に顔を出しに行きました。ただただ話を聞き、「大変でしたね」と相づちをうち、たまに私のことを聞かれれば、スーダンやタンザニアの話をします。

「アフリカも大変なんだね」

そう共感してくださる方がたくさんいらっしゃいました。

何度も顔を合わせて他愛のない会話をしているうちに、落ち込んでいる方も少しずつ気力を回復していくのがわかります。数日もすると、私を笑顔で迎えてくれるようになりました。

辛い話を聞くこともありました。人前で涙を流すのは憚られましたが、そういうときは心の中で一緒に泣いているのでした。

被災者の方が語る内容はどれもやるせなく、心の重たくなるものばかりでした。家族を亡くした悲しみ、一切の財産を失った喪失感、この先どうしたらいいのかわからない絶望感に包まれていました。あまりの重たさに、心の奥にまで入り込んでしまい、私も気分が沈んでしまうようになりました。

連日の長時間診療の疲れと、気分的な落ち込みが重なってきたころでした。私の様子を見かねたのか、地元の公民館館長の渡邉さんが、「我が家に来て風呂に入りなよ」と声をかけてくださいました。本当にありがたいお申し出でした。空いた時間にお邪魔して、食事を御馳走になり、風呂をいただきました。久しぶりに頭の中を空っぽにして、張り詰めた一切をオフにして虚脱した時を過ごしました。もしあのまま診療を続けていたら、私の中で張り詰めた気持ちがいつか破裂していたかもしれません。「困っている人を助ける」と言いながら、このときは私が助けられました。

みんながそれぞれ持っているものを、みんながいる場に差し出す。それを必要な人が受け取る。「お互い様」の気持ちで互いに助け合ってこそ、人は生きていけるのだと、改めて思い至りました。一人一人ができることは限られているし、得手・不得手もあります。私にできないことは、他の誰かにやっていただく。他の人ができないことを、自分がやる。それぞれ自分ができることに関わっていくことが、とても大切なのです。

そういった意味でも、避難所で行った西條君主導のラジオ体操は、それがうまく繋がった例でした。三月の名取は底冷えの寒さですが、避難所となった体育館には電気も供給されず、暖房もないため、窓は常に閉めっぱなしです。閉塞感の中、インフルエンザなどの流行も緊張を増幅させていました。一人に当てられたスペースは畳一畳程の広さしかなく、体を動かすのもままならないため、血流の鬱滞で生じる血栓症であるエコノミークラス症候群の発生も懸念されます。避難所の壁に目を移せば、行方不明の家族の特徴や詳細が書き込まれた貼り紙が溢れ、訪れてきては真剣に見入る方たちが連日人垣になっています。その中の一つ、父親が貼ったと思しき、妻と赤ちゃんが満面の笑みをたたえた写真は、今でも私の心の中に焼き付いています。さらに、遺体の確認作業が重なっていました。当初、連日二〇〇人以上の御遺体が安置所に運び込まれていました。御家族の御遺体を見つけるためには、そうと思われる他の方の御遺体も確認しなくてはなりません。これは本当に辛いことです。探し求める家族には出会えず、心身共に疲労困憊となって避難所に帰ってくると、あとは横になるだけです。たった一畳のスペースで常に周りを気遣いつつ。

このような、いつ終わるとも知れぬ非日常的空間の中では、避難所の人たちは必然的に持続的な緊張を強いられることになります。このままではいけません。

そこで一計を案じます。避難所で共に活動するスタッフの西條智博君は、日本体育大学出身です。その西條君に、朝にラジオ体操、午後にはストレッチ体操のお手本を示してもらうのです。体操をして体力低下を防ぎ、病気を予防する。なにより、身体を動かすことによって、心の緊張を少しでも解き、リラックスしていただこうというわけです。

軽い体操がちょうどよい気分転換になり、強ばった体もほぐれます。皆さんの表情が徐々に柔らかくなり、胸をそらす体操では、あちこちから「あー」と声があがり、体育館に響きます。みんな、身体がこわばっていた証拠です。最後の深呼吸が終わった時、自然と拍手が沸き起こりました。何日か続けるうちに、「体操をする前にラジオ体操の歌を歌いたい」といった声が、被災者の方から上がるようにもなりました。

私たちロシナンテスのスタッフが避難所に到着すると、体育館の窓を一斉に開け、大きな声で歌を歌い、ラジオ体操をして、全員で掃除をする。午後には西條君が各教室を回り、換気とストレッチ体操を行う。これが日課として定着し、避難所が閉鎖されるまで続きました。

西條君は「体操のお兄さん」として皆に親しまれました。彼が専門とするトレーニングの知識が、避難所の雰囲気を変えるのに大いに役立ったのです。

がれき撤去活動を開始

大嶋一馬君は、小倉高校ラグビー部で私の二年後輩です。彼は数年前、仕事を失くしていた頃、ひょっこりとであるとはいえ、スーダンまではるばるやって来てくれたことがあります。

被災地に入って以来、助っ人が必要だと思っていた私の頭に浮かんだのが、その大嶋君でした。なぜなら、彼はその時も仕事を失くしたままだったからです。

三月一六日の朝、大嶋君に電話をすると、その日の夜に動き始めてくれました。

地震発生時、一緒にいた西條君はスーダンの医師たちを関西空港まで連れていき、彼らを帰国させたあと、そのまま北九州に向かいました。そして、ロシナンテス事務局で大嶋君と落ち合い、事務局長の海原君が用意した支援物資を満載した車で、一六日に北九州を出発、一八日に名取に到着しました。彼らは到着後息つく暇もなく、避難所での活動に加わります。

ちょうどその時、岩沼市総合体育館では、被災者のあるおばあさんが沈痛な面持ちをしていました。「自宅の様子を見てきたら、床上一メートルまで浸水していて、屋内も庭も泥だらけでがれきが散乱していた。一人暮らしで頼る者もなく、どこから手をつけていいかわからない……」と、途方に暮れていたのです。

「それなら、若い人たちを集めて家の片付けをしましょう」

はるばるやってきたばかりの大嶋君を、早速その場で〝がれき撤去隊長〟に任命し、ロシナンテスの活動の一つとして指揮を執ってもらうことにしました。

おばあさんが住む岩沼市玉浦地区の自治会長さんや社会福祉協議会と話し合い、岩沼市にロシナンテスをボランティア登録して、玉浦地区のがれき撤去を始めることになりました。社会福祉協議会には、「玉浦地区はロシナンテスの担当とさせてください」とお願いしました。これは、玉浦地区の方々と信頼関係を築きたかったからです。ボランティアの方々に来てもらうようになっても、顔馴染みのロシナンテスのスタッフが彼らを紹介することで、玉浦の方々に安心していただくことが大切だと考えたのです。そこまでの手はずを整えた後、私たちは全国からボランティアを集めるための準備に取りかかりました。

活動を始めた当初、ロシナンテスのスタッフは名取市の円満寺の境内をお借りして、寝袋にくるまって寝ていました。そんな様子を見かねたのでしょうか、しばらくして円満寺の御住職様そして御家族が、寺の敷地内にある離れの一軒家を貸してくださいました。こうした善意にも助けられ、集まったボランティアの方々の寝るところが確保されました。京都の杉本さんから、「何か手伝いたい」と申し出をいただいた際には、今後寝食を共にする人数が急激に増えるであろう状況を説明して、「冷蔵庫と洗濯機を持ってきてください」とお願いをしました。杉本さんは大量の食料と共に、様々な家電製品を持ってきてくださいました。

徐々に受け入れ態勢を整えた上で、ホームページでボランティアの募集を開始しました。そして震災二週間後の三月二五日、第一陣となる自治医科大学と九州大学の学生さんが到着しました。私や大嶋君らロシナンテススタッフとボランティアとの共同生活はこのようにして始まったのです。

共同生活では、朝七時に全員揃って朝ご飯を食べます。それから道具を揃えて車両に積み込み、がれき撤去の現場へと向かいます。それぞれの現場で地域の方々との打ち合わせをした後に、作業に取りかかります。そして日没まで作業を続け、宿舎に戻ります。夜も七時から全員揃って食卓を囲みます。その後反省会やミーティングを行い、週末などでボランティアの人数が多いときには、近くのスーパー銭湯で疲れを癒やしました。しばらくすると、避難所の方と風呂でも一緒に顔を合わせることになり、支援する側される側の垣根なく、まさに裸の付き合いとなりました。

朝晩の食事を全員揃って、というのはロシナンテスの方針です。一緒に食べれば、「この子は精神的にまいっているな」とか「悩み事を抱えてるのかな」と誰かが気付くことができます。冗談を言って気分を盛り上げてみたり、雑談がてら悩みを聞いてみることもできます。「急ぐ人から三々五々食べればよいのでは」という声もありましたが、食事は単なる栄養補給ではありません。同じ釜の飯を食べながら忌憚なく語り合うことの大切さは、どこでも、どんな状況でも同じだとの考えからです。

がれき撤去で生まれた絆

がれき撤去は本当に想像以上の重労働でした。

初めに、庭に散乱している漂流物などを手で取り除きます。泥や枯れ草などをかき集めて、一輪車と軽トラックで指定の仮集積場まで運びます。それを繰り返して建物回りを片付けてから、ようやく建物の中のがれき除去に取りかかるのです。まだ使える家具は汚れを拭き取ってあらかじめきれいにしておいた庭に運び、使えなくなった家電製品などは仮集積場行きです。その後室内に堆積した泥を、スコップで地道にすくい取ります。海水を吸った畳は処分するしかなく、やはり仮集積場へ。これは相当重いです。床下にも泥が詰まっているので、床板を剝がすか、潜り込んで掻き出します。高圧洗浄機と雑巾拭きで床をきれいにし、床下と庭に消石灰を散布して、ようやく完了です。毎日がこの繰り返しなのです。

がれき撤去隊長の大嶋君やボランティアが中心となり、作業が進んでいきます。私は診療の合間に参加する程度でしたが、そのたびに大変な思いをしました。けれども、少しずつ家の中が片付いていくと、立ち会っている被災者の方の表情が目に見えて明るくなります。「やっと家に戻れるわ。本当にありがとう」と、笑顔で何度もお礼を言われ、私たちも疲れが吹き飛びます。

ある老夫婦のお宅のがれき撤去をしたときのことです。「私たちはお金も何もないから、ありがとうの意味を込めてハーモニカを吹きます」と言って、おばあさんが美しい曲を奏でてくれました。荒涼とした風景の中に、哀愁と寂寥を帯びたハーモニカの旋律が響き渡ります。疲れを忘れ聞き入っていると、すすり泣きがその旋律に重なりました。ふと気付けば、そこにもあそこにも、大粒の涙を流すボランティアの姿がありました。

私はこの光景を、一生忘れることはないでしょう。繫がりを持つことは、人が生きていく中でかけがえもない程大切なことだと、このとき、そう教わりました。涙したボランティアの方が、後になって「あのハーモニカのおばあさんは元気かな」と思い出し、東北の現状に思いを馳せるとき、時間や空間が如何に隔てられたとしても、確かな繫がりが変わらずそこに存在していることになるのです。

「がれき撤去をして家の再建を手伝った閖上の赤間さんはどうしているんだろう?」とか、「岩沼の富勝さんは元気なのかな？」と、それぞれが繋がった確かな時を思い起こして、また彼らの顔を見に行きたくなるでしょう。こうして被災地と私、そしてロシナンテスのスタッフやボランティアの方々の心と心は、いつまでも繋がっていくのだと思います。

一緒にがれき撤去をしたボランティアの学生さんの言葉も忘れられません。傷んでしまった家財道具を、家の方と相談しながら要るものと処分するものに分けているとき、一人の学生さんが、「たとえ処分するにしても、『思い出のもの』だから、投げ捨てるのではなく丁寧に扱いましょう」と言いました。この気持ちがとても嬉しく、心が温かくなりました。

震災の無残に人の行く末だけでなく、ものの行く末を想う気持ちも芽生えます。ボランティアの方々も、この世のものと思えない光景となった被災地の現実を目の当たりにし、その現実に直面して苦しむ被災者の方々と交流する間に、いろいろなものを感じ取っていったように思います。その中には彼らの日常では見出すことのできなかった多くの気付きがあります。それは、スーダンであれば、簡単に気付かされることでもあります。

私たちは一方的に「支援」をしているのではなく、被災地から受け取るものがたくさんあります。繋がりを持つことで、互いに分かち合えるものがある。何事も「お互い様」なのです。

がれき撤去ではその後、杉本さんの友人の庭師さん、そして八王子の造園業者の方々の計らいで、大小様々な種類の重機が運び込まれ、その効率が一挙に向上します。玉浦地区は他の地区よりもかなり早く、一か月ほどで全世帯のがれき撤去を完了することができました。

この話には後日談があります。私としてはできる範囲でお手伝いしたつもりだったのですが、周囲には「やり過ぎ」と思われていたということも耳にしています。被災者の方々にとって私たちは、素性がわからない余所者《よそ》ですので、閑上でも岩沼でも「あいつらには政治的な裏があるのでは？」「土地のデベロッパーとして、一儲けをたくらんでいる」などといった噂があったようです。そんな疑念を抱かれた私たちが、重機を持ってきてどんどん片付けていくわけです。自治会長さんは、「あとで莫大な作業代を請求されるのではないか」と戦々恐々とされていたようです。しかしそう疑念を抱きつつも、「玉浦のがれきが撤去できたのはロシナンテスのおかげ」と、自腹を切る覚悟で結構な金額を用意されたということです。「そんなつもりでやったのではありません。お金はまったく要りませんよ」と答えて、お互い大いに笑ったものです。

いま思い起こしても、本当に多くのボランティアの方々に来ていただきました。その一人、田地野茜さんは、ボランティアとしてほぼ毎週がれき撤去活動に参加してくれ、そのうちに常駐ボランティアとなっていきました。みんなと一緒に泥まみれになって、一生懸命に働いてくれていました。がれき撤去隊長の大嶋君が、提案をしてきました。

「ロシナンテスの東北事業を組織的に行うためには、彼女のような心ある人材が必要です。茜をスタッフにしてください！」

そして田地野さんは、ボランティアからロシナンテス東北事業部の正規スタッフになり、今も活動を支えてくれています。

アンパンマンのボールと紙飛行機

大嶋君が北九州から持ってきた荷物の中に、妻から託されたバッグがありました。衣料品や細かなものまで入れてくれています。その中に、一つの箱がありました。開けてみると、アンパンマンの顔をしたボールと手紙が入っていました。

「アンパンマンになって頑張ってください！」というエールと共に、皆さんご存じの『アンパンマンのマーチ』の歌詞が書かれていました。そこには、愛と、夢と、勇気が満ち溢れています。

「よし、アンパンマンになろう！　そして、限界まで頑張り、ボロボロになったら、ジャムおじさんやバタコさんのように、妻に私の顔を作ってもらおう！」

本当に、妻からの手紙に勇気づけられました。


避難所には子供がたくさんいます。私は子供たちと話し、一緒に遊ぶのが大好きです。子供たちは命のエネルギーに満ちあふれ、その笑顔には周りの大人を幸せにする力があります。子供たちのそんな可能性を、ここで、改めて思い知りました。

避難所ではラジオ体操をしていましたが、いつからか数人の子供たちも一緒にステージに立ち、みんなの音頭を取るようになりました。元気いっぱいに体操をする子供たちの姿は、見ていて微笑ましく、力を与えてくれるものです。

小さい子がいる家族と同じ教室で過ごしている被災者の方は、「子供は泣いたり騒いだりもするけれど、はしゃぎ声や笑顔に癒やされたよ。子供たちと一緒の教室でよかった」と言われました。子供がいない教室は、静かですが、どことなく活気がないとも感じます。子供たちの笑顔は避難所を明るくしてくれている、そう確信しました。

また、避難所では、最低限のプライバシー確保のために、段ボールで仕切りをしています。そのままでは殺風景だったので、真っ白な和紙を張り、子供たちに絵や言葉などを自由に描いてもらいました。何色も重ねた鮮やかなイラストや、閖上への思いを綴ったメッセージ、そしてプロ野球の東北楽天ゴールデンイーグルスを応援するものなど、瞬く間に楽しい仕切りができあがりました。

その一角に、私が筆で「今を大切に」と大きく書いたところ、その脇に小学校四年生の齋藤芽衣ちゃんが「生きるのだ」と書き足しました。私の末娘と同じ年です。こんな女の子が、「生きる」ことに真正面から向き合っているのです。そうだ、生きるのだ、今を大切に……。私もそう、心の中で繰り返しました。

ロックバンド・かりゆし58の前川真悟君が、メンバーと共に二度目の訪問をしてくれた際には、子供たちが企画・運営を取り仕切って手作りコンサートを行いました。真悟君は、ギターを弾く指を大事にしなければならないのに、がれき撤去も積極的に手伝ってくれました。彼は、熱い魂を持ったボーカリストです。

コンサートは、子供たちの挨拶で始まり、私が『故郷』を歌います。

♪　志をはたして　いつの日にか帰らん
　　山は青き故郷　水は清き故郷

三番のこの歌詞は泣けてきます。原発事故の後だっただけに、青い山、清い水を守っていかなければと、今でも強く思います。

そして、『翼をください』をみんなで合唱しましたが、こらえきれずに涙を流す人もたくさんいました。

企画会議で、コンサートのフィナーレをどうするか、子供たちと話していた時のことです。この春に中学生になる齋藤開君が、「地震が起こった時、みんなが怖がっていたので、場を和まそうとノートの切れ端にメッセージを書いて紙飛行機を作ったよ。それをしようよ」と、素晴らしい提案をしてくれました。

そこで事前に紙飛行機を準備しておき、子供たちは体育館の二階に上がって、歌が終わると同時に一斉に飛ばしました。

「閖上が大好き」「I LOVE 閖上」などとメッセージが書き込まれた紙飛行機たち。それらが会場となった避難所のみんなの上に、ゆっくりと舞うように、様々に交差しつつ滑空していきます。するとと今度は、舞い降りてきたそれを手に握り直すと、みんな生き生きとした表情で、再び上に向かって思い思いに飛ばし始めたのでした。

私も、周りの大人たちも、誰もが子供たちに励まされ、感動をもらった、心温まるコンサートでした。

夢の桜見、桜の夢見

大震災発生から早ひと月が経ち、桜の便りが南から春風と共に北上してきます。

この年の春は全国的な自粛ムードの中、各地で様々な恒例行事やイベントが中止となり、お花見も控えようという風潮が広がっていました。ほろ酔い気分で花を愛でるような場合ではないという被災者の心情も、被災地を思い自粛するという気持ちも、もちろん理解しています。

今は、緊急事態から復興を考える局面に移るタイミングです。医療でいうと急性期から慢性期への移行です。ここで一度、窮屈な避難所を出てみんなで花を愛でるのも良いのではないか。被災者が花見をし、全国に笑顔を届けることで、支援をしてくれたことへの感謝の気持ちを表せないか。そのような思いが募りました。そして腹を決めました。何より、私がスーダンに行く前に「立って、今を咲け」と勇気づけてくれた吉野の千本桜が、背中を押してくれました。

「花見をしよう！」

ロシナンテスからのこの提案に、私たちが診療していた各避難所で話し合いが行われた結果、どの地区からもご賛同をいただき、花見を決行することになりました。

やると決まれば、せっかくですから、東北の美味しいお酒を集めたいものです。高校の先輩で、当時在カタールの大使をなさっていた門司健次郎先輩に電話で相談しました。というのも門司先輩は、日本酒蔵青年協議会が叙任《じょにん》する〝酒サムライ〟なのです。程なくして、「仙台の青木商店に行きなさい。すべて手筈は整っているから」と連絡をいただきました。青木商店に行くと、東北の第一級のお酒がずらりと並んでいます。ロシナンテスの監事で、弁護士をされている坂井一郎先生のご計らいで、日本酒一升瓶を一〇〇本購入することにしました。全ては飲みきれないとしても、一〇〇本を飲み干すぞ！　という気合を込めて、九州男児として剛毅な気分で花見をやりたかったのです。

四月一五日は、がれき撤去をした岩沼市玉浦地区の集会所で、自宅に戻られた方々と一緒に、花屋で買ってきた桜の枝を皆で愛でながら食事をしました。食事が終わると、自治会長を先頭に地域の方々が横に並び、こちらも私を先頭にロシナンテススタッフ、ボランティアの面々が横に並び、相対して正座しました。自治会長が涙を流しながら「誠にありがとうございました」と言えば、私たちも、「玉浦住民の方々の温かさのおかげで作業が続けられました。こちらこそ、受け入れてくださってありがとうございました」と、双方とも涙を涙で受ける挨拶となりました。

翌一六日は、館腰小学校避難所の被災者の方々と、小学校裏の雷神山にピクニックです。震災後ずっと避難所にいて、この時初めて敷地外に出たという方も多く、久々の解放感を味わっていただけたと思います。私の役どころは、子供たちの遊び相手です。後にロシナンテスのスタッフとなる工藤さんのお子さんが、遊び半分に花弁がついたままの桜の小枝を私の口に突っ込んできたので、私はそのまま構わずむしゃむしゃと、枝も丸ごと食べてしまいました。その姿を見た子供たちは皆、大笑いして喜んでくれました。

一七日は、館腰小学校避難所と高館小学校避難所の方々に集まっていただき、千本桜で有名な船岡城址公園までバスでお連れしました。別々の避難所で過ごしている閖上地区の皆さんが久々に顔を合わせる集まりです。

今から思えば全くアホだと分かるのですが、花見の名所なら場所取りは必須と単純に考え、ボランティアに来ている仲間に前の晩から公園で寝るようにお願いしましたところ、私が診療に行っている間に「ボランティアにそのようなことをさせるのは失礼である」との意見が出されていました。

「それは当然のことです。私も一緒に場所取りに行きます」

そして診療を終え、船岡城址公園に向かいました。ボランティアであった北九州済生会八幡総合病院の職員の方々と、まだ寒い中、公園の桜の下で一夜を明かすことになります。

周りには場所取りをする者も、その気配すらもなく、私たちだけです。寒風の下とはいえ、桜を独占する気分に心も温まってきます。夕刻私が到着したころは五分咲きくらいだったのが、夜が明けて空が白み始めると、朝日の明るさに応えるかのように少しずつ、桜の花が開いていくのがわかります。やがて、辺り一面が満開になっていました。まるで夢のような桜の開花を一晩を通して見られたのです。ボランティアの方々とは、「一生の思い出になるね」と語らいつつ、一夜を共に過ごしたのでした。

そしていよいよ花見です。数々の地元料理や焼きそば、コロッケなどが、多くのボランティアのおかげで取り揃えられました。宴が進み、私は率先して飲んで酔っぱらいます。そして、みんなと肩を寄せ合い、抱き合って、大声で歌いました。その後、年配の女性陣が次々と懐メロを歌い、手拍子に合わせて舞い、踊りました。私は徐々に昇天していきました。

この三日三晩、本当に酔いつぶれるまで飲みました。言い訳ではありませんが、こういうときにはピエロになりたいのです。ピエロの姿を見て、周りの人が笑い、飲み、歌って、座が盛り上がれば、それだけで最高の気分になれます。被災者の方々の心の闇を一瞬でも晴らすことができるなら、ピエロも癒やしとなり、医者としての本懐を果たすことができる。そう、信じているのです。

被災者の方々と一緒に桜を愛でて、日本人は桜と共に生きてきたのだなと、つくづく思いました。閖上には、そのシンボルとも言える日和山《ひよりやま》という小さな山があります。大正年間に住民の勤労奉仕でつくられた、高さ六メートルほどの人工の高台で、弁天様を祀る富主姫神社《とみぬしひめじんじゃ》という小さな神社があり、春には桜の花が咲き誇る閖上の方々の心の拠り所、親しみの場所でした。しかし、今回の津波で神社も鳥居も桜も流され、日和山の上はがれきで覆い尽くされたのです。

無事がれきが撤去されたのちに、慣れ親しんだ日和山を取り戻そうと、桜の苗木を植えようということになりました。京都の庭師の皆川司さんと、宮城県造園協会青年部の阿部さんに閖上に来ていただき、子供たちと一緒に宮城の枝垂れ桜の苗木を植樹しました。

震災後に初めて、傷ついた閖上に戻る子供さんが大半だったので、住み慣れた土地の荒涼とした姿を見てさぞやショックだったことでしょう。それでも勇気を出して、みんなで新しい命を植えるのです。庭師さんたちに助けてもらいながら、一人一人交替でスコップを使って、大きな穴を掘っていきました。最初は複雑な面持ちをしていた子供たちでしたが、作業が進むにつれて、明るい表情になってきます。やがて鈍色《にびいろ》の空の雲間から、太陽が顔を出してきました。その光に祝福されるかのように、子供たちみんなの手によって一本の若い桜の木が植えられ、閖上の象徴である日和山に、輝きを放ちつつしっかりと立ちました。

工藤さんが、手頃な板きれを拾ってきて木札を作り、みんなで植えた枝垂れ桜の若木に「閖上桜」と名前を付けました。

植樹後も水やりをみんなで毎日続けていました。ところが、海からの強風と蔵王おろしが直接吹き当たり、また土が海水を被っているためか、日に日に元気がなくなっていったのです。子供たちは桜の木の幹を握りしめ、「閖上桜、頑張れ！」と叫びます。

たとえ桜の木と言えども、子供たちも、命が潰《つい》えるのはもうこりごりだと思っているようです。

「枯れたら、どうするの？」

「また新しいのを植えよう」

そう言うしかありません。

私たちの懸命の祈りも通じず、その若木は枯れてしまいました。しかし、これしきのことで下を向いてしまってはいけません。

「もっと強い桜を植えよう！」

八王子の庭師の鈴木さんに相談して、今度は自然環境に強い山桜であるオオシマザクラ（大島桜）を植えました。二代目「閖上桜」の誕生です。皆の願いが通じたのか、今もしっかりと、閖上を見守るように立っています。

桜の苗木が一人前の木になるには二〇年かかると言われます。二〇年後、閖上はどうなっているのでしょうか？　東北は？　そして日本は？

閖上の子供たちも、「閖上桜」と共に、大きく成長していくでしょう。そのころには新しい時代になっているのかもしれません。そんな中、「閖上桜」の下で、震災で手を取り合い助け合った方たちと再び相集って、宴を催したい。そんなことを一人夢見ています。

円満寺の仮住まいのふすまに、住職の許可を得て、その思いをしたためました。

願わくは花の下にて春死なん　その如月の望月のころ　　西行法師

自立に向けて復興会議を発足

避難所となっている体育館のステージでは、毎日、運営会議が行われていました。全国からボランティアの方々が炊き出しに来られていますが、自衛隊の方々も常駐して炊き出しを行っています。この両者の調整が必要でした。また、たくさんの支援物資が寄せられてくるので、それをどう振り分けるのかについても話し合いが必要です。そこで、被災者を班分けして、班長さんを決め、まとめ役、それに名取市の職員が集まって、会議を開いて話し合うのです。

私も最初は保健担当として、その会議に入れてもらいました。避難所の保健衛生状態を報告し、公衆衛生的な助言をしていました。しばらくして、私は、この会議を単なる運営会議ではなく、震災から立ち上がってどんな新しい街にするかという夢を語り合う場にしようと提案しました。まとめ役の伊藤喜光さんが、「そりゃ面白い、ぜひやろう!」と快諾してくださり、四月二七日、館腰小学校避難所の自治会運営委員会を母体とする復興会議が立ち上がりました。名称は、「どうする閖上」です。

毎週金曜日の午後七時から、避難所である館腰小学校体育館のステージ上で話し合いが続きます。二〇人ほどの小さな集まりですが、学者や政治家といった先生方の意見に囚われず、自分たちの目線と自由な発想で考えていこうという方針で、活発に意見を出し合いました。前向きな意見交換に、小さな希望の光を感じました。

とはいえ、復興の方向性をまとめていくのは容易なことではありません。閖上に土地を持っている人と持っていない人、子育て世代とご年配の世代、古くから住んでいる人と比較的新しく住み始めた人など、いろいろな立場の人がいて、それぞれの考えを持っています。復興会議では年配の方の意見が強く、若い世代の意見が通りにくいという声もあり、子育て世代の有志の方々を中心とするグループもできました。

この復興会議には、私よりも大嶋君が、そして田地野さんが、さらに深く関与していくことになります。とくに田地野さんは、この会合に毎回出席して、第三者としての立場から助言をし、意見のとりまとめや議事録作成などを行いました。

過去の事例に学ぼうじゃないかと、皆で視察も行いました。私の地元である福岡県で二〇〇五年に大きな地震(福岡県西方沖地震)があり、人口七〇〇人ほどの玄界島が、全家屋の七割が全半壊するという被害を受けました。そこからの復興をどのように行ってきたのかを学ぼうというわけです。福岡の青年会議所やロシナンテスがパイプ役となって、閖上の大人から子供まで一一名の視察団が、八月一七日に玄界島を訪問しました。

玄界島で学んだ一番大きなポイントは、少人数で協議するのではなく、地域全体が一体となって考えることでした。玄界島では島民全員の投票で復興対策検討委員会のメンバーを選び、全員の意向を調査したアンケートの結果を議論に反映させています。「誰かが決めた」のではなく「私も参加してみんなで決めた」という意識が、強い一体感を生み出し、大きな推進力となっていることを学びました。

閖上でも、地域の人たちが一体となった集まりが持てれば、復興の方向性が見えてくることでしょう。しかし、それが容易には行えない厳しい現実が待ち構えていました。

みんな集まれ! 「芋煮会」をやるよ

六月に館腰小学校避難所が閉鎖されて以降、被災者の皆さんは散り散りになりました。閖上地区にはかつて約七〇〇〇人の住民がいましたが、震災で一〇〇〇人近くが亡くなり、六〇〇〇人が被災者となっていました。被災者のうち、名前や住所がわかっているのは、仮設住宅にいる二〇〇〇人。あとの四〇〇〇人は、アパートを借りていたり、親戚の家に身を寄せていて、連絡先がわかりません。市役所に行っても、個人情報保護法の壁があり、知り合いの連絡先を教えてもらうことはできません。この四〇〇〇人と連絡をとるにはどうすればよいのでしょうか。

いろいろな人たちと知恵を出し合って、多くの人が集まるイベントを開いてみようと思い当たり、「復興芋煮会」が企画されました。「芋煮会」は、東北では馴染みのある行事です。あらかじめ配布した参加票に連絡先を記入してもらい、それと引き換えで芋煮を渡すことにすれば、その日集まった人たちの名簿が作れます。

多くの人や団体が主旨に賛同し、実行委員会が結成され、ロシナンテスも全面的にバックアップすることになりました。実行委員会とロシナンテススタッフとで手分けして、ポスターの制作と掲示、地元のラジオやテレビでの開催告知、会場と設備の手配、食材、調理器具の準備などを行いました。

準備期間が三週間ほどと、かなりの強行日程でしたが、計画通り、九月一九日の敬老の日に無事開催されました。会場となった名取市役所前にはテントがズラリと並び、芋煮の他にも、コロッケ、焼き鳥などが振る舞われます。

あいにくの雨模様にもかかわらず、約一〇〇〇人の被災者の方々が集まりました。あちらこちらで再会を喜ぶ姿が見られます。「震災後初めて会った」と、抱き合って涙を流している方々を目にすると、私にも思わずこみ上げてくるものがありました
津波で流され散らばっていた写真を集めたブースには、終始多くの人が集まり、写真に見入っていました。この写真は、被災した閖上小学校の体育館で常時公開されていて、誰でも見ることができるものでした。しかし、「あの時のことを思い出してしまうから」と、体育館に行くことができない人が、未だにたくさんいるのです。すでに震災から半年が過ぎていましたが、この芋煮会に参加して、ようやく写真と向き合えたのです。皆さんの心が負った傷の深さを改めて感じました。

特設ステージで幼稚園児が歌や演技を披露し、最後は幅広い年代の人にステージに上がっていただき、みんなで閖上小学校校歌を合唱しました。会場の人たちも口ずさんでの大合唱となり、会場全体が一つの輪になりました。

「復興芋煮会」は成功に終わり、約一〇〇〇人分の連絡先を集めることができました。これをどう活

用するかを議論し、その方々を含む閖上の人たちが本当に必要としている情報を共有するのに役立てようということになりました。

この頃、名取市はようやく復興案をとりまとめつつありました。そのような皆さんが知りたい情報、必要としている情報を、遠方に避難している方も含めた閖上の方々に伝えようと、地域情報誌『閖上復興だより』を発行することになりました。被災者の有志の方が発行人となり、ロシナンテスは編集や印刷の手配などの実務をサポートします。

第一号は二〇一一年一一月の発行でした。B4サイズ裏表の二ページで、発行部数は八〇〇〇部です。ホームページに掲載されている行政情報をメインに、「〇〇さんどうしていますか」といった私信も載せました。これを皆で手分けをして、仮設住宅全戸に直接投函し、芋煮に集まった方と支援者の方々には郵送して、広く配布を試みました。「復興の内容がよくわかった」「これからも続けてください」と多くの反響をいただき、さらに、復活した商店街や再開した店舗からは広告掲載の打診もありました。そういった広告もまた、地域を繋いでいくための貴重な情報の一つでした。

こうした反響に力を得て、年末には第二号を発行し、その後、毎月一回のペースで刊行するようになりました。当初持ち出しだった経費も、広告収入や寄付金、助成金などで賄えるようになり、内容も徐々に充実していきます。住民の要請を受けて行った独自アンケートの結果は、一般紙にも掲載されるほどの高評価でした。

震災から三年後の二〇一四年四月から、『閖上復興だより』はロシナンテスの手を離れ、約一五名の編集部の方々が全てを取り仕切ることになりました。安定して広告収入があるのが強みです。地域情報誌として閖上の方々に支持され、地元の方々にうまく手渡すことができたことは何よりの喜びです。

私たちの仕事は、サポートが必要な状態から、自立、自助努力で成し得るようにするための支援であり、「自助」や「公助」に対して「共助」とも言える活動だと考えています。スーダンでも東北でも現場に教わりつつ、それぞれがそれぞれの自助へ向かうためのサポートができるよう、自分たちも確かな力を付けて行くことが、私たちロシナンテスが目指すべき姿なのです。

自立と発展を目指した事業展開

ロシナンテス東北事業部の活動は、災害援助から復興支援へとステージを移しました。長い目で見た場合に必要とされることと、今、私たちにできることは何かを考え、取り組んだのは、「寺子屋」「健康農業」「被災地交流」の三つの事業でした。途中、事務所が閖上から亘理に移転するなどの変更はありましたが、これらの事業は一貫して現在も続けられています。

なお、拠点となる事務所は、健康農業用の畑近くにあり、被災地交流の事業の一部もここで行われています。「ロッシーハウス」の愛称で呼ばれ、地元の方にも親しまれています。

◇寺子屋事業〜被災した子供たちに教育を！

避難所の体育館では、子供たちが段ボール箱を机にして、あるいは床にノートを置いて勉強していました。それでは能率も悪く本当にかわいそうなのですが、現状はいかんともしがたく、手をこまねいて見ているだけだったのです。

仮設住宅に移ってからも、薄い壁を通して隣の部屋のテレビの音が聞こえますし、勉強机を置くスペースはありません。家族の生活音もその妨げになるほど狭い仮設住宅には、勉強をするための環境が整っていないのです。

避難所での活動中に、閖上地区で十数年にわたり学習塾を経営されていた工藤博康さんと知り合いました。塾も住まいも津波で流され、避難所生活をされていたのです。工藤さんや避難所の親御さんたちと話しているうちに、子供たちが勉強できる場が必要だということになり、ならばと、「寺子屋」を始めることにしました。仮設住宅の集会所を借りて、子供たちによりよい学習の場を提供しようというものです。正式なロシナンテスの事業として、工藤さんを塾長に迎え、避難所や仮設住宅の子供を中心に無料で学習支援をします。

二〇一一年六月二日に箱塚桜仮設住宅で、三〇名を超える小中学生を迎えて開校したのを皮切りに、箱塚屋敷仮設住宅、愛島東部仮設住宅でも開校しました。さらに一二月には亘理町でも開校し、松隈信一郎君が初代の講師となり、二代目は綾田早笑さんが務めています。

子供たちは、勉強のできる環境に飢えていました。学校の成績の良い、悪いは関係なく、みんな目を輝かせて本を開き、一生懸命にノートに書き込みながら勉強を始めました。

寺子屋は、夕方の一時間は小学生、夜の二時間が中学生の教室です。小学生は学校の宿題をしたあと、スタッフが用意したプリントに取り組みます。上級生が下級生に教える姿も見られ、お互いに理解を深めるのに役立っています。また授業の前に、みんなでカードゲームをしたり、机を並べて卓球をしたりして、友だちと一緒にいる時間を楽しんでいます。

中学生は日々の予習復習を中心に、三年生は受験対策です。工藤塾長ら指導スタッフによる筆記試験だけでなく、下級生が面接官役となって面接対策も行います。こうした取り組みが成果に結びつき、開校時から通っていた一期生の七人と、翌年の二期生一〇人の全員が、志望高に合格するという大変喜ばしい結果に繋がっています。

寺子屋の授業はただ机に向かうだけではありません。様々な職種の方を迎え、話を聞いたり体験したりする「課外授業」や、四か所の寺子屋が合同でイベントを行ったり旅行をしたりする「交流会」なども行っています。

課外授業では、ボランティアや地域で働く大人たちを講師に迎えて、いろいろな仕事の話を聞いたり、体験したりするワークショップを行うのですが、私や他のスタッフも、折に触れてスーダンの話をしたりしています。来日したロシナンテスのスーダン人スタッフのフセインとインティサールが、皆の名前をアラビア語で書いたときには、右から左に蛇がくねって這っているような横書きの文字が日本語や英語とはあまりに違うので、子供たちは驚きを通り越して感激していたのが印象的です。

交流会では、寺子屋に通う小中学生と寺子屋を卒業した高校生も参加して、蔵王にキャンプに行ったり、スキーをしにいったり、ラグビー観戦、忘年会・新年会といった様々な行事を行っています。

現況は、仮設住宅を退去しても海沿いに位置する閖上には戻らず、被害の少なかった内陸部に引っ越す家族が増え、人口が減少しています。当初、各寺子屋に七〇〜八〇人ほどいた生徒たちも、今では半減し、子供たちは寂しい思いをしています。そのような中での交流会は、かつての友だちや寺子屋で仲良くなった仲間たちと再会できるので、友情の絆を深めることに役立っているようです。

寺子屋に通う子供たちから、「寺子屋だと一人で宿題をするよりはかどるし、友だちがいて楽しい」「寺子屋では、友だちと話すことができる」「仮設住宅から新しい場所に引っ越しして、家に帰っても近所に友だちが少なく寂しいので、寺子屋にきている」といった声が寄せられています。子供たちは、一人一人辛い現実を背負いながら、様々な思いを抱え、いろいろなものや新しい出会いを求めて、今日も元気に寺子屋に通っています。

◇健康農業事業「亘理いちご畑」～お年寄りが輝ける場を！

二〇年前の阪神・淡路大震災のときは、一人暮らしのお年寄りが仮設住宅でひっそりと息を引き取る「孤独死」が社会問題となりました。住み慣れたコミュニティを失い、身寄りのない土地に移り住んだお年寄りは、孤立して自室に引きこもりがちです。「孤独死」のような悲しい事態を、東北では決して繰り返したくありません。

東北では、敷地の中に畑があるお宅が多く、畑仕事をされていた高齢者も多かったようです。しかし震災と津波被害により、沿岸地域は特に農作業をする場所を失ってしまいました。仮設住宅でご家族と一緒に暮らしていても、家族は仕事や学校に行ってしまい、高齢者の方は昼間は部屋で一人きりで、心と身体のバランスを崩してしまいがちです。そのような方々と日々接しながら、どうにかできないものかと考えていました。

慶応大学医学部眼科教授の坪田一男先生と久しぶりにお会いしたときに、そのような話をしました。坪田先生はちょうどその頃、慶応大学湘南藤沢キャンパスに開設された、アンチエイジングに通じる予防医学について研究するラボラトリーの代表に就任され、一つの実践の場として東北で何かやりたいと考えておられたようです。お互いに考えていることを摺り合わせているうちに、形として見えてきたのが「農業」でした。

農業といっても、大規模なものではありません。農家が自家消費用に作っていた小さな畑とか、家庭菜園のイメージです。顔なじみと一緒に、屋外で適度に体を動かし、穫れたものを皆で一緒に食べる。そうすれば健康の維持・増進に役立つし、人との繋がりもできます。寺子屋を開いている亘理町は東北有数のいちご産地ですが、津波で代々造り上げてきた土地も人材も大打撃を受けました。そんな状況に対し、いちご産地復興の事業としても少しでもお役に立てるかもしれません。

その頃私は、軸足をスーダンに移していて、ロシナンテスの東北事業部は大嶋君を長として仕事を一任していました。その大嶋君に「農業やるぞ、農業！」と宣言しました。私が突然の無理難題を投げかけては、彼一人が苦労を抱え込んでしまうのはいつものことですが、この時の彼の驚いた顔は忘れられません。被災地で、医療支援でも復興支援でもなくいきなり「農業」で、それも前振りの説明が全くありませんので、驚くのは当然のことでした。

こうして二〇一三年春に、慶応大学とロシナンテス、亘理町の共同事業として、「亘理いちご畑」はスタートしました。

お年寄りの参加は決まった曜日に週一回です。スタッフが毎朝九時にその日の参加者をお迎えに上がり、ラジオ体操で体をほぐしてから、畑作業にかかります。ダイコン、タマネギ、ナス、トマト、ブロッコリー、インゲンなどなど、季節ごとにいろいろな野菜を作ります。イチゴは、亘理町では復興事業として大々的に水耕栽培が行われていますが、ロシナンテスの畑では昔から慣れ親しんだ露地栽培で育てています。

お茶飲み休憩を挟みつつ、一、二時間で作業は終了。畑の脇にあるロッシーハウスで、収穫した野菜を使って昼食をつくり、参加者とスタッフがみんな揃ってお昼を食べます。しばし歓談したあと、参加者をそれぞれの家に送り届けて終了、というのが一日の流れです。

ダイコンがたくさん穫れたらたくあんを漬け込み、秋にはみんなで干し柿を作ります。時には参加者の誕生日会を開き、皆でお祝いをします。これが意外に好評で、年を取って誕生日なんていまさら恥ずかしいと言いながらも、皆さん嬉しそうな顔で、ケーキにたくさん立てられたろうそくの火を勢いよく吹き消しています。

「亘理いちご畑」の効果は予想以上でした。スタート時点では三〇人ほどだった登録者数は、一年ほどで五〇人に増え、平均年齢は七五歳から七七歳にアップ。毎日コンスタントに数人が参加しています。中には要介護認定を受けている方もいますが、畑ではそんな影はちらりとも見せず、体が覚えた動きできびきびと作業を進めます。

御年八五歳のあるおばあさんは、普段は杖をついてゆっくり歩き、体操はイスに腰掛けたまま行っています。ところがある時、スタッフのおぼつかない鍬使いを見かねてすっくと立ち上がると、鍬を取り上げ、手際よくあっという間に、二〇メートルほどを畝上げしました。その場にいた他の参加者たちは、まるで魔法を見ているかのようだったと驚いていました。

「年寄りだから」「足腰が弱っているから」何もできない、というのは大間違いです。ここにくれば、専業農家だった方は栽培指導ができますし、料理が得意な方は新鮮野菜を美味しくいただく調理法の指導もできます。他にも、お腹に優しい酵母の効いたたくあんづくりといった、昔ながらの食文化を、経験のない世代に伝えるという、地域伝承の大切な役割もしっかりこなせます。

私たちは、こういった実体験をもとに、これら一連の事業の名称を「健康農業」と名付けることにしました。

支援をするつもりで来ているスタッフや若いボランティアたちは、農作業や生活の知恵をもっぱら教わりっぱなしです。ボランティアが援助し、被災者が援助されるという立場が、「健康農業」では入れ替わります。実はこれが、もう一つの大事なことなのです。

お年寄りは震災以降、若い人やボランティアに助けてもらうことが多く、「ありがとう」を言い続けてきました。人間助けてもらうばかりだと、申し訳ない気持ちになって、縮こまって生活するようになってしまいます。けれども、「健康農業」では、お年寄りは教える側であり、「ありがとう」と言われる立場です。自分の居場所と責任の伴う役割があって、若い人たちに感謝される。それが張り合いとなり、前向きな気持ちになって、体を動かし続ける気力も湧き、作業を継続することでしだいに体力が付き、健康になっていくのです。

さらに、作業の成果物である野菜や加工食品を取り扱う販売網を確保して、消費者に喜ばれるという循環を作り出すことができれば、やりがいもひとしおとなります。品質や生産量など課題はたくさんありますが、ゆくゆくはチャレンジしたいと考えています。

現時点ですでに、健康農業に集う方たちが、土に触れ、みんなで協力して、農作物を生産し、共に食することによって、結果的に病院から遠ざかるようになってきたという具体的な成果がでてきています。古《いにしえ》の時代から行われてきた「農」に親しむことは、優れた予防医学の重要な要素になるものと信じます。

◇被災地交流事業〜東北へ行こう！

震災から一年四か月が経過した二〇一二年七月に、「東北を歩こう！　閖上〜震災を忘れない〜」という一泊二日の企画を実施しました。、これは東北の現状を一人でも多くの方に、来て、見て、知っていただくためのものです。

ホームページなどを通じて、本州・四国・九州の各地から六〇名近くの参加者が集まりました。「震災語り部」となる二二名の閖上住民と参加者が、小グループに分かれて被災地を巡ります。夜は「避難所体験」と銘打って、電灯を使わないで質素な食事をし、毛布を分け合って床で雑魚寝をします。翌日は日和山の清掃と閖上港の朝市見学をし、閖上そして東北の現状を見ていただきながら、食や地域を楽しんでいただこう、という趣向でした。

参加者からは「この目と肌で被災地を感じることができ、被災者と同じ目線で避難所体験ができたのは、貴重な体験だった」「被災者の生の声を聞き、当時の状況を知ることができた」といった感想をいただきました。直接話を聞き、追体験をした記憶が、参加者の心に少しでも残って、東北の未来に関心を持ち続けていただき、いつか一緒に、あるいは各自がそれぞれに、何らかの行動を起こし繋がっていくことになれば幸いです。

この企画をきっかけに、その後、大小様々な団体、個人グループの求めに応じて、地元の人たちとの交流会を企画、調整する役割を続けさせていただきました。

交流会には、高校ごとにまとまって参加いただくこともあります。現地ツアーの企画に真っ先に賛同の表明をいただいたのは、福岡県の修猷館《しゅうゆうかん》高校でした。中嶋校長先生は、「修猷館高校は、国を背負って立つ人材を育てるところである。いま被災地を見ることは、この高校の大義である」とまで仰ってくださいました。同高を皮切りに、多くの高校生たちに東北に来てもらっています。

実は私も、震災があって初めて東北に行きました。その時知ったのは、東北の人たちの人情の深さと、土地の豊かさです。さらにいえば、甚大な被害をもたらした海でさえ、九州とは違う豊かさを持っていて、なにしろ魚も米も美味いのです。

私がそうであるように、住んでいる場所によっては、なかなか東北に行く機会がないと思います。そのような方々に、未曾有の災害のあった東北の今を見てもらいたいのと同時に、それとは全く逆ですが、東北の豊かさ奥深さを知ってもらいたいとの思いが日に日に強くなっています。

ロッシーハウスにやってきて、共に活動してきたボランティアの方々も様々です。小学生から、中高大学生、社会人、そして今でいう後期高齢者の方まで、年代でいえば一〇代から八〇代まで、本当に幅広い方々が支援にこられました。

年齢的、社会的立場の違いなどからも、ボランティアが抱いてくる思いは、それぞれに異なるでしょう。震災当時の様子や避難所生活について話を聞いていただいたり、仮設住宅で暮らすお年寄りとの交流企画に参加していただくなど、形体は様々ですが、そういった関わりを持ち、時間を過ごしているだけで、ボランティアの方々の顔が朗らかになってきます。東北のなまりは、強くて理解しづらいけれども、そこに温かさがあり、気持ちが伝わってきます。励ますつもりで東北にやってきて、自分自身が励まされる場合もあります。全く、「お互い様」という表現がぴったりです。

ロッシーハウスでは、ボランティアの他に、不登校の子や、社会の荒波に揉まれて疲れた方々の受け入れも行っています。ロシナンテスのスタッフと共同生活をしながら、「健康農業」の手伝いをしていただくのです。

ここでは、年功序列というルールはありますが、社会的な肩書きは関係ありません。誰でも何らかの役割があり、居場所があります。「健康農業」でお年寄りと触れ合い、いろいろなものを受け取ると、たとえ一泊二日だとしても、来たときとは顔色が変わってきます。都会の荒波に揉まれたら、東北に来て元気を回復し、活力を得て都会に戻り、疲れたらまたやってくる。ロッシーハウスはそんな人々の再生の場としての機能をも果たし始めています。

交流事業の一番の目的は、「今の状況を見せたい」ということです。しかし、被災地の現状や震災の体験を知っていただくことだけが目的ではありません。お年寄りの方と話をして、その人たちの人生そのものや、生きてきた社会や歴史に直接触れていただくことも、かけがえのない体験になっているのです。

ボランティア志願の若い人から「自分にできることは何か」とよく聞かれます。私はこう答えます。「とりあえず現場をしっかり見てきなさい。あなたに何ができるかは、私にはわからない。その答えはあなたの中にある。今はとりあえずしっかり見て、何か感じたことを、一旦持ち帰り、いろいろな勉強をしながら、時間をかけて、自分を鍛え上げなさい」と。

被災地を見て、健康農業を体験したことがきっかけとなり、将来的に農業を始める人もいるでしょうし、土木工学を目指す人もいるでしょう。あるいは再生エネルギーに懸ける人、人材を育てるために教師を目指す人もいるでしょう。それぞれがそれぞれの受け止め方をして、自分の答え、進むべき道を見出す、そのためのきっかけをわずかでもつかんで帰ればいいのです。

ロッシーハウスを訪れた人の多くが、「何かしたいと思って来たが、逆にたくさんのことを学んだ」とおっしゃいます。私ももちろんその一人です。

人と人、場所と場所の交流が気付きを生み、気付きが想像力を養って未来を創り出す。そのための場の提供をこれからも継続できればと願っています。

5章

スーダンと日本を結ぶ活動

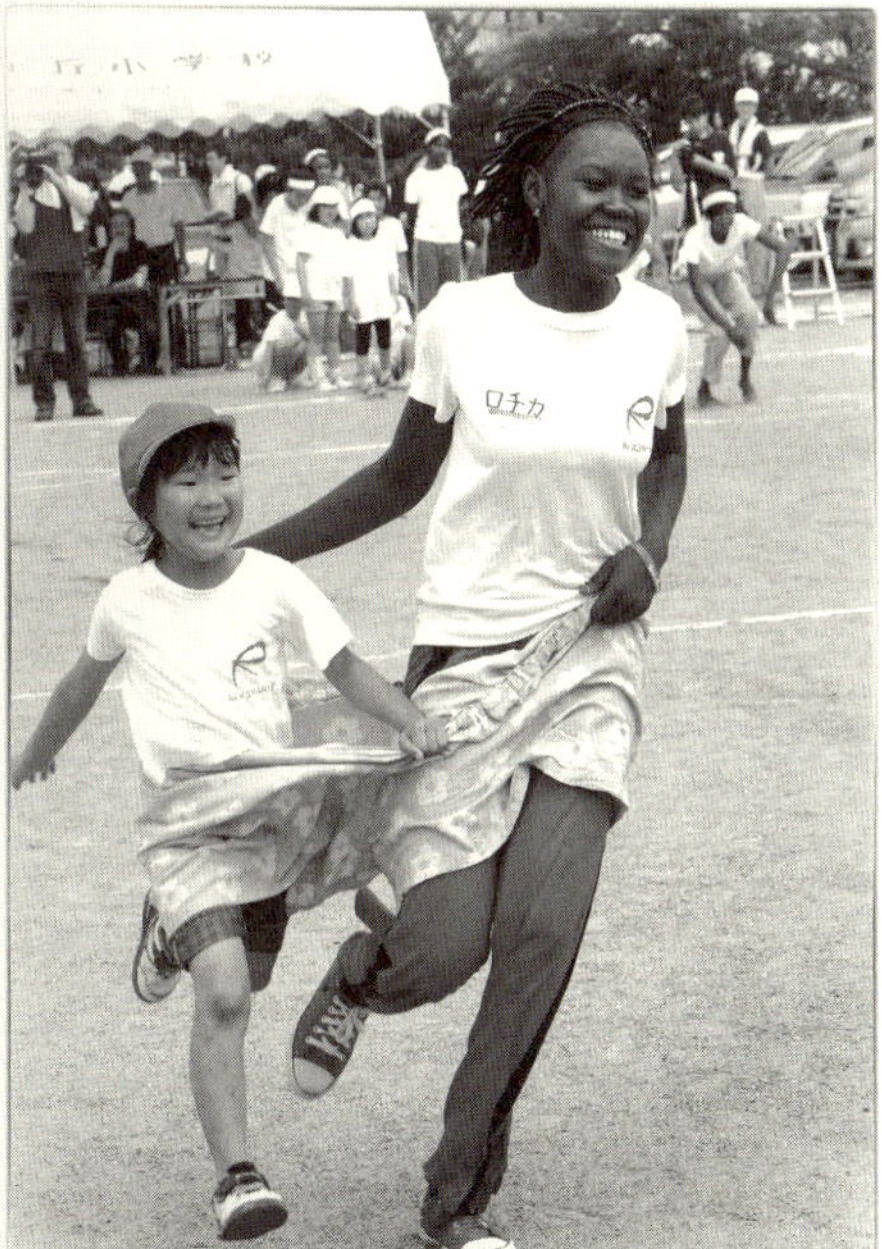

写真 竹林尚哉

当初、スーダン僻地の巡回医療を目的に始めたロシナンテスの活動は、目の前に次々と現れる課題に正面から取り組んでいるうちに、良くも悪くも次第にその活動の幅が広がりをみせています。スーダンの貧しい地域に診療所を建て、井戸を掘り、学校を建て、スポーツ事業にも取り組んで参りました。日本でも震災後の東北で、巡回診療やがれき撤去に始まり、まちづくりに参加し、農業や学習支援という分野にまで挑戦し続けて参りました。

医療から始めたロシナンテスが、なぜ様々な事業を行うのでしょうか？　これらは、明確な目的や成果が見えているから始めたことではありません。その時、ただ必要だったから、始めたのです。

人材交流は、日本の素晴らしい技術を何とかスーダンに伝えられないか、ということを主眼にして行動を起こしました。スーダンでも東北でも、「お互い様」の精神で互いを知ってこそということで、単純に人同士の交流が深まることを強く願っているからでもあります。また講演活動は、スーダンで困っている人の生活の向上と、東北復興にも取り組んでいるロシナンテスの活動を一人でも多くの方に知っていただき、その支援者を募ることで活動を継続するための資金を集めたいとの一心で、ひたすらに、ひたむきにやってきました。

しかしながら現在では、当初には思いも及ばなかったほどの多様性と、それぞれに分量のある事業に関わることになり、その分、困難な壁に度々ぶつかります。

私は未熟者ですので、いろいろな人に関わり、活動に取り組み続けているうちに、それぞれの意義や意味を理解していくのでしょう。私は今この瞬間も学び続けています。

難民の子供たちにサッカーボールを

ロシナンテスのスポーツ事業は、青年海外協力隊のサッカー隊員だった三田智輝君と知り合ったことがきっかけで始まりました。彼はバングラデシュでサッカーを教えていましたが、ユニセフ職員の奥様の異動に伴い、一緒にスーダンにやってきていました。「バングラデシュでの経験を活かして何かできないか」と、私のところに相談にきたのが初めての出会いでした。

サッカーは、一個のボールとちょっとした広場があれば、どこでもできるスポーツです。ボールがなければ、布きれを糸で縛ったようなものでも楽しめます。だからこそ、貧しい国では最も人気のあるスポーツなのです。スーダンも例に漏れず、夕方になるとそこかしこの空き地でサッカーが始まります。子供だけでなく、大人の姿も見受けられます。

プロリーグがあり、試合が開催されるたびに大いに盛り上がっています。とくに二つのチームが絶大な人気を誇っており、「おまえはどっちのファンだ?」という挨拶もあるほどです。観客は、得点が決まると、あちこちで新聞紙を燃やすなどして喜びを表現します。試合後、勝ったチームのサポーターは、車のクラクションを町中に響き渡らせます。普段おとなしいスーダンの人たちも、ことサッカーとなると日常から逸脱したかのごとく熱くなります。

バングラデシュでサッカーを教えていた三田君の経験は、サッカーを通じてスーダンと日本との交流や、スーダンの若手選手育成、コーチの養成に活かすことができそうです。そこで三田君をスタッフに迎えて、二〇〇八年一月にロシナンテススポーツ事業部を発足させました。

スーダンサッカー協会には、私の友人であり医師であるモハメド・ジェラールが幹部として務めています。彼は長崎大学熱帯医学研究所の青木克己先生の下《もと》でマラリアの研究をし、現在はスーダン国立研究所の所長を務めています。二〇〇七年に、日本との学術交流を深めることを目的に彼を連れ、長崎大学などを訪問した際に、日本サッカー協会に挨拶に行く機会を得ました。その時に、日本サッカー協会からスーダンへ、ロシナンテスを通じてサッカーボールが寄贈されることが決まりました。

このような経緯もあって、モハメド・ジェラールが帰国後、スーダンサッカー協会のユース育成機関であるテクニカルアカデミーに三田君が迎えられ、スーダンの二〇歳以下代表チームのコーチに就任することになりました。

また、その年に私は、紛争地であるスーダン西部のダルフール地域を訪れました。

大使館勤務時代の二〇〇三年、予防接種キャンペーンを行うために、ユニセフのスーダン事務所長と共にダルフールに行こうとしていたちょうどその頃、アラブ系遊牧民とアフリカ系定着農民の水争いが始まりました。争いは徐々にエスカレートして、最終的には大規模な民族紛争となり、私たちはやむなくその計画を断念しました。

その後、国連などの援助機関がダルフールで緊急援助を行っていましたが、ロシナンテスが紛争地であるダルフールに入って活動することは、危険すぎるとみていました。それでも、何らかの情報をつかんでおくことは大切です。可能であれば、現地を実際に見てみたいと思い続けていましたので、二〇〇八年に二回、ダルフール出身のスーダン人と共に、現状視察を決行したのです。

ダルフールは紛争地であるにもかかわらず、物資は思ったより豊富にあり、市場には多くの品物が売られていました。一見すると活気のある普通の町並みのようでしたが、ところどころに装甲車が配備され、兵士の姿も多数見られました。私の滞在中に郊外で小競り合いが発生したため、兵士たちが武装して郊外へ向かって行くのを見かけました。

難民キャンプではいくつかの国際NGOが活動を展開しています。そのような団体は、確固とした セキュリティ管理を行っており、活動自体もしっかりとしています。ダルフールにいる団体は総じて、組織基盤が大きいように見受けられました。また難民キャンプには医療施設があり、給水施設も整っていて、さらに学校も建てられています。紛争開始から五年が経過していましたので、不十分ながらも援助が行き渡っているのが確認できました。

そんな紛争地帯にも、夜になると人がたくさん集まる場所がありました。そこは有料のクラブで、私もお金を払って中に入ってみました。すると、なんと、大人たちがテレビに群がってサッカー観戦をしているではありませんか。熱狂の対象は二〇〇八年のアフリカネイションズカップでした。スーダンが地域予選を勝ち上がって久しぶりにこの大会に出場しており、ダルフールの人たちも一生懸命に母国チームを応援していたのです。残念ながら予選グループで全敗でしたが、スーダンチームの善戦は希望をもたらすものでした。

そして難民キャンプでは、子供たちが楽しそうに、夢中になって、サッカーボールを追いかけている姿を見かけました。身なりは貧しいけれども、目を輝かせている子供たちを見て、「これだ！　サッカーを通して子供たちに夢を与えよう！」、そう思い立ちました。

未来をつくるのは、どの時代、どの世界でも、子供たちです。どんなに辛い現実に置かれていても、希望を抱き、夢を見られることが大切です。このような難民キャンプの出身者から、スーダン代表に選ばれるスタープレーヤーが出てくる可能性もあります。

　そこで、二回目のダルフール訪問時には、日本サッカー協会からいただいた、たくさんのサッカーボールを持参しました。そのサッカーボールは、広島に拠点があるモルテン社が作ったものです。手渡す時に、私の思いを伝えました。

「このサッカーボールは広島で作られました。広島は原爆で大変な被害に遭いましたが、今では見事に復興して立派な街になっています。ダルフールも、今は紛争被害で大変でしょうが、いつの日か復興を成し遂げてください」

　広島と長崎については、スーダンでの初等教育でも教えています。ダルフールでも、原爆のことを知っている人がいました。

　サッカーボールに喜んだ子供たちから、「次は、ボールだけじゃなくて、日本人のコーチを連れてきてよ」とお願いされました。「約束するよ」と、私はにっこりと答えましたが、その約束はいまだ実現には至っていません。いつの日か、きっとその約束を果たすつもりです。

　ハルツームに戻り、スーダンサッカー協会にダルフールのことを話してみました。協会にはダルフール出身の人もいます。サッカー協会幹部のモハメド・ジェラールが言いました。

「私たちも、そのことを考えていたよ。『フットボール・フォー・ホープ』というＮＧＯをサッカー協会の内部に作って、ダルフールを含むスーダン各地で子供たちのサッカーの育成を行うつもりだ。ぜひ、ロシナンテスも手伝ってくれ！」

　三田君と一緒にその話を聞いた時には、喜ぶ子供たちの姿が目に浮かんで、身震いがするほどに興奮しました。

しかし、サッカー協会の幹部の入れ替えや、スーダンの政治状況などから、本当に残念なことに、このNGOは機能せず現在に至っているのです。

サッカーの持つ力

最初から紛争地のダルフールでサッカー事業ができるはずもありません。ならば、まずはできるところから始めよう！　と、安全な首都のハルツームで、サッカー協会とロシナンテスの共同事業として、少年サッカースクールを始めることになりました。

第一期のスクールは、一〇歳から一二歳までの四一人が公募で集まり、二〇〇九年一月にスタートしました。スーダンの休日にあたる金曜日と土曜日が練習日で、三田君が指導に当たります。

サッカーの指導だけでなく、サッカーを通じて集団行動の規範も教えます。スクールの子供たちには、一列に並ぶ、順番を守る、道具の後片付けや手入れをする、といった基本的なことから指導を始めます。サッカーの技術についても、レベルの高い子とそうでない子が混じっていますが、それに合わせて指導しています。

いろいろと手間はかかりますが、子供たちは素直です。うまい選手はさらに上を目指して、そうでない選手も、技術的な向上を目指すだけでなく、ルールや礼儀など社会的なことも、サッカーを通じて学んでくれています。彼らは、三田君の言うことをよく聞き、人間的にどんどん成長していきます。私がたまに姿を現しても、きちんと挨拶してくれます。いつしか彼らの成長する姿を目にすることが、私の新しい喜びとなりました。

ほどなくして、サッカー協会からの依頼で女子チームの指導も始めることになりました。スーダンはイスラムの国ですので、女の子が人前でスポーツをすることを良しとしない風潮があります。しかしそれでも、南部系でハルツーム在住の女子選手はいます。また、数は少ないですが、イスラムの北部系の女子選手もいます。彼女たちをまとめあげてチームを作っていきました。練習試合をする相手もいない状態なので、ロシナンテスが呼びかけて日本人男子でチームを結成し、女子チームと対戦することもありました。練習熱心な彼女たちは、やがて、私たち男子チームに完勝するほどの実力を身につけていきました。

このスーダン女子チームですが、南部地方が南スーダンとして独立し、南部出身の選手たちがハルツームを離れて国に帰ったために、解散することになってしまいました。サッカーにおいても、政治状況に左右されてしまいます。このことについては、後ほど改めて触れることにします。

現在の少年サッカースクールは、一四歳以下のチームと一七歳以下のチーム構成にして、毎回、平均五〇名前後が練習に参加しています。ロシナンテスのコーチは三田君から、東北の避難所で「体操のお兄さん」と呼ばれ親しまれた西條君、そして田中三千太郎君に受け継がれ、現在はスーダン人コーチのフセインが指導に当たっています。

三代目に当たる田中君は、サッカー事業に新たな分野を切り拓いてくれました。それは、スポーツと医療のコラボレーションです。サッカーを一つの場と捉え、楽しみながら保健教育ができないかと考えたのです。保健省に行き、学校保健担当の医師らと協議して、サッカー大会のあとに、子供たちに保健教育をすることが決まりました。自分たちの身体を知るために身体測定を行い、そして身体の成長と栄養の話をします。幸いなことに子供たちは、熱心に耳を傾けています。

二〇一四年には、日本から歯科の原田則子先生と藤瀬多佳子先生にスーダンに来ていただき、サッカー大会の後に歯科健診をするというコラボレーションを行いました。このときは、ハルツーム大学歯学部の全面的な協力を得ることができ、歯学部の学生がボランティアで、歯科健診を手伝ってくれました。

このように楽しく保健教育を受けながら、子供たちの健康に対する意識が高まることで、逆にお父さんお母さんに子供から話をしてもらうようになっていくことも期待しています。さらに重要なことは、スーダンの医師たちに、このような医療を交えた社会への取り組みが、彼らの国の子供たちの健康状態を改善していくための手段の一つであると認知してもらうことです。

今後彼ら自身がこの国の医療の発展に寄与する際に、このような経験を通して、何らかの具体的な活動が行われるのではないかと期待しています。

また、ロシナンテスがスーダンでサッカー事業を行っていることを知ってもらうために、日本でフットサル大会を開催したこともあります。

第一回は二〇〇九年七月にさいたま市で、スーダン大使館の方々を含む約二〇〇人の選手が参加して開催されました。第二回は二〇一〇年五月に北九州市で、私と同郷であるサッカー元日本代表で鹿島アントラーズOBの本田泰人さんを特別ゲスト選手に迎えて催されました。その後本田さんはスーダンのハサバッラ村までやってきて、ロシナンテスの活動も見てくださいました。村長のハサンは、今でも「ホンダは元気か?」と聞いてきます。よく、音楽に国境はないと言われますが、この村長の言葉は、スポーツアスリートにも言葉や国境を越えていく力があることの証明です。本田さんには、またぜひスーダンにお越しいただきたいと思っています。

南北スーダンサッカー大会の夢

話を南スーダン独立前に戻します。

前項で、女子チームに南部系の選手がいることに触れましたが、男子チームにも同じように南部系の子供たちがいます。どちらも、南北の内戦が激しかった時期に、戦火を逃れてハルツームに移り住んだ家族の子供たちです。

大人たちの間では、北部系と南部系との間に偏見や意識の差が、少なからず存在します。けれども、子供同士にわだかまりはなく、出身地に関係なく仲良く過ごしています。政治上の思惑や大人たちの緊張関係に縛られずに、南北の子供たちがいつまでも、仲良く交流できることを願っています。

スーダンの北部と南部は、二〇〇五年の包括的和平合意締結により内戦を終えました。南部に自治政府が設立され、六年間の暫定措置としてスーダン政府と南部自治政府との統一政権となりました。そして二〇一一年一月に南部で独立の是非を問う住民投票が行われ、圧倒的多数の支持により、南部の分離独立が決定しました。

私たちがサッカー教室を始めた二〇〇九年は、南北スーダンの統一政権のころでした。その時点では南部が独立するかどうかはわかりませんでしたが、仮に独立が決まれば、南部系の住民は出身地である南部地域に戻ることになるでしょう。同じスクールで共に汗を流した子供たちは、離ればなれになってしまいます。

どのような結果になるとしても、スーダンの未来を背負っていく子供たちには、今後も平和的な関係を築いていってもらいたい。そんな願いを込めて、友好の象徴となる南北の親善試合ができないかと考えるようになり、二〇一〇年の夏ころから準備を進めました。連邦政府スポーツ省、スーダンサッカー協会などの協力を取り付け、南スーダンにも行き自治政府や南部スーダンサッカー協会との交渉、サッカーチームの視察なども行っていました。私たちが指導していたハルツームの女子チームのリーダーの父親が、南スーダンのスポーツ省の幹部だったのが幸いし、私たちを南スーダンの主だった関係各部署に紹介してくださいました。

交渉の末、独立の是非を問う住民投票一か月前の二〇一〇年一二月に「南北スーダン親善少年サッカー大会」を開催することが決定しました。北部からロシナンテスサッカースクールのメンバーが南部スーダンに行き、南部自治政府の首都ジュバのスタジアムで、南部の選抜チームと親善試合を行う計画です。

その調整のために、私自身もジュバに行って南部自治政府の要人らと直接交渉を行い、細かい部分は西條君たちスタッフで進めてもらいました。

開催の公式発表をし、細部の詰めをしながら準備を進めていたのですが、徐々に雲行きが怪しくなってきました。その時期、北部は連邦制維持をアピールし、南部へも統一スーダンを呼びかけるキャンペーンを行っていました。一方、南部では、住民投票の前から独立を求める声が強く、この頃には独立気運一色となっていました。そんな南部の中心都市で、捉えようによっては南北融和策とも言える北部提案の「親善試合」を行うことに、南部自治政府が難色を示したのです。

一二月上旬、南部政府の最終的な承認が得られずに、大会は中止となってしまいました。残念ですが、それが分離独立を目指す南部自治政府の固い意志の表れでした。

南北スーダンの対立は、民族対立、宗教対立、あるいは南部に豊富に存在する石油などの資源を巡る争いなど、多種多様な要因が絡みます。国と国、政治状勢が絡まる大きな動きの中で、私たちはあまりにも非力でした。

それでも、いつか必ず実現するぞ、という思いは持ち続けました。

南北スーダンの子供たちを東北へ！

一度は断念した南北親善サッカー大会ですが、実現への希求はかたちを変えて成就することになります。きっかけは東日本大震災でした。

南部の独立が決まって間もない二〇一一年（平成二三年）三月一一日、日本で東日本大震災が発生しました。私たちはすぐに宮城県名取市で支援活動を開始しましたが、甚大なる被害の中で、子供たちの明るさは確かな希望の光でした。

東北の子供たちは、この大惨事によって心に傷を負っているに違いありません。それでもなお、前向きに生きています。避難所では、子供の笑顔が周囲を明るくし、私たちのイベントにも一生懸命に取り組んでくれました。悲しみの中にあっても、子供たちはわずかな喜びを見出して目を輝かせます。

子供たちと毎日接しているうちに、私の中で一つの思いが湧き上がってきました。

紛争と貧困に喘ぐ国の将来を背負って立つ北部スーダンの子供たちと、これから新しい国をつくっていく南部スーダンの子供たちを、同じく困難な再生を要する東北の被災地に連れて行き、直接現場を見てもらいたい。そして、被災地の復興と震災後の新しい国づくりを担う日本の子供たちと、一緒に同じ時間を過ごすことで、未来の彼ら自身による交流に繋げるための核となる場としたい。そこから、南北スーダンと日本との新しい関係が始まるに違いない。そんな確信が、日に日に強くなってくるのでした。
南スーダンは七月九日に独立することが決まっています。独立後にどのような状勢になるかは、見通しが立ちません。日本に連れて行くなら、独立の前、南北統一政権のうちのほうがよいでしょう。時間はほとんどありません。

「南北スーダンの子供たちを被災地に連れて行く」という構想を伝えると、多くの人から「無謀だ！」と言われました。状勢を鑑みれば、如何に無謀な考えかは、さすがの私でも容易に理解できます。しかし、最初から諦めていては、何事もできません。そこに可能性が少しでもあるのなら、それを突き詰めていけば何とかなるだろうと、常に思っています。そして何よりも、南北分離を目前に控え、「機」はそこにしか存在しなかったのです。私たちは可能性を信じて行動を起こしました。

スーダンでは西條君とアルタイブ茜さんが積極的に動いてくれました。子供たちの選考については、南部の子供は、ハルツームにある国際友好協会から推薦してもらい、北部は、サッカースクールの男の子たちと、信頼のおける学校に女の子たちの候補を選んでもらいました。

準備中、茜さんの耳には、双方の一部の親から次のような言葉が入ってきました。

「南北の子供たちを一緒に宿泊させないでくれ」

あくまでも、親の立場からの要求です。

二〇世紀前半のイギリスの分割統治から以降、北と南は常に対立関係にあり、戦火を交えてきました。その記憶がある親たちにとっては、自分の子が〝敵方〟の子と何日間も共に過ごすことを、簡単には受け入れることができないのです。

「今回は、東北の被災地での交流や、日本の文化に触れることが目的で、この交流は子供たちへの大変良い学びの機会になります」と説明を重ねることで、なんとか同意を取り付けましたが、中には渋々承知した親もいたようです。

もう一つのハードルは、スーダン連邦政府でした。南北親善試合の際は政治的な思惑もあって前向きだった連邦政府ですが、今度はうって変わって冷めた対応です。「間もなく他国民となる南スーダンの子供たちのことは面倒みない」とでも言うかのような冷たい態度でした。南部系の子供たちに対するパスポート発行を申請しても、のらりくらりと対応されて、一向に手続きが進みません。当時の在スーダン日本大使館の和田明範大使が、直接スーダン政府への働きかけに乗り出し、事態を進展させてくださったおかげで、ようやくパスポートを手にすることができました。

スーダンでの交渉と並行して、日本でも話し合いを重ねました。避難所での会議の席上で、スーダンの子供たちと閖上の子供たちとのサッカー大会を提案すると、閖上の方々が、震災前は盛大に行っていた地区運動会のことを語り始めました。本番の一か月も前から、綱引きやリレーの練習をするほど熱を入れていたそうで、運動会への思い入れの強さは私たちの想像をはるかに超えるものでした。そこで、閖上で行う以上は、サッカー大会ではなく、運動会をやろうということになりました。こうして、閖上の子供たちとスーダンの子供たちが参加する大運動会を開催することが決まったのです。

スタッフミーティングや多くの支援者、協力者と協議を重ねて細部を詰めました。遠路はるばる日本まで来てもらうのだから、被災地での運動会だけで終わらせずに、日本の古《いにしえ》の文化にも触れてもらいたい。原爆の歴史も知ってもらいたい……。

構想は膨らみ、最終的に八日間で京都・宮城（名取）・東京・長崎を周遊する旅程となりました。七月七日に帰国することになぞらえて、このイベントを「天の川プロジェクト」と命名しました。スーダンでは、きれいな天の川が夜空に浮かび上がってきます。南と北のスーダンが繋がり、そして遠く日本まで天の川が縁を結んでくれる、と想いを馳せてのことです。

肝心要の資金集めは、福岡市医師会、仙台市医師会に多大なる協力をいただいたこと、またロシナンテスの支援者、東北を支援しようとする方々からも多くの賛同をいただいたことで、この「天の川プロジェクト」が動き出し、遥かスーダンと日本を跨いだ天空の川は流れ始めます。

天の川プロジェクト

二〇一一年六月三〇日、南部系スーダン人の子供一〇名、北部系スーダンの子供一二名、そして南北スーダンから大人各一名の、合計二四名のスーダン人が来日しました。西條君と茜さん夫妻（御主人はスーダン人）も引率者として加わっています。

夕方に関西空港に到着した一行はバスで京都に向かいました。日本での初めての宿泊は、ホームステイです。一部の親の意向は忘れたことにして、南部と北部の子供をペアにして泊まってもらいました。初めは不安な様子でしたが、ホームステイ先の子供たちも交えて、すぐに打ち解けていきました。南北の壁、スーダンの国境を取り払った共同生活には全く何の問題もありませんでした。

京都では、清水寺、金閣寺、太秦映画村と、名所見学をしました。清水寺は、僧侶の大西英玄さんの案内で回ることができました。子供たちは清水の舞台に歓声をあげ、音羽の滝の水がきれいで澄んでいることに驚いていました。清水の舞台を支え続ける材木の調達は、清水寺が木を育てることから始めていることを知って、今度は私自身が、驚愕の声をあげました。数百年先のことを考えるなんて！　金閣寺では、金で覆い尽くされた荘厳な建造物に、みんな目を丸くしていました。子供たちは単純なものです。「金閣寺を建てるのに、いくらかかるんだろう?」といった無邪気なやり取りを私も楽しみました。

三日目は宮城県名取市の被災地へ向かいました。まず、閖上の町が一望できる日和山に登り、伊藤喜光さんを始め閖上の方たちから震災当時の様子を伺います。南北スーダンの子供たちは、それぞれ手を合わせて哀悼の意を表しました。宗教は違えども、亡くなった方を悼《いた》む気持ちは一緒です。みんな真剣な目で被災地を見つめていました。

その後、箱塚桜仮設住宅を訪問し、閖上の子供たちと対面しました。お互いに緊張した面持ちでしたが、場を和ますために日本航空の方に来ていただき、本格的な紙飛行機の作り方を教わりました。一緒に紙飛行機を作って飛ばしているうちに、子供たちは打ち解けて、笑顔が広がっていきました。

続いて運動会の予行演習です。スーダンには運動会というものがありません。運動会とはどういうものかを理解させるのに苦労しましたが、閖上の子供たちが競技のお手本を見せて、スーダンの子供たちも真似して楽しんでいました。以前、スーダンで運動会をしたことがありますが、これは成功とは言えませんでした。大人も運動会を知らないスーダンで、子供に教えようとしたのが良くなかったのです。

今回は、日本の子供がスーダンの子供に教えます。まず動いてみて慣れることが大切です。私たちは最初だけ指導を行い、あとは、ただ黙って見守るだけでした。私たちがしたのは組分けです。南北スーダン、それに日本の子供をごっちゃ混ぜにして、運動会らしく紅と白の二組に分けました。

その晩には、前夜祭を行いました。スーダンと閖上の子供たちは、言葉が通じないにもかかわらず、何とはなしに意思の疎通を図ります。女の子同士はお互いのファッションや持ち物に興味を持って見せ合い、男の子たちは、ラムネの開け方を教えてあげたり、スーダンの子が自慢のサッカーの足技を見せたりして、日本と南北スーダンの子供たちの距離はいっそう縮まったようでした。素直に状況の変化に対峙出来る子供たちのコミュニケーション能力の高さには、目を見張るものがあります。

このイベントでも、多くのボランティアの方々に支援をいただきました。その中でも、歌手のしおりさんは沖縄から駆けつけ、『Smile』という曲を披露してくださいました（しおりさんとは、かりゆし58の前川真悟君からの紹介で知り合いました）。

♪　君の笑顔がみんなを幸せにする
　　だから笑っていてこの青空の下で　君よ強くなれ

南北スーダンの子供たちは、歌詞は全く分かりませんが、リズムから歌の意味を理解したのか、この歌がとても好きになったようです。音楽にも力あり、です。

ボランティアの方が、歓迎の意味を込めて、大きな花火を打ち上げてくださいました。スーダンでは天の川がよく見えますが、日本ではなかなか見ることができません。ですがこの日は、大きな花火がその代わりとなって、天の川のように満天の光の粒をちりばめました。ボランティアの方々のそれぞれの思いが集まって、前夜祭も素晴らしいものとなりました。

閉上・スーダン大運動会

前日からあいにくの雨模様で、当日も雨の予報でした。スタッフの田地野さんは、軒先にてるてる坊主をぶら下げてくれました。本当に、あとはお天道様にお祈りするだけです。

皆で様々な準備を重ねて迎えた七月三日、いよいよ運動会の本番です。

天に祈りが届いたのか、奇跡的に雨がやみました。運動場に大きな水たまりが残っていましたが、多くのボランティアの方々が雑巾で水を取り除いてくださいました。本当に頭が下がります。ようやく運動会のできる態勢が整いました。

スーダン人の子供たちと閖上の子供たち、応援にきた親や観衆、そして大勢のスタッフ。会場となった不二が丘小学校校庭には総勢三〇〇人を超える人が集まりました。

私は始まる直前に赤組に行き、「おまえら、絶対に勝てよ！」。

そして白組に行き、「おまえら、絶対に負けるなよ！」。

そう発破をかけて回ります。子供たちは、純粋ですから、必死に勝とうとします。それぞれの勝とうとする気持ちこそが、南北スーダンそして日本の子供の気持ちを一つにさせます。

ついに競技が始まりました。障害物競走では、初めて見る跳び箱を、手を使わずにジャンプして飛び越えるスーダンの子供もいて、会場は大いに沸きます。デカパン競走では、大きなパンツの片方の足に一人ずつ入って二人組で走りますので、お互いの協力が必要です。スーダンの子供と日本の子供が肩を組み合って、一生懸命に、でも自然と微笑みを浮かべ合いながら、息を合わせて走ります。その姿を見て、運動場全体に微笑みが広がっていきます。

昼食のあと、北部スーダンの子供たちが、自国の伝統的な歌と踊りを披露してくれました。男子はジャッラービーヤーと呼ばれる真っ白な民族衣装、女子はトーブと呼ばれる民族衣装をその身に纏《まと》い、歌い、踊ります。今度は南スーダンの子供たちが、彼らの地域で受け継がれてきた独特の歌と踊りを披露してくれます。踊りは求愛を表現しているので、子供たちも大人たちのそんな姿を真似して、かわいらしく求愛ダンスを踊ってくれました。

さて、今度は日本の出番です。地元の歌い手が「閖上大漁節」を歌い始めました。踊ってくれる人を探す時間がなかったので、残念ながら踊りはありません。少しさみしいなと思っていた矢先、突然、閖上の二人のおばあさん方が、グラウンドの中央にまさに踊り出てきてくださったのです。それを見たスーダンの子供たちは、立ち上がって手拍子をとりながら、閖上のおばあさんたちの後ろについて、見よう見まねで踊り始めます。そして、踊りの輪が徐々に大きくなっていきます。閖上の子供たちも加わって、いつの間にか大きな輪ができました。

最近の運動会では、閖上大漁節に合わせて踊ることがないそうで、地元でも忘れられつつあるといいます。スーダンの子供たちが、自分たちの伝統的な歌と踊りを披露し、それに触発されて、閖上の子供たちも、自分たちにも伝統的な歌と踊りがあることに改めて気が付いたのだと思います。閖上大漁節で南北スーダンそして閖上の人たちが、心を一つにして踊る姿は、圧巻でした。なにもないところの子供たちと、社会を退いたおばあさんたちが、私たちにも足りないものがあったことを踊ることを通して教えてくれたのです。

最終競技は全員参加の紅白対抗リレーです。日本人もスーダン人もなく、子供たちも大人たちも、大声を上げて応援します。勝敗が決したあとに、一緒になって喜ぶ子供たちと、がっくりとうなだれる子供たちがいます。勝った嬉しさも負けた悔しさも、国も人種も宗教も越えて、それぞれの心に強く焼き付けられたことと思います。

最後に、翌日に名取を出発するスーダンの子供たちを送り出そうと、閖上の子供たち、観覧者、スタッフの全員が、向かい合って手を繋ぎ、長いアーチを作りました。スーダンの子供たちはそこをくぐって退場していきます。長さ五〇メートル以上もある人間アーチをくぐりながら、たくさんの温かい声をかけられて、何人かは感極まって涙を流していました。

「どうして泣いているの？」

と聞くと、その子は答えます。

「閖上の人たちは震災で大変な目に遭っているのに、私たちを温かく迎え入れてくれて、こんなに楽しい運動会を催してくださいました。その心遣いを思うと涙が出てくるのです」

私まで目頭が熱くなりました。この交流を通じて、閖上の子供たちが力強く誓ってくれました。

「自分たちの手で、閖上の町をもう一度作り直します。そしてその後に必ずスーダンを応援します」

それが何十年後かはわかりませんが、清水寺が人知れず何百年も先を見越して木を植え、育てているように、私たちも将来のことを考えながら、今を懸命に生きようと、心に誓ったのでした。

南スーダン独立と子供たちの別離

翌日に閖上を発ったスーダンの子供たちは、七月五日に最終訪問地である長崎に到着し、その足で原爆資料館に向かいました。原爆のことを知っている子もいて、食い入るように展示物に見入っています。被爆者の方の話を熱心に聞いて、多くの質問をしていました。スーダンの子供たちにとって、戦災は今現在の問題であり、過去のことでも他人事でもありません。原爆で焦土と化しながら、人たちが住み栄えるまちへと復興した長崎を知って、これからのスーダンの国づくりに懸ける希望を見出してもらえたら何よりのことだと思っています。

さらに、市民病院と長崎大学の外科教室の協力により、外科医体験をする「ブラックジャックセミナー」に参加してメス捌きにチャレンジしたり、小学校を訪問しての交流、水族館見学、クルージングなどなど、いろいろな体験をしてもらいました。

七月七日の七夕の日。スーダンの子供たちは帰国の途に着き、翌八日にハルツーム空港で解散式を行いました。別れを惜しみ涙にむせぶ南北スーダンの子供たち。私は、この子たちを日本に連れて行き、無事連れ帰ることができたことに安堵を覚えると同時に、子供たちの涙を目にして、この無謀と揶揄された交流事業をやり抜いた、大嶋君を始めとしたロシナンテススタッフや、支えてくれた全ての方々に、感謝を伝えたい気持ちで一杯になりました。

七月九日、南スーダン共和国が新たに誕生しました。大きな時代の流れと共に、私たちの目の前には日常のいくつもの小さな流れがあり、それらに翻弄されがちです。今回、そのどれよりも雄大な天の川の流れに想いを馳せたこの天の川プロジェクトは、将来どのように人の自由、往来を助けていくのでしょう。

子供というのは、大人が想像するよりもはるか彼方に思いを馳せる能力があります。この子供たちの将来が、本当に楽しみです。今回の体験が、きっと南北スーダン、そして日本に少なからぬ影響を与えていくことになっていくと信じています。

天の川プロジェクトに参加した子供たちが、自分の親に、一緒に行ったスーダン人の友だちとの思い出を話すことが、親の気持ちの中にある「北だ」「南だ」といった壁を取り払うための一助となることを切に願います。子供たち同士は帰国後も、現代の革命的な道具であるメールやSNSを使って繋がっています。この子たちが大人になる頃には、なんの障壁もなく笑顔で行き来できるような日が来ることを願っています。

今回大変お世話になった、在スーダンの和田大使からの御厚意により、南北スーダンの子供たちが日本大使公邸での公式行事に招かれました。スーダン政府の高官や各国の大使がいる前で、南北スーダンの子供たちが被災地や原爆記念館を訪れたことなどが紹介されました。最後に、南北の区別なく子供たちは一緒になって『Smile』を日本語で歌ってくれました。スーダン政府の方々も、各国大使の方々も、皆目を丸くして驚き、大きな拍手の渦を巻き起こしました。

そして南部系の子供たちは、猶予期間が終わる二〇一二年四月九日までに、新しい祖国となった南スーダンに帰っていきました。

南スーダン出身のナレダという女の子は、運動会の後に涙を流していた子です。彼女が家族と共に南スーダンの首都ジュバに戻る前の日に、天の川プロジェクトに一緒に行ったメンバーを連れて彼女の家を訪れました。ナレダを見送りに来たハルツームに残る子供たちも、明日去っていくナレダも、お互いに同じ言葉を交わします。

「またいつか会おうね」

そして、みんなで『Smile』を歌いました。最後は涙の合唱となり、子供たちはいつまでも抱き合っていました。

ナレダは、南スーダンに戻った後で病気を患い、ジュバの病院でもウガンダの病院でも回復せず、最後はハルツームにやってきました。やはり慣れ親しんだ場所が一番なのでしょうか。私も診察をしましたが、私の顔を見て、恥ずかしがりながらも笑顔を見せてくれて、精神的にも落ち着いていきました。ハルツームでの治療のかいあって、ナレダはようやく回復し、元気を取り戻していきました。

「私は、ジンバブエの大学に行くの。そして、大学院はもちろん日本に行きたいです」

「日本の大学院は大変だぞ。一生懸命に勉強しろよ！」

「はい。がんばります、先生」

嬉しそうに、ナレダは微笑み、南スーダンへと帰っていきました。

第一章でご紹介した、日本の高校に留学していたゼインもまた、今はスーダンの大学で勉強する予定ですが、卒業後に再び日本で勉強したいと言っています。

二人とも、力強く宣言しています。

「日本と南スーダンそしてスーダンの架け橋になりたい」

彼らは、自分たちの成長と共に、東北の復興の様子、日本の今後を見ていくことになるのでしょう。そういう子供たちに向けても、恥ずかしいことにならないように、日本は何度でも立ち上がっていくのだという姿を、彼らにしっかり見せていけるように心しなければなりません。

初めて実施した「スタディツアー」

それまでは日本からの研修を、多くても四人程度の規模で受け付けてきましたが、この企画で初めて、まとまった数の人数を受け入れることにしました。それが、ロシナンテスの「スーダン・日本文化交流スタディツアー」です。

二〇一四年（平成二六年）九月六日から一四日までの九日間の予定で実施したこのツアーは、スーダンでのロシナンテスの活動を知ってもらうと同時に、自然や人々の暮らし、イスラムの文化などに触れ、スーダンの人たちと交流することを目的としていました。プログラムの一つとして、ちょうどそのツアーの間に催される「無東西」完成式典への参加も組み込むことにしました。

ホームページの告知を見て参加してくださった方々と、東北の被災地・亘理から招待した三人とで、総勢二三名の参加者が集まりました。下は一四歳から上は八二歳まで、職種も中学生、大学生、医療従事者、学校教育者、経営者、ミュージシャンなど、多彩な顔ぶれです。

スーダンに着いた一行は、ハルツーム大学にある「無東西」へ向かい、ツアー参加者全員で掃除をしてくださいました。日本から運び込んだ書籍の整理や陳列を行って、オープン前の最後の準備を終えることができました。陳列された書籍の中には、「人生一冊プロジェクト」と名付けて震災後の東北に本を送ってくれた北九州市若松にある高須中学校の生徒さんたちが、スーダンのためにと集めてくれた、日本の歴史や文化を紹介する本も入っています。図書館長のファハル教授は、日本人がみんなで息を合わせて掃除するのを見て、「これが日本の力だ!」と、深く感服したようです。

翌日は、在スーダン日本大使館とJICAの方、そして私がパネリストになり、一行を交えてパネルディスカッションを行いました。パネリストからツアー参加者に、国際協力に関してやスーダンと日本の関係などをご説明いただきましたが、参加者の中からもとても鋭い質問が出ていました。その後、日本語を勉強している約二〇名のスーダン人学生と、夕食会を行いました。スーダンの若者は、日本のアニメにとても興味があるようで、アニメに出てくる言葉を使っています。スーダンでも衛星放送で日本のアニメが見られます。この夕食会を通じて、日本の重要な文化の一つとして注目されているアニメの持つ力を再認識することになりました。

滞在三日目からは、病院の見学、ナイル川クルージングや古代遺跡観光、巡回診療地のオルワン村訪問、サッカースクールの子供たちとの交流試合など、多くのプログラムを体験していただきました。

ロシナンテスが活動している巡回診療地に向かうため、オフロードを走っていたクルマがぬかるみで立ち往生し、参加者も一緒になって力を合わせて抜け出すという一幕もありました。そしてようやく到着したオルワン村では、大歓迎の出迎えをしてくれて、スーダン流に皆の前で羊が屠《ほふ》られました。残酷な場面ではありますが、「いただきます。命をありがたく頂戴します」という感謝の気持ちと、畏敬の念をもって大切に食物を扱うことを理解していただくためです。それから車座になって、同じ皿の料理を指で摘んでいただきました。

オルワン村のリーダーから参加者へ、次のような言葉を頂戴しました。

「ロシナンテスは、この村に医療と希望を届けてくれています。本当に感謝します」

HACからの移動許可が下りず、私はこの場に居合わせることができなかったのですが、村のリーダーのこの言葉を伝え聞いて、そう言ってくださる村の人たちに改めて感謝の気持ちを抱きました。

そして迎えた九月一二日。ハルツーム大学中央図書館前広場で、日本スーダン交流館「無東西」のオープニングセレモニーが開催されました。セレモニーには、スーダンの政府関係者、ハルツーム大学関係者、日本スーダン友好協会、日本大使館、JICA、日本語を学んでいるスーダン人、スタディツアーの参加者など、合計三〇〇人もの方々が集まりました。

英国様式で建造された大学内に突如出現した、日本の文化を伝える和の空間、「無東西」の開所式です。ハルツーム大学のファハル教授たちに、「カワハラは日本の伝統衣装を着るべきだ」と言われた通りに、日本の正装である羽織袴を着用して式典に臨みました。

ファハル教授の挨拶でセレモニーが始まります。

「私は日本の原点を見ました。それは、今日の記念すべき日にここに集われている日本からお越しの方々が、力を合わせて、掃除を行ってくださっていた姿そのものの中にです。これが、日本の力の源泉でしょう。敗戦から立ち上がり、繁栄を遂げている日本を、我々スーダンも見習い、日本から多くのことを学んでいきましょう」

そして、私の挨拶です。

「日本はファーイースト、極東の地と言われています。なぜでしょう。かつての基準でそう規定されているだけです。自分の立ち位置が変われば、東も西もありません。上も下もありません。そのような意味で、ハルツーム大学内に場所をご提供いただいて創り上げた日本スーダン交流館を『無東西』と名付けることにしました。ここを、日本がスーダンのことを学び、スーダンが日本のことを学ぶ場にし、既存の価値観を超越したものを未来に向けてこれから創り出していきましょう」

一同、手を上に突き上げて、「アッラー、アクバル」の大きな声が会場に響き渡りました。

テープカットの後、引き戸が開けられ、ついにこの場、「無東西」が開かれたのです。

スーダン人にとっては、靴を脱いで座敷に上がることから初体験です。足の裏で感じる畳の感触はどうだったでしょうか。「無東西」の文字がダイナミックに躍る掛け軸、和紙を通して室内を柔らかく照らす障子窓、繊細で美しい折り紙などなど、スーダン人が和の空間に感嘆する姿を見て、自分が日本人であることが誇らしくなりました。

その後、亘理と仙台から参加してくださったお二方による三味線と尺八の伴奏で、中学二年の太田強君が力強く、スーダンの夜空にも響き渡る声で、亘理に伝統的に伝わる「えんころ節」を歌いあげてくれました。強君が舞台を降りて流した涙は、ツアー参加者全員にとって忘れられないものとなりました。

歌手のしおりさんは、これが二度目のスーダンです。彼女はロシナンテスの活動に共感し、東北に何度も足を運んで、歌を歌い続けてくれています。

閖上の日和山に桜の木を植えた時も、一緒に手伝ってくれました。そして、曲を作ってくれました。題名は、『閖上桜』。完成した曲を聴いた時には、身震いがするほどのものでした。

その曲を制作中のこと、相談があると言って、しおりさんが私のところに来ました。

「この曲にスーダンの子供たちのバックコーラスを入れたいので、川原さん、スーダンで録音してきてください」と言って、私にレコーダーを渡します。

「ちょっと待って、俺はそんなん、しきらんよ。そりゃぁ、おまえの仕事やろ、スーダンまで来いや」ということで二〇一三年の秋、しおりさんはスーダンに来て、オルワン村の子供たちと一緒になって『閖上桜』を歌い、子供たちのコーラスを録音したいという願いを叶えました。

それが彼女にとって最初の海外旅行で、今回が二度目の海外にもかかわらず、再びスーダンなのでした。しおりさんはセレモニーで、『閖上桜』を歌い上げてくれました。スーダンの人たちの心にも響いています。海と言葉を越えた共鳴。音楽は、本当に素晴らしいものです。

最高齢のツアー参加者は、八二歳の柴田文寿先生です。私の高校時代のラグビー部の部長であり、私と妻の仲人でもあります。スーダンの人たちが日本に来たときには、私の山路の実家で母の手料理を振る舞って宴を持ちますが、柴田先生は必ずアコーデオンと歌詞カードを持ってお越しくださいます。そして、先生の伴奏で大合唱するのがお決まりなのです。

このツアー中も柴田先生は、ナイル川のほとりで太鼓を叩いていたスーダンの若者グループの中に飛び込んでいって、日本の民謡を謡い上げます。ノリの良い若者たちは、柴田先生のリズムに合わせて、太鼓を叩き手拍子を送ります。柴田先生の声には「気」が入っており、それがスーダンの若者の心をつかんだのでしょう。「無東西」の精神を地で行くような、見事なコラボレーションでした。

最後にスタディツアーの参加者の方々から、ロシナンテスの活動のためにと、寄付を授かりました。一行には不便の多いスーダンで、たくさんの御迷惑をおかけしましたが、これもまた現実といったふうで、温かい気持ちでいてくださり、大変助かりました。私もこうして皆さんに見守られているからこそ、さらにまた頑張れるのです。

日本の学生もスーダンで学ぶ

スーダンで活動を始めてから、日本の学生の研修をできるかぎり受け入れるように努めてきました。自分の立ち位置を変えて物事を見れば、同じものでも違ったものに見えます。また、物差しを替えて物事を見れば、その評価は異なったものとなります。先入観のない純粋な目でそれぞれの国を見つめ、双方にあるもの、無いものを補足しあえる関係を築いていくために、直接会って対話を続けることが、国際協力の真の姿だと思います。研修を通じて、そのような視座をもってもらいたいといつも思っています。

訪れる学生は医学生が多いですが、中には看護学生や、国際関係、国際法、文化人類学を学ぶ学生もいます。医学生には、アフリカでの医療の現場、とりわけ都市部と地方の医療の違いなどを実際に見てもらいます。また、スーダンの医学生と共に授業や臨床実習などに参加し、日本との違いを体験してもらいます。スーダンには優秀な医学生が多くいますので、日本の医学生も刺激をもらっているようです。

医学生でない場合には、日本で知るスーダンと実際のスーダンがどう違うかを知ることと、現場で自分の頭で事象を多面的に認識し行動に移すための作業をしてもらっています。学生さんたちには、こうした経験を通して、いろいろなものを感じ取り、それを将来、臨床や研究の現場で、あるいは実社会で、存分に活かしていってもらいたいと思っています。

よく「今どきの若者」と言われますが、スーダンに来る学生は考え方もしっかりしています。「こいつら立派だなぁ」と感心し、こちらが見習わなければならないことが、たくさんあります。学生たちの感想文の一部を、いくつか紹介します。

「スーダンには、お金持ちもいれば、貧しい人もたくさんいます。十分に食事ができなくても、彼らは『幸せだ』と言います。それと比較して、日本はどうだろうと考えさせられました。日本には物が十分にあり、満足のいく生活ができます。しかし、だからといって幸せなのでしょうか。海外旅行に行くたびに日本や自分について考えてきましたが、スーダンでの滞在で、今まで以上に考えさせられました」（医学部三年生）

「『自分の目で見ることの大切さ』に気付かされた。自分はスーダンに来て、一つの病院の一つの診療科に密着し、観察やインタビューを繰り返す内に自然と、いつの間にかに考えが深まっていった。やはり見ないと分からない、来ないと分からないものがある。自分の目で見てやっと納得できる、自分で経験してやっと納得できるものがある。今回それを実感できたことは、これからの自分の人生の中でとても大きな糧として残るだろう」（総合政策学部四年生）

「開発にあたり、『相手の文化を尊重することが重要である』とよく言われる。それは、書物や、短期間の調査などで得られる知識に基づくものではなく、自分の持っている〝常識〟に決してとらわれることなく相手の懐に飛び込むことにより、初めて見えてくるのではないであろうか。ロシナンテスの活動を見ていると、まさに村での生活にどっぷりと身を投じ、〝開発〟ではなく、〝協働〟という言葉がぴったりのように感じた。そして、〝開発〟を〝国際協力〟と言うには、まさにこの姿勢が大変重要であると思えた。将来、私が国際協力に携わるにあたっては、昨今の風潮である〝成果重視〟に流されることなく、〝協働〟という姿勢を重要視したいと思った」（医学部四年生）

みんな私が想像する以上に多くのものを吸収しています。恥ずかしながら、医学生時代の私には到底思いも付かなかったような、自らの課題を、この研修を通して発見してくれています。これは、様々な先達、国民の努力で〝豊か〟になった今の日本であるからこそ得られる、気付きでもあると思います。日本もまだまだ捨てたものではありません。

主体的に動き出した学生たち

研修受け入れ事業のさらなる展開として、「集え！　ロシナンテたち!!」というシンポジウムを日本で開催しています。スーダンを訪問してくれた学生さんをパネリストとして招き、日本とスーダンを各方面から比較してもらい、それを発表しようという試みです。

目的は大きく分けて二つあります。一つは、スーダンという国に認められる、私たちにとっての異文化を知ること。もう一つは、異文化を知った後に自分たちの文化と異文化との比較を通して、自文化を見つめ直すきっかけを生み出し、具体案を立てていける方向に発展させていくことです。シンポジウムに参加した方々がこの二つをきっかけにして、自らが何かに挑戦してみよう、あるいは、世界に対し何か働きかけてみようという気持ちを抱き、独立した一頭の馬、「ロシナンテ」として自分の住む世界とは異なる世界に飛び出し、自ら進んで課題をその肩に背負い歩みを進めていってほしい、という願いを込めています。

第一回は二〇〇九年（平成二一年）一〇月、北九州で開催しました。二部構成として、第一部では市内の中学生、高校生が登壇し、私が投げかけた質問に学生が答えるというかたちで議論を進めました。扱われた話題は、スーダンのことを始め、学生生活や将来の夢など、現在の課題から人生設計を考えるに至るまで、非常に多岐にわたりました。

第二部では、スーダンに渡航経験のある学生（主にロシナンテスで研修を行った学生）が、自らが感じたスーダンについて、さらにはスーダンと日本を比較して気付いたことについて、家族・地域社会・宗教・医療という四つのテーマを題材に報告しました。スーダンの政府や大学からの参加者と、在スーダンの石井祐一大使をお招きして議論を行い、会場からも活発に発言のある大変有意義な討論会となりました。

特筆すべきは、このイベントを実質的に運営したのが、学生たち自身だということです。北九州市立大学国際ボランティアサークル Linc. が中心となって実行委員会を結成し、日本とスーダンのロシナンテス事務所との間で三〇〇通を超えるメールを交わしながら、より良いシンポジウムを作り上げるための議論を進めていきました。まとめ役は、スーダンのロシナンテス事務所に居候していたイスラム研究者の丸山大介君です。彼が北九州市立大学の学生たちをうまく指導していきました。本番当日には、北九州市立大のメンバーに加え、ロシナンテス研修生（学生交流事業でスーダンを訪問し、ロシナンテスで研修を行った学生たち）や、その他多くのボランティアの方も協力してくださいました。北九州小倉東ライオンズクラブを始め、多くの方々の尽力のおかげで、当日は五〇〇名近い参加者を迎え、記念すべき第一回のシンポジウムは成功裏に終わりました。

それからほぼ年一回のペースで、現在の第六回まで開催を続けています。北九州のほかに福岡、横浜、長崎でも行い、毎回三〇〇~五〇〇人が集まっています。それぞれの地域の大学のボランティアグループなどが実行委員会を組織して頑張ってくれたお陰です。

その過程では、実行委員会の中心となる学生グループが、これほどの人数が集まるイベントを初めて仕切るというケースも出てきます。最初は戸惑いや苦労があったことと思いますが、最終的には必ず立派なシンポジウムを成し遂げてくれるのです。このようなチャレンジングな経験とその成果は、学生さんたちの将来に繋がる大きな自信となったことでしょう。

震災を機にここ数年は、福岡にある大学の面々が中心となって、ロシナンテスとの共同事業を企画、運営してくれています。その団体名は「このゆび」。福岡のカフェのオーナーの齋藤さんが、学生たちをまとめていってくださいます。現役の学生である「このゆび」の代表は、すでに三度も代がわりをしつつ、活動を継続しています。このことは、その活動の根幹部が本格的に〝根付いてきた〟証拠だと思います。

「このゆび」のメンバーは独自に東北に入り、地元の団体と協力して支援活動を行ってきています。東北での活動があり、その経験をさらなる糧にして、地元福岡に戻って新旧の仲間に声をかけ、イベントで一同が集った中で報告や議論を積み重ねています。

小さな力しか持たない「ロシナンテ」が集まり、大きな力となって前へと進んで行く。その意味で、彼ら学生たちもまた、独立した、立派な「ロシナンテ」として貢献してくれています。

講演が取り持つ絆

私は年間のおよそ六割をスーダンで過ごし、残りの四割を日本で過ごしています。日本滞在中は、やることがてんこ盛り状態なのですが、中でも大事にしているのが、講演活動です。

地方の小学校で三〇人の子供たちに話をすることもありますし、一〇〇〇人を超える一般の方の前で話すこともあります。企業経営者の集まり、企業の研修会、学校の周年行事、病院関係者の集まり、市民講座など、お声をかけていただき、都合さえ合えば、どこでもはせ参じています。スーツケースを転がしながら、地方から地方へと、あるいは北九州と講演地を往復しながら、多いときは一回の帰国で二〇か所以上を回ることもあります。ここ数年は、年間で平均五〇〜六〇回の講演の機会をいただいております。

講演会はロシナンテスの活動報告と広報の大切な場でもありますし、頂戴した講師料をロシナンテスの活動資金とさせていただくという側面もあります。さらに、私にとっては、新しいご縁が生まれる本当に貴重な出会いの場にもなっています。

二〇〇九年（平成二一年）のことでした。三月に福岡の久留米大学で講演した際に、わざわざ車を四時間走らせて、鹿児島大学医学部の学生さんが聴講にきてくれていました。彼は講演会のあとで私に声をかけます。

「鹿児島でも講演会を開いてください」

「それなら、おまえがアレンジして俺を呼んでくれよ」

いつもの調子のこんなやりとりが始まりとなって、彼は実行委員会を結成し、鹿児島で初となる講演会を企画してくれることになりました。

彼らには何の後ろ盾もなく、学生たちだけで企画、運営します。講演となると、交通費や私の講師料（ロシナンテスの活動費）も捻出しなければいけません。学生たちは思い切って、入場料をとって講演会をやる、というのです。これには私も面食らいました。有料である以上、お金を支払ってまで来てくださる方々に、その分さらに満足していただかなければなりません。

五月の講演会当日、会場に行くと、参加費が有料にもかかわらず、三五〇人もの人が集まっていました。その人数を目の当たりにして、学生たちの意気込みがひしひしと伝わってきます。私は最上級の気合を入れて話を始めました。が、気合が入りすぎて、予定時間をかなりオーバーしてしまいました。

講演後、聞かされてなかったパフォーマンスが繰り広げられます。

壇上に上がった鹿児島実業高校書道部の女生徒さんたちが、挨拶をして、おもむろに大きな筆を取り出しました。地元で「書道ガールズ」と呼ばれている彼女たちは、大きな筆を腰を使ってどっしりと抱え込み、墨ではなくなぜかピンク色の液体につけ、迫力満点の文字を書いていきます。

「こんなんで字を書く時代なんやね。女の子らしいわな。でも、この色じゃ、はっきりせんやろうね」と心の中でつぶやきました。

すると突然、会場の照明が落とされます。驚いたことに、暗闇の中にひときわ明るく、大きな文字が浮かび上がりました。実はピンク色は蛍光塗料だったのです。

書かれていた文字は、

「絆」

この一文字でした。

私の頬を一筋の涙が流れました。魂を込めて語ったことに対して、生徒さんたちが魂のこもった書で返してくれたのだと思いました。

鹿児島大学の学生さんは、後にスーダンにも来てくれました。また、このときの実行委員会のメンバーは、熊本にまで宣伝に行ってくれて、それがご縁となって、熊本大学でも講演会を行うことができました。正に、「絆」なのです。

講演をきっかけにして、スーダンや東北に来てくれた人はたくさんいます。「集え！　ロシナンテたち!!」に聴衆として参加した学生が名乗りを上げて、次の「集え！　ロシナンテたち!!」を開催したこともあります。このような繋がりが生まれ、目に見えるかたちで広がっていくのが、講演活動の面白いところであり、醍醐味です。

小・中・高校生の子供たちに講演をするたびに感じることは、私の話をいつもまっすぐに受け止めてくれているということです。質疑応答の時間を設け、状況が許せば別室で車座になって「延長戦」を行うこともありますが、そういうときに子供たちは、曇りのない目で、純粋な意見や感想を聞かせてくれます。後で送ってくれる感想文にはじっくりと目を通します。私は子供たちから多くの刺激を受け、エネルギーを分けてもらっています。ここでも「お互い様」なのです。話す私と、聞いてくださる皆さんが、互いにエネルギーを充電し合える。そのおかげで、私は今日も、どこに呼ばれても、はせ参じる力を維持し続けることができているのだと、ありがたく思っています。

子供たちが講演を聞いて「今すぐに、何か」を始めることはできないでしょう。しかし、「何か」を感じてもらいたいのです。その感じた「何か」を、心のうちに秘めておいて、今を大切に生きてもらいたいのです。そのうちに、「何か」は芽生えてきます。それがいつなのかは、人それぞれでしょう。早くに芽生える人もいれば、遅れてくる人もいるでしょう。それでもいつか必ず、その「何か」はいろんなところで、いろんな花を咲かせてくれると信じています。

学生さんから最も多く質問されるのは、「川原さんのゴールは何ですか?」というものです。

「ゴール? そうね……。スーダンに病院を建てること、巡回診療をもっと深化させること、東北で行っている健康農業から、日本の地域医療にも取り組むこと、自分なりの医を突き詰めていくこと、そして、その医をどこにでも届けるようになること……。数え切れないなぁ……。でも、たとえ今思い浮かんだ全てのゴールを達成しても、それで満足するような人生にはしたくないな。ゴールを達成したら、新たな次のゴールを設定し続けるのだと思うよ。それは本当に、ため息をいつもついているようなもので、果てしなく続くものなんだろうね。それで、俺はその途中で倒れるだろうね。でも、倒れるまで、俺はおまえらと一緒に突き進みたいんよ。そして、俺が倒れても、おまえらがその先に進んでくれている。倒れながらも、そんな光景を目にすることが、俺の一つのゴールかな」

そして、続けます。

「俺はな、今日おまえらにバトンを渡しに来たんよ! もちろん、俺もバトンを持って走り続ける。おまえらも、信念を持って、それぞれにバトンを持って、おまえらなりに走ってこけて、また走り続けてもらいたい。おまえらが走っているときも、こけているときも、いつも俺は応援しているよ。そして、おまえらもそのバトンを次の世代に渡して欲しい。そうすれば、本当に見たこともないようなどでかい力になる! いま存在する、どうやっても動かせるとは思えないような、手には負えない程の巨大なものごとが、きっと動かせるようになる。そう信じとる!」

6章 ロシナンテスの進む道

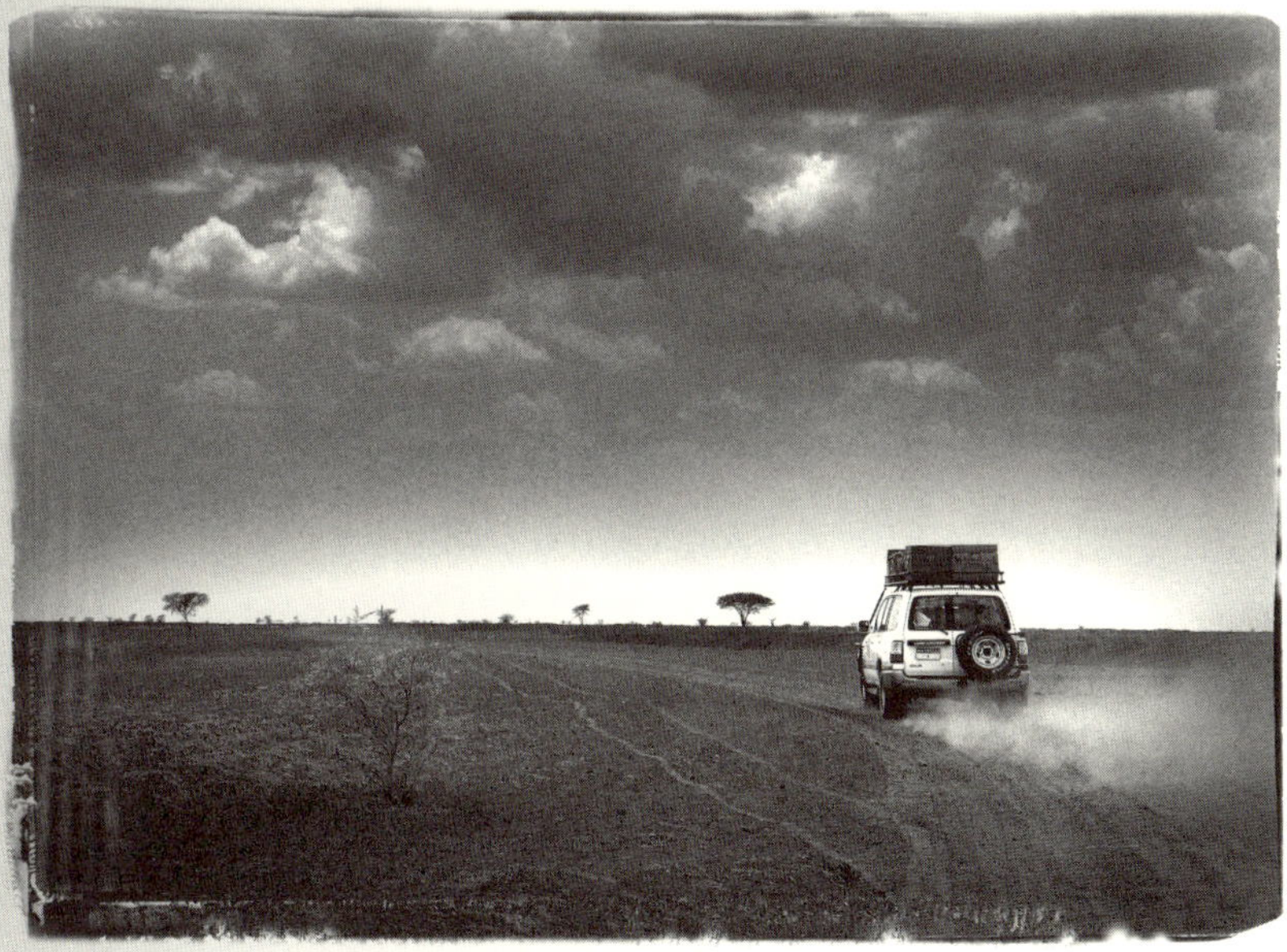

写真 内藤順司

「どうすれば、川原さんのように、いろいろなことができるのでしょうか？」

どうすればできるのか？　私もその答えを、今この瞬間も探し続けているところです。

私は、職業的には一介の医者ですが、「医」というものを相当広い意味で捉えています。だからいろいろなことに首を突っ込んできたというだけで、なにか特別なことをしているとは感じていません。

私には、はっきりとしていませんが、あの方向に確かに光がある、というのがわかります。ただし、そこに辿り着くまでの道は、まだできていません。広大な原野を自分で踏み固めながら、一歩一歩前進している感じなのです。

あるときは、目の前に大きな崖が現れ、またある時は急流が横たわり、行く手を阻まれて、全く先に進めないことがあります。それでも、どこかに道は無いかと、遠回りしながらでも、自分にしか見えないのであろうその光のある方角を、そこに何かがあると信じて目指して行きます。

その道すがら、時々空を見上げ、星を見つめて考えます。星は時に、隣にいる友であることもあります。私一人では決して辿り着くことはできません。友に出会い、導かれることで、また進むべき道を選びます。そして、一人目を閉じて、その光、自分だけの星が輝く方へ、確かに近づいていっていることを、ただ願うばかりなのです。

「川原さんは、悩みなんかないでしょう？」とも、よく言われます。

とんでもありません。悩みの連続です。どっちの道を進んだらよいのか？　どうやって進んでよいのか？　わからないことばかりで、確証のないまま、いつも頭を抱えています。

しかし、逡巡してばかりでは、一歩も進めません。「石橋を叩いて渡る」つもりが、慎重になるあまりに叩き過ぎて、石橋を壊してしまうこともあるでしょう。

人生の時々には、石橋を敢えて自分で叩き壊して、思い切りジャンプしなくてはならない場面に出くわします。もちろん、ジャンプするだけの脚力がないと、向こう岸まで届かないで谷底に真っ逆さまかも知れません。だから、いつも小さなジャンプを繰り返しておいて、いざという時のために、より大きなジャンプができるだけの脚力をつけておかないといけないと思っています。

皆さんの目の前にも、越えなければいけない様々なものが、行く手をふさいでいることと思います。越えようとする時に一つだけ、なくてはならないものがあります。それは、勇気。どんな小さな溝を越えるのにも、勇気を持つことが必要です。勇気を持って小さな溝をジャンプし続ける。その小さなチャレンジを積み重ねることで、各人がそれぞれの覚悟を決めて向こう岸まで行かねばならない、いつか訪れる人生のその時に、確かな目標、夢に向かって目を輝かせながら、「えい！」とジャンプしていくことができるのだと信じます。

確かな目標に向かって目を輝かせて跳躍する人の姿を見て、そこから勇気をもらうことで、挑戦者が一人から二人、三人、一〇人、一〇〇人となっていく。そうすればいつしか、幾万の人々が、それぞれの自分の光（目標）に向かって、ドォーッと地響きを立てながら前進して行き、ついには、新しく大きな変革を成し遂げることができるのだと信じています。

歌と踊りでの癒やし

二〇一五年（平成二七年）三月、私の息子で就職を目前に控えた健太朗が、とても数奇な縁で出会った仲間たちを連れて、スーダンにやってきました。就職先の先輩であり、現在はそこを退職しＮＧＯを設立してケニアやガーナで活動している銅冶勇人さん、健太朗の友人であり小説家志望の片桐勇人君、そして医師で小説家の葉田甲太さんです。

ロシナンテスで巡回診療を担当するターハー医師が、彼らを誘ってくれました。

「巡回診療先のヘルスボランティアの家に招かれているから、みんなで行こう」

巡回診療は、行く先々で多くの地域ボランティアに支えられており、彼らをヘルスボランティアと呼んで、共に活動を続けています。そんなヘルスボランティアの家に、ターハー医師と一緒に皆でお邪魔していると、近所の人たちが集まってきました。

その家の居間には、タンブールという琵琶を小ぶりにして引き伸ばしたようなイスラム圏独特の弦楽器と、三つの太鼓が一つになったドラムが並べられています。二人の陽気な演奏者がやってきて、一人がタンブールを奏ではじめると、ドラム奏者もそれに応えて、両足で固定した三つの太鼓を両手で素早く叩き、乾いた音を響き渡らせます。

スーダンの音楽は、じんわりと語り掛けてくるような感じで、日本の民謡に似ています。スーダンの人たちは、歌が始まると、片手を挙げて指を鳴らしながら、演奏者の近くに行って調子を付け、聴衆のところを回って場全体を盛り上げていきます。乗ってくると、みんなが手を叩きながら立ち上がります。そのうち、閑上の運動会で子供たちが見せてくれた光景が再現されていきます。独特の舞いをする男性が現れ、女性はそれを受けて歓喜の高い声を発します。

そんないつもの情景を一変させたのが、日本からの若者でした。銅冶さんと息子は、リズムに合わせつつ、身体全体を使って、動物の真似であったり、人の恋愛劇を演じたり、ありとあらゆる表現をしていきます。日本人とスーダン人の間に、言葉でなく、音楽と踊りを介したコミュニケーションが見事に展開されていきます。周りのスーダン人は、大歓声です。タンブールと太鼓は、その雰囲気に呼応するかのように、二人の異邦人の踊りといつの間にか一体化していくのがわかります。

そのうちに、居ても立ってもいられなくなったのか、御近所の御老人が飛び込みで二人の間に加わります。年を聞けば、なんと八〇歳です。日本の二〇歳代の若者の踊りの中に、この八〇歳のご老人が新風を吹き込みます。御老人の踊りは耽美を纏《まと》い、顔の表情から手先の動きまで、すべてに魂が注がれているかのようです。

やがて、何人かのスーダン人も加わり、日本人とスーダン人との踊り合わせとなります。それに呼応するように演奏はさらに力強くその場を包み込み、両国代表の踊りは、よりいっそう一体化していきます。日本人らしく恥ずかしがっていた葉田先生や片桐君も、ついに巻き込まれて踊りの輪に加わります。そして、周囲の人たちは歓喜の表情で満たされ、踊っている人たちと渾然一体になります。

私もその昂揚感をそのままに、宴の最後の挨拶で、皆さんに向かって礼を述べます。

「私は医者であります。今日は、皆様方に心から御礼を言いたいと思います。皆様の躍動感ある踊りを拝見したことで、医療の原点を思い起こすことができました。病院や診療所における薬を使った医療も、確かに医療と呼ぶべきなのですが、このようにみんなで歌い踊り、そして笑いあう、それも根源的な医療であることに気付かせていただきました。本日は、このような素晴らしい宴にお招きいただき、誠にありがとうございました」
スーダンはイスラムの国で、酒は御法度です。皆、素面《しらふ》で盛り上がります。酒が飲めるところでは、人は酒の力を借りてしまいがちですが、それがなくとも十分に、精神的な昂揚感、解放感を得ることができるのです。

全身の血が沸き立ち、隅々まで駆け巡る感覚。このような昂揚感が沸いてくるのは、人間が人との繋がりを大切にし、周囲の人たちや新たな人たちと友情を交える際に、歌い、踊り、笑いあう時と場をとても大切なものとしてきた証であり、長い長い年月の中で鍛え抜かれた文化の力だと思います。スーダンのような広大な国で、通常に考えられる医療の届かない地域では、こうして人々が集まり、音楽と踊りで身体を躍動させることは、かけがえのない「癒やし」となっているのでしょう。

私には最初から見えているものなど何もありません。その時々に感じて、学ぶことの繰り返しなのです。

今回は、異国からもたらされた新しいものとしての日本人が、スーダンの人たちが慣れ親しんでいる彼らの日常と一体化することで、新たな何かが生み出されていくことを学びました。そして、スーダンの伝統的で日常的な踊りと演奏は、己の身体と、人々と、異国の他者をも柔軟に受け入れ、躍動させることで、全ての人に生きる精気を授ける力を持っているということを、私は知ったのです。

どこにでも「医」を届ける

私は、医者になってからというもの、医療というと、病院や診療所で行われていることだと、何の疑いもなく過ごしてきました。しかし縁あって、タンザニアとスーダンというアフリカの二か国に身を置かせていただき、そこに住む人々の生き方を見ていくうちに、様々な想念、疑念がわき起こり、果たしてそれだけが医療なのか？　と思うようになりました。

スーダンの地方村落にあっては、水を得ることが、生きる上で何よりも一番大切なこととなります。日本にはきれいな水がふんだんにあり、「湯水のように使う」とは浪費することですが、場所が変われば、「湯水のように使う」は、貴重なものとしてとても大切に扱うという意味になるのです。また、たとえ水を得られても、それがきれいな水でなければ、病気の原因ともなります。スーダンでは、コレラに似たような水源性感染症がしばしば発生します。きれいで安全な水を提供することは、実はどんな病気にもならないようにするための一番の近道です。

そういう意味でも、水問題を解決することは、正にいろはの「い」、そして、私の思うところの医療の「医」に繋がっていきます。

もう少し考えてみます。私たち日本人が、スーダンのある地方に永遠に留まって、支援者の寄付で賄われた医療活動を継続すべきなのか？　という問いに答えるとすれば、それはあるべき姿ではないように思えます。その国、その地域の経済力に合わせて医療が提供され、その国、その地域の人たちが安定したシステムを長く継続的に担っていくことが最も重要です。そのためにはやはり人材が必要です。いつの日か、その地域の人たちの中からシステムを賄える多くの医療従事者が出てくることが不可欠になります。そのためには、そう、教育が必要です。だとすれば、私の解釈では、教育もまた「医」と捉えることができます。

さらにまた、東北で行っている健康農業に思いを致すと、健康農業という場、その環境には、お年寄りたちが仮設住宅や復興住宅に引きこもり心身共に不健康になってしまうことを、事前に回避するという意味があります。また、ロシナンテス東北事業部の実践的経験から、農作物を生産し、誰かに提供するという行為そのものが、お年寄りたちを前向きで、元気にすることが分かってきました。このような二つの意味からも、高齢者の方々がみんなで参加している健康農業は、まさしく、精神や肉体の健康に関わる予防医学的な「医」と見なすことができるのです。

このように、困窮状態を打破するための方策を探っていけばいくほど、いろいろなことが「医」と関連してくることがわかります。

私たちロシナンテスは、様々なかたちの交流を通じて、あるいは今その場でできうる打開策を実施し続けることを通じて、お互いのことを思いやり、協力し合うという人としての根源的な営みが、個人のレベルから地域のレベル、そして国のレベルまで行き渡り、争いや貧困、格差のない社会になることを望んでいます。

いったん争いが起こってしまうと、病院、診療所、学校、水施設などは壊されてしまい、人の心も大いに傷つくことになります。

そんなスーダンの現実を目の当たりにして思うのは、争いを防ぐこと、戦争をしないことこそが、究極の「医」になるということです。私の考えるこの究極の「医」を実現するためには、私のような一介の医者の力ではどうにもならないのです。多くの人々、願わくば全ての人々の意志と行動が求められているのです。

最近の私の講演会では、「イスラムの国・スーダンでの医療活動」と題して、あえて「イスラム」を前面に出すようにしています。昨今続いている衝撃的な事件や、それを糾弾する風潮によって、イスラム全体が悪いイメージで捉えられ、大きく誤解されています。そのイメージを払拭するためにも、イスラム圏に十余年暮らしてきた日本人の私から見たイスラム社会やその文化を、ありのままに日本に伝えていくことが、私の役目であると感じているからでもあります。

ある日の講演を聞いてくれた小学二年生の男の子が、感想文に次のように書いてくれていました。

「ぼくは、さいしょ、イスラム全たいが、こわいと思っていたけど、川原先生のお話を聞いていいくにだなあと思いました。スーダンのくにの生活のしかた、学校の過ごし方がわかってうれしかったです。ぼくは大人になったら、川原さんといっしょにおしごとをしたいです」

私と一緒に働きたいというこの小学生の気持ちは、涙が出るほどに嬉しいです。しかし、この子が一人前になるには二〇年以上はかかります。私はじいさんになっても、頑張らなければいけません。イスラムを正しく理解していくことで、世界を揺るがしかねない排他的で無用な争いを起こさずに済み、日本にとってはまだなじみの薄い見知らぬ国々と、新たな友好関係を結んでいくことにも繋がっていくのだと信じます。

日本から私の息子ら四人の若者が来た際に、ハルツーム大学図書館内の日本スーダン交流館「無東西」で、ハルツーム大学生らと一緒に座談会を行いました。フリートークでざっくばらんに、ごく個人的なことから日本とスーダンの文化の比較まで、話題は多岐にわたり、盛り上がっていきました。そのうちに、「双方で将来的に一緒になにかをできないか」ということになり、日本とスーダンとで長く持続可能な経済活動がしたいと、お互いの意見が一致しました。

彼らの間で具体的な提案がなされたわけではありませんが、たとえば、このようなアイデアはどうでしょうか。

ハルツーム郊外で行っている巡回診療では、急患の受け入れ先病院と巡回先とが、いかに連携をとるのかという大きな課題があります。そもそも電話の通じにくい地域もあります。とすれば、通信事情さえ改善すれば、新しい可能性が生まれます。スマートフォンをこの地域のヘルスボランティアにも持たせるといった、現代の技術を活用した簡便なシステムを構築して、地方の医療の改善を図っていくことが、その一例として考えられます。そのような場面でも、様々な日本の技術がスーダンの地域医療に貢献していけるようになれば、これを一つのモデルとして、他のいろいろな場面でも活用できるということです。

いわゆる医療そのものに加えて、医療を取り巻く環境作りをも考慮していくことが、スーダンの僻地には求められています。これをも含めた大きな意味での「医」に向けて、みんなの知恵と行動力を集結させ、何らかの具体策にチャレンジしていかなければならないと思っています。

これまで実践してきた、井戸掘り、学校建設、東北の健康農業、スーダンと東北の絆を結んだ運動会、そして、歌と踊りと笑顔を生み出せるような時々の場の提供や、日本とスーダンの学生が将来を語り合える恒久的な場の提供などこれまでの経験を活かし、ロシナンテスは、世界中のどこにでも、様々なかたちで、「医」を届けていきたいのです。

失敗したところでやめてしまえば正真正銘の失敗になる

私は、「これが良し」と思ったら、その思いに逆らわず、直感を信じて行動してきました。すんなりと上手く行くこともありますが、もちろん数え切れないほどたくさんの失敗も積み重ねてきました。

今でこそ酒は控えていますが、若いころは単純に、「吐いたら負け」、「男は酒に強いのが一番!」

と思っていました。随分と長い間、猛烈な勢いで酒を飲み、暴れまくり、数多くの失敗を犯してきました。全く無分別にも、それを男気と勘違いをして、「酒が俺の原動力です」と憚ることなく公言していました。

酒を飲んで醜態を晒してきたのと同様に、人生の様々な局面で失敗を重ねてきました。医務官としてタンザニアに勤務しているとき、モザンビークで洪水災害が発生しました。緊急医療援助隊の先遣隊として、現地に派遣されることになったのですが、援助するということ自体を勘違いしていました。「ビザなんかなくてもええやろう、援助しにいってやっているのだから」と、ビザの取得を忘れたまま、「早くに駆けつけることが一番」と現地に乗り込んでいきました。結局、モザンビークの空港で、現地の日本大使館の方に多大なる迷惑をかけて救済していただく羽目になってしまいます。

先遣隊の仕事を終えて帰国する際にも、やってしまいました。出発まで半日ほどの時間があったので、本隊から医薬品をもらい受け、相手政府と決めた場所以外の難民キャンプで診察を行ったのです。患者さんを多く診て、満足感に浸っているときに、突然、保健省の役人が診察室に入ってきて、「ここで診察する許可を得てないので、中止してください」と言われ、診療は強制的に停止させられました。そこで初めて気付くのです。

「自分はおごっていた。相手国の許可も得ずに、たった半日でも診察をするなんて、許されないに決まっている」

そう思うと、自分が情けなくなり、止めどなく涙が流れてきました。

そんな失敗があったにもかかわらず、スーダンに渡った当初も、「援助してやってるんだから」とおごっていたようです。肝心なことを素っ飛ばして、まるで酒に酔っているかのように突き進んでいき、失敗を重ねたのは、第三章で告白した通りです。

ロシナンテスを応援してくださっている方々に対して、活動報告が十分でなく、お叱りを受けました。それではと、報告を充実させるべく、写真の見栄えがよくなるよう報告書の紙の質を上げたところ、支援者の方々から、「贅沢な金遣いをするな」と、支援が打ち切られたことがあります。また、ホームページを立ち上げておきながら、ご覧になってくださる方々が期待するような内容の更新を怠り、私のブログもしばらく更新しなかったこともあります。「目の前の仕事を一生懸命にやっていればよい」と自分に甘えて、支援してくださっている方々への感謝と責任を示す証である現状報告をないがしろにしていたのです。

そして、ロシナンテスは二〇一四年度、ついに大変な赤字へと陥ってしまいました。もう、失敗の連続です。

ここでロシナンテスが、全ての活動を中止して解散すれば、これまでの失敗が正真正銘の失敗となります。全てを正真正銘の失敗にさせないために、これまでの数々の失敗を将来の糧へと大転換しなくてはいけません。

発足当初、物事がうまくいかなくて、スーダンの小さな事務所で、絶叫にも似た不満の声を、霜田君に何度ぶつけてきたことでしょう。そのとき彼は、静かに「はい」とだけ答えます。私はこの「はい」に本当に救われました。私一人でいたら、きっとどん底状態でめげていたか、さもなくば発狂していたことでしょう（霜田君本当にありがとう。君のお陰で私は命拾いしたのです）。

そして冷静になって考えます。村を訪れれば、目の前には救済を必要とし、これからも共に歩んで行かなければならない人々がいます。日本には私たちの活動を応援してくださっているたくさんの方々がいます。振り返れば、ロシナンテスの日本人のスタッフがいて、スーダン人のスタッフがいます。一緒に助け合ってきた仲間たちがいます。私の家族は、父親がいなくとも日本でみんな精一杯生きています。周りで支えてくれている全て人々のことを思うと、いくら失敗しても、落ち込んでいる暇などないと思い至ったのです。また、顔をあげて、自分に立ち向かっていかなければなりません。

私がスーダンに居続けて、なんとか活動を継続していけるのは、周囲の方々のおかげなのです。全ての方々に感謝します。私一人の力では、何もできていなかったのです。本当にありがとうございます。

成功にはおごりが待ち受けていますが、失敗には発見があります。周囲の方々への心からの感謝の気持ちは、数々の情けない失敗を重ねてきたからこそ、ようやく（この年になって！）感じとれるようになってきました。これまで数々のご協力をいただいてきた、あらゆる協力者の皆様への痛恨の申し訳なさも、今ひしひしと感じています。でもこれは、至らない自分にとっては、どうしても必要な自己発見のための失敗であったのです。この自己発見がようやくできたことにも、感謝の気持ちで一杯なのです。

「失敗したところでやめてしまうから失敗になる。成功するところまで続ければ、それは成功になる」

松下幸之助さんの言葉です。この言葉をしっかりと胸に刻んで、失敗を恐れず、皆様のご協力を得て、ロシナンテスはさらに前に進んでいきます。

失敗をスポーツでとらえてみましょう。ラグビーボールはなぜ楕円球なのでしょうか？　どこに転がるか分からないボールを扱う技術が競われるからかも知れません。バスケットボールは高いところに、ボールがやっと通るくらいの小さな輪っかのゴールをこしらえてあります。野球だと、剛速球で投げ込まれ曲がったり落ちたりする硬いボールを、細い棒っ切れで打ち返さなければなりません。マラソンにしても、あの長い距離を走り抜かねばならないという高いハードルがあります。考えてみると、全てのスポーツには難しい設定が成されています。

ではなぜ人はスポーツをするのでしょうか？　スポーツは失敗するように仕組まれています。それでも楽しいのはなぜでしょう？　失敗を重ねて成長していく自分との闘いの要素、失敗に諦めてしまわない忍耐力を付ける要素、失敗をくぐり抜けて他者よりも秀でた技術を魅せることのできる快楽的要素、それらの要素が、スポーツを魅力的にしています。スポーツを見ている方も、プレーヤーの失敗、チームの敗戦を知っているからこそ、ひやひやとしながら応援し、成長して失敗から這い上がる姿を夢見、信じているからこそ熱狂しながら応援するのです。

たとえ悪い結果が出ても、人は次のチャンスにまた応援してしまいます。なぜなのでしょうか？　答えは一つしかありません。〝失敗することにチャレンジしていくこと〟それ自体に、面白みや躍動感を感じているからに他ならないのです。スポーツとは失敗が前提の舞台であり、いかに失敗しないかを競うものに過ぎません。

失敗したくないのなら、やらなければいいのですが、どうしてもやってしまう。つまり失敗を恐れるとか恐れないとかではなく、失敗に向けて赤子が歩き出すときのように、転んでも転んでもチャレンジしていくように、人は神様によって失敗に立ち向かっていくようデザインされているのかも知れません。

だから、是非、失敗をしましょう！　失敗に自ら挑み続けることで、人はバランスを失うことなく、健康を保っていられるのかも知れないのです。だから失敗してもくよくよせず、怯えて縮こまらず、さらに失敗を重ねましょう。それが、生きるということなのです。

失敗をし続けること。それを克服しようとする気持ち。これもまた、私の考える「医」の一つなのです。

ロシナンテになる

ロシナンテは、ロシンとアンテが組み合わされてできた言葉です。ロシンは駄馬で、アンテは以前という意味です。すなわち、駄馬以前、駄馬にも満たない、駄馬よりももっとみすぼらしく弱々しい馬という意味です。また、ドン・キホーテが騎乗する馬の名前がロシナンテです。巨大なる敵と見立てた風車に突撃するドン・キホーテを乗せて運ぶ瘦せ馬です。見かけはみすぼらしくとも、忠実で強い意志を持った存在なのです。

私は、何も考えずにぼんやりと時の流れに身を任せていたら、自分と自分の周囲のことだけを考える、単に利己的で傲慢な存在になってしまっていたでしょう。しかし、スーダンに赴任してきて、この現状を見て、「何とかせないかん!」と奮い立ち、行動を起こしました。その時こそ、私が平凡で俗っぽい一人の人間から、大きな課題に比べればあまりに非力に見える一頭のロシナンテになった瞬間だったのだと思います。

ロシナンテとは、「志を持つ」ということなのかもしれません。見栄えや能力を気にかけず、相手を恐れず、ただ一心に目的に向かって進んでいける存在だからです。今は漫然と生きていても、何かのきっかけがあれば、誰でもきっと、自分の中に一つの志を抱くようになると思います。他者の評価や、見た目は気にしなくて良いのです。心一つさえあれば。

しかし、そうはいっても、私の例でお分かりのように、たった一頭のロシナンテだけでは、力が非常に弱く何もできないのです。だからこそ繋がりあい、様々なロシナンテが集まってロシナンテスとなった時、大きな力を発揮できるのだと信じています。

私は一頭目のロシナンテです。それ以来、発足当初の霜田君、海原君を始めとして、多くの日本人スタッフ、スーダン人スタッフが、それぞれのロシナンテになって活躍してくれています。彼らが、心一つでしっかりと働いてきてくれたからこそ、今のロシナンテスが存在します。スーダンや東北の現場で汗を流してくれている人たちと共に、事務所でコンピュータを前に仕事をしている事務スタッフも、同じ志を抱いて、共に進んでくれているロシナンテなのです。

「私も川原さんのようにアフリカで医療支援をしたいです！」

と、勇ましく立派な志をもった若者に出会うこともあります。そのような若者と同様に、国内の小さなコミュニティの中でも、他の人のために何かしようとする人は、同じ志であると思います。「他の人のための何か」を行うことは、子供を育てる母親はもちろんのこと、小さな子供たちから、高齢者の方々まで、日々そういう志を実践されている方はそこここに大勢いらっしゃることでしょう。自分の目の前にあるちょっとしたこと、たとえば落ちているゴミを拾うといったことも、一つの志の実践なのです。

ある小学校の講演で、「小さな約束を守りましょう」と話しました。ナツメヤシの写真を見せた後、スーダンから持ってきていた実物のナツメヤシの実を見せましたが、人数分の個数が揃っていませんでした。そこで、六年生だけに渡して、他の学年の子には「今度持ってくるね」と約束しました。それから一年後、小学校の先生から「本当に持ってきてくださるのですか」と問い合わせがあり、子供たちとの約束を果たすために、ナツメヤシを準備して持っていきました。「約束を守りに来ました」というと、子供たちは大喜びで、その後に「小さな約束を守る」運動が起きたそうです。そこからそれぞれのロシナンテスに育てなくてはいけません。私ももちろん頑張っています。

こういうことでも、小さなロシナンテがたくさん生まれてくるのだと思います。

みんな、心の奥底で「何かをしたい」「成し遂げたい」と思っているはずです。この「何かをしたい」というのは、自分のためではなく、他人のためだと思います。どんな小さなことでも、勇気をもって行動することが大切です。その際に最も大きな敵となるのが自分自身なのだと、子供たちにも伝えることができればと、いつも思っています。とても難しいことなのですが、我慢することも、失敗にめげないことも、勇気を持つことも、みんな自分と闘うことなのです。

私は何も突出した人間ではなく、「何かをしたい」と少しでも思った方々と同じであると思っています。私もあなたも、みんな同志なのです。

私はスーダンでも東北でも、私が「何かをしたい」と入っていった地域の方々に、逆にいつも助けていただきながら、ここまでなんとか生き延びています。子供たちがナツメヤシの一件で「小さな約束を守る」運動を始めてくれたと聞いたとき、その子供たちに教わり、助けられているのだと感じました。「自分も約束を守ろう」と思いを新たにする力を授けられたからです。

第四章の冒頭にも書きましたが、スーダンの地方には「何にもないけど、何かがある。だから、ちょっとしたことで、ありがたみを感じる」ことができます。一方、日本では、「何でもあるけど、何かがない。だから、ちょっとしたことで、不満を感じる」ことになります。

私たちは、その何かが何であるのかを、しっかり見極めなければなりません。

私が講演でこの話をすると、「その何かを教えてください」と聞かれます。私はこう答えます。「それは、あなた自身が現場に行ってこそ、初めて感じ取ることができるものです。ですから、あなた自身で感じてください」

私の言葉で説明しようとすると、その人にとっては陳腐なものになってしまいそうな気がするのです。それぞれが、そこに身を置くことで、感じるものがあります。そこで聞く人々の声、風の音、川の流れの音、そこで見る人たちの表情、町の様子、村の様子、そこで感じる暑さ、寒さ、そこでの匂い、そんな全てのものを感じとって、その人なりに何かを感じ取っていただきたいのです。

この「感じること」だけは、誰に聞いても教えてはくれません。自分の体で感じとるしかないのです。そうです、そこで自分が感じて、その感じたままに、勇気をもって、あるいは勇気が湧いてこなくても、まず動き始めることができたならそれでよいのです。なぜなら答はそこにではなく、その先にあるのですから。

もう一度言います。まずは現場に足を運んでください。そして、五感を研ぎ澄まし、何かを感じ取ってください。その何かが必ずや、あなたを動かし始めます。

人を繋ぎ、意志を繋ぐ

私が考える「医」の中には、日本に潜んでいるロシナンテを発掘し、繋いでいくことも含まれています。ロシナンテスは、そのための場を作らなければなりません。

ロシナンテスは寄付金という形で皆様からのお気持ちをいただきます。皆様のそのお気持ちを集めて、スーダンでの巡回診療などのかたちにしてきています。言い換えれば、日本からの気持ちを、たとえばスーダンに巡回診療というかたちに加工して届けているのです。それで終わりではありません。スーダンで行ったことを、もしくは進行形で行っていることやスーダンの様子なども、日本の方々にお伝えしなくてはいけません。これが「繫ぐ」ことになるのだと思っています。

「繫ぐ」ためには、きめ細やかな配慮が必要です。スーダンそれから東北の現場のスタッフが頑張って報告をしてくれています。私ももちろん、今は心を入れ替えて頑張っています。人を繫ぎ、お金やものを上手く巡らせることで、「経世済民」が成り立ちます。明治の頃に使われていた言葉で、そういう活動を通じて人を助けるという理念です。ですからこれも「医」だと、私は考えているのです。

広島に堀さんという方がいらっしゃいました。私が外科医として広島日赤病院にいた時に担当となった患者さんです。近年も広島日赤病院に入院されて、私の友人である松山先生が担当をしていたことから、堀さんががんの末期状態にあるとの知らせを受けました。堀さんは、私と連絡を取って自分の息子さんをロシナンテスのボランティア活動に参加させたいと、松山先生に申し出ていらっしゃいました。私は帰国した際に、広島まで飛んでいき、二〇年ぶりに堀さんとその御家族に再会しました。最初に会った時は三歳だった息子さんは、今は大学院に通っており、警察官を目指すと言っています。昔のこと、今のロシナンテスの活動のことなど、笑いを交えながら話していきます。

堀さんは、自分の息子さんを誇らしく思い、私と息子さんを繫ぎたかったに違いありません。それから数か月の後に、堀さんは帰らぬ人となってしまいました。しかし、私と息子さんをしっかりと繫いでくださいました。輝ける目をした息子さんは、いつかは、独立した一頭の志あるロシナンテとして、広島の町をしっかり守ってくれることでしょう。

二〇一一年（平成二三年）には、北九州市で耐用年数の超えた救急車を二台譲り受け、北九州青年会議所を通じてスーダンに送ることができました。送る前に福岡教育大学附属小倉小学校の小学六年生たちに、救急車にメッセージを書いてもらいました。「ガンバレ、ロシナンテス」「ファイト」などと、日本語で思い思いに書き込まれました。

その救急車は、今もなおスーダンの病院で活躍しています。「子供たちのメッセージをそのままにしてください」と病院側にお願いをしていますので、日本の子供の文字が書かれた救急車が、スーダンの街中を、赤い砂を巻き上げながら疾走しています。

当時の小学六年生は今、高校一年生になっています。高校生の彼らに、今の救急車の写真を見せてあげたいです。きっと、高校生の心の中に何かが生まれると思います。彼らが大学生になったら、そのうちの一人でも良いので、スーダンに救急車を見に来て欲しいと、密かに思っています。その時が来るまでは、この救急車に走り続けてもらわなければなりません。

こういった「繋ぐ」が、日本とスーダン、過去の自分と今の自分とが時空を超えて再会を果たすものとなり、過去に感じた何かとその時に感じる何かが、また新しい何かを生み出してくれることを、私は楽しみに、首を長くして待っているのです。

ロシナンテスの初期の活動で、私の右腕となって働いてくれたムスタファーという青年がいます。彼はメディカル・アシスタントという準医師のような資格を持ち、私の診療の手助けをしてくれていました。まだ二〇歳代と若く、英語は全くできませんでしたが、それ以上に人の気持ちを読むことのできる若者で、私や他の日本人が困っていたらすぐに手を差し伸べてくれていました。夜中の急患があると、何度も私と一緒に往診に行きましたが、月明かりの美しい夜に、彼の案内で二人きりで歩いていったのを思い出します。

個人的な相談も受けていました。結婚したいと思いを寄せる女性がいましたが、女性の家族に結婚を反対されており、諦めかけているとのことでした。その女性は、私もよく知るロシナンテスのスタッフでした。彼女からも彼を愛していると、気持ちを聞いていましたので、私はムスタファーに「彼女を愛しているのであれば、もう一度御両親と話をしたら」と助言しました。

次の日の朝、ムスタファーは、彼女の家に行くためにバスに乗りました。バスに乗る前に、彼女に電話をしました。「今から行くから」。そして、信じられないことが起きます。このバスが交通事故に遭ってしまうのです。彼女は急いで、ムスタファーが運び込まれた病院の救急室に向かいます。しかし、そこで彼女の目に映った彼の顔には、あの人なつっこい微笑みはなく、手を握っても何の反応もありません。私は、ただもう、彼女のそばに寄り添うだけで精一杯でした。

私たちロシナンテスのスタッフ、そして診療所のある地域のリーダーであるハサンを始めとするみんなが、こぞって悲しみの淵に陥りました。葬儀に参列したハサンの目から涙がこぼれていました。気の強いハサンが泣いているのを、初めて目にしました。

突然の別れを受け入れるのに彼女には時間が必要でした。長い間、家から出ることもできませんでしたが、それでも徐々に傷も癒えてきて、最近では、ハルツームの大学院で勉強を始めています。

事故の後しばらくして、ハサンに男の子が生まれました。子供は「ムスタファー」と名付けられ、ハサンたち家族から「ドクトール・ムスタファー」と呼ばるようになりました。

亡くなったムスタファーは、この地域の人たちや、私たちロシナンテスの心の中で、これからもずっと生き続けます。ハサンの息子が、ムスタファーと名付けられたように、彼は姿を変えて、私たちみんなの心を今も繋いでくれているのです。

私たちの目指す病院

スーダンの建造物は、すべて土からできています。地方の家は、日干し煉瓦《れんが》で作られます。日干し煉瓦は、木枠の中に水を含ませた土を入れ、乾燥させてこしらえます。中には草を混ぜて強化するものもあります。この辺りでは年に三か月ほどの雨季があり、雨が降ると当然の如く日干し煉瓦は浸食されます。それでもスーダンの人たちは、「土が土に戻っただけ。また作ればよい」と考えています。日本の場合は、一四〇〇年以上前に建立されたと言われる法隆寺のように、育ちの良い樹を用いて耐久性の良さを重視します。スーダンのように簡単に作っておいて、壊れたらまた作るという考えは、思考の仕方にも大いに参考になります。周りにあふれる安価な素材を利用し、環境に逆らわないとする姿勢なのです。

この日干し煉瓦に大きなかまどで火を入れて、焼き煉瓦にすると、耐久性が増します。スーダンでは、一般の家から大きな建物でも、この焼き煉瓦が基となって建物が作られています。ロシナンテスがシェリフ・ハサバッラで作った診療所も、女の子の学校も、煉瓦の積み重ねでできあがっています。ハルツームにある大きな病院もそうです。煉瓦を一個、そして一個と積み上げていくことによって、建造物が建ち上がっていきます。

私たちは現在、巡回診療の地方拠点となる村の一つに、新たに診療所を建てようと考えています。そしてその先の計画として、巡回診療の統括拠点となるような病院が作れないかと考えているところです。私は、それらを建てる際には、煉瓦一個一個をみんなが運び込み、それをみんなで積み上げていく、そんなイメージを抱いています。煉瓦の一つがロシナンテで、煉瓦を積み重ねてできた病院は、困難な医療状況に立ち向かうロシナンテスと考えることができるからです。皆の気持ちを繋げ、積み上げてでき上がる病院をなんとか建てたいのです。

そんな考えから、スーダンから日本に、煉瓦を持って来ることができないかと思い立ちました。日本で病院建設のための寄付を募り、その記念として届けます。遠くスーダンにある病院は、自分の意志を焼き固め、積み上げることで建てられている。目の前に置かれた煉瓦は、その証となるのです。

早速、サンプルとして、日本に煉瓦を持ってこようと試みました。HACにお伺いを立ててみると、「許可されない」との回答でした。商売をするのでは、という疑念があったようです。スーダンではNGOへの規制が多く、めげることも多いですが、ここでくじけてしまっては病院建設という夢の実現は叶いません。

私たちは今、NGOにできないのであれば、別のかたちで行えないかと、その方法を模索しています。こんな毎日を繰り返していると、だんだんとこういう状態に慣れてきます。少し距離を置いて考えてみると、様々な難題を課題として突きつけられ、ああでもない、こうでもないと考えさせられるのも、NGOに厳しいスーダン政府のおかげです。そう考えれば気も楽になり、新しい目線で状況を捉えられるようになってきます

私の頭の中に、一枚の絵が浮かんできます。一頭のロシナンテが煉瓦を口にくわえ、一生懸命に運んでいるのを見て、別の一頭が寄ってきて、互いに、今度はたくさんの煉瓦をその背中に載せ合い、一緒に運び始めます。懸命に口にくわえるより、背中に載せ合うほうがずっと楽だと気付きます。そして、その道すがら、一頭、また一頭と、志を同じくしたロシナンテが増えてゆき、やがて一群のロシナンテスとなって、病院建設のための煉瓦を遠方の村へと運んでいきます。

外交官時代に初めて赴任したタンザニアには、セレンゲティという世界一の規模の国立公園があり、数多くの野生動物が生息しているのですが、乾季と雨季の変わり目には、草や水場を求めるヌーの大移動がみられます。その過酷な道程には、ワニの潜む急流の川が横たわり、果敢に飛び込んで行く大人たちのヌーを見習って、小さな子供のヌーたちも懸命に川を渡っていきます。先に渡りきった親のヌーはただそれを見守るだけです。自分たちの勇気と行動を見せるという、ただその姿だけで、子供に生きていく術を教えています。

長い旅の途中には、ライオンに出くわし、襲われることもありますが、ヌーの一群が滅びることはありません。一頭一頭のヌーはそれぞれが、しっかりとした走りで、ライオンを威嚇するように目をきりりとさせ、群れを作ることで得た大きな力を使って、自分たちを護り合いながら目的の地へ移動していきます。

そんなヌーの姿と重ね合わせながら、ロシナンテたちが一群のロシナンテスとなって、様々な困難に遭いながらも煉瓦を運んでいき、約束の地にいつか病院が建てられる、そんな光景を夢見ています。

その病院は、ロシナンテスが考える「医」の一つの実践の場にしたいと思っています。建物の善し悪しだけでなく、周辺には緑があって、家族と共にいることができ、癒やしで満たされているような、空間としての質をできる限り高めた場所にしよう。そう決めています。

医者の側から見ただけの病院づくりでなく、患者の側から見た病院づくりの実践の場にもしてみたいと思っています。そのためには、煉瓦を運んできたロシナンテたちに加えて、今度はいろいろなアイデアを運んでくるロシナンテの協力も必要となってきます。

課題はまだまだたくさん残っていますが、まずは小さな診療所から始めます。みんなで煉瓦を持ち寄って、一緒に建てましょう。そしてその先に、各地の診療所を繋ぎ、それらをしっかり支えていける病院を、いつか必ず建てます。

ロシナンテスの理念

ロシナンテスは、三つの理念を掲げて活動しています。

まず一つ目は、

「目の前の困った人と共に歩み続けます」

私は、たまたま私の目の前にいたスーダンの人たちが、内戦で苦しんでおり、ここに医療を届けようとやってきましたが、誰もが簡単に海外で活動できるものではありません。ですから、人それぞれが、自分の日々の生活の中で困っている人に出会ったら、勇気をもって手を差し伸べることを進めていきます。

駅の階段で、重い荷物を持っているお年寄りの方や、赤ちゃんを抱いているお母さんを見かけたら、声をかけて荷物を運んであげるのもよいでしょう。すると、手を差し伸べられた人から感謝の言葉と微笑みのお返しをいただけます。この感謝の言葉と微笑みで、心はときめきます。これを重ねていくと、自分の心がいつもときめきを求めるようになります。これは、「もの」や「お金」といった目に見えるものを手にするときめきとは全く違います。上手く言えないのですが、ときめきそのものの価値、行為そのものの価値、言い換えれば、「こと」そのものに対する価値のやりとりの中で得ることのできる「喜び」と、表現できるかもしれません。

「衣食足りて物欲に走る」のではなく、「衣食足りて、ときめきを求める」。その新しい価値、ときめきを求めて、どんな小さなことであっても、それらを少しずつ繋ぎ合わせていければ、世界は今よりも少しだけ、楽しいものに変わってくると信じています。

困っている人がいると思って入った地域で、私自身が困ったことに陥る場合も度々あります。そのようなときに、地域の人たちが私を助けてくれます。これは全くお互い様というしかありません。そういう気持ちをもって、何かをしようとするときには、地域の人たちに必ずお伺いを立てます。それを地域の人たち自身が話し合い、その回答を受けて、私たちは方向性を決めていきます。そのようにしてようやく、何かが動き始めるのです。

地域の方々の中で生まれた意志が核となり、ロシナンテスが一つの触媒となって、人と人の化学反応が起こり始めます。その反応の過程では、地域の和がビーカーのような器となって、新しい変化への反応全体を支えることが、とても重要になってきます。その器に支えがあることで、私たちは何度も助けられているのです。その支えの中に一緒に入って、お互いに足りないところを補完し合い、お互い様の精神で混じり合うことで、今までにそこにはなかった新しい価値を生み出していきます。

自立と共助。それがロシナンテスの理想です。

二つ目は、

「地域の和と家族の絆を大事にしていきます」

私の故郷は北九州の山路で、母方の祖父の代から移り住んでいます。この地区には昔からの行事があり、母は土地の方々の中に溶け込み、各行事のお世話をしています。私は事あるごとに、山路のお寺や神社に行き、「私たちをお守りください」とお祈りをしています。

実家の居間で私を睨みつけていたあの不動明王は、現在は山路のお寺に居ます。昔はとても大きく感じ、ひたすら恐ろしい存在でしたが、今、その目の前に立つと随分と小さな姿に見えます。しかしながら、その威厳は今もなおずっしりと保たれています。その不動明王や守り神、自然の中にある様々なものに護られつつ、山路の土地と人々の間に長い年月をかけて育まれた結びつきが存在していることで、私たち家族が守られているのだと感じています。

　スーダンの地域社会、部族社会は、それはそれは固い絆で結びついています。大草原を旅し続けるヌーの一群のように団結することで、あらゆる外敵から自分たちの社会を守る術《すべ》を知っています。よそ者である私たちも、郷に入れば郷に従えで、イスラムという大きな器の中に入り、畏敬の念を抱いて大切に思うことで、それに護っていただく。そういうことを日々の活動を通して学んでいきます。

　また、私が最小の世界と思うのは家族です。「家族を放ったらかしにしておいて、よく言うよ」と批判されるかもしれませんが、私の心の中にはいつも家族がいます。家族があるからこそ、どんなところでも一生懸命になれる私がいます。

　人それぞれにいろいろな家族のかたちがあるでしょうが、小さな世界である家族を一番大事にするような人であればこそ、大きな世界も異なる世界も同じように大切に思うことができるのでしょう。皆さん、家族を大事にして、家族に感謝しましょう。私も心しています。

　三つ目は、

「世界と日本の子供たちの明日の笑顔の為に活動します」

　学問の神様である太宰府天満宮を訪れました。太宰府天満宮の屋根は檜皮葺《ひわだぶき》でできています。檜皮は檜の樹皮であり、檜皮葺の屋根を維持するためには、長い時間をかけて檜を育てるとともに、檜皮を取る職人と屋根を葺く職人の育成が必要です。今の形のまま太宰府天満宮を後世に残そうと思えば、自分たちが生きている時代ではなく、次の世代のことを考えないといけないのです。

遠い将来のために準備するという視点を持ち、今も、これからも、行動し続ける力を身につける必要があるでしょう。これは大変根気と胆力のいることですが、世界中のどこであっても求められることです。

スーダンと東北の子供たちの運動会を行った時の笑顔が忘れられません。この笑顔が次世代にも続くように、今を生きていかなければなりません。将来のために檜を植え、その成長を見守りながら、技術の継承を地道に行わなければなりません。次世代になってようやく成果が現れ、先代の行ったことが報われるのです。そのように将来を見据えて、いや、時に遠い将来から今を見て、今このときを懸命に生きることが、未来の子供たちの変わらぬ笑顔に繋がるものと信じています。

スーダンにおけるNGO活動の限界と、新たな挑戦

「ああ、あの〝国境なき医師団〟の川原さんね。テレビで見たことあるよ。テレビに出たりして結構有名やん。国からお金がたくさん出て、活躍してるんやろうね。寄付は必要ないやろう」

こんな言葉を聞いたとスタッフから報告を受け、私は大変驚きました。NPOの実態と人々の意識がいかにかけ離れているか、ということにです。また、いかにロシナンテスが知れ渡っていないかはもちろんのこと、NPO諸団体の活動に対する人々の関心が薄く、国際医療援助イコール〝国境なき医師団〟といった認識でしかないことにもです。

NPOとNGOとが紛らわしいと思いますが、日本ではNPO（非営利組織）、スーダンではNGO（非政府組織）が主に使われます。意味合いはほとんど同じです。ここではNGOで統一して話をして

まいります。

ＮＧＯが海外や日本で、災害における緊急援助や難民支援などの活動を行うには、当然のことながら資金が必要となります。この資金は、多くは会員を募ることで得られる会費収入に頼っていますが、街頭などでの募金、講演会での募金、またインターネットを使っての寄付金などを通しても集められます。その他に、事業によっては公的機関や財団などから、助成金をいただく場合もあります。日本のどのＮＧＯも、その台所事情は苦しいものです。前年の収入がそのまま次年度も継続されるという保証はどこにもありません。一方で、組織の活動を充実させるためには人材の確保と育成が不可欠であり、それには人件費もかかります。毎年が冷や汗もので、自転車操業のような資金繰りをしているというのが偽らざる実態なのです。

さて、スーダンという特殊な環境下でのＮＧＯの運営では、金銭面以外にも、手続き上の様々な困難を経験します。ロシナンテススーダンの日本人スタッフとして新たな人材を募集したところ、大変良い方と巡り合えました。大学院で国際関係を学び、青年海外協力隊に行き、契約ですが外務省の在外公館で一定期間勤務し、またＪＩＣＡでの勤務経験もあります。周囲の評判も良いということで、スーダンでの私の右腕になるのではないかと、淡い期待を抱かせてくれるような方でした。

規定通りの各種書類をＨＡＣに提出すると、しばらくして返事がきました。

「この経歴では、この職務に十分な能力を有しているとは認めがたいので、ビザの発給はできない」

啞然としました。その方に想定していたポストは、ＮＧＯのロジスティック・マネージャーです。ある事業を行う際に、必要な物資の購入やその設置などを行う職務で、日本語でいえば流通事業管理部長でしょうか。その職務にあたるには「能力が不十分である」と、スーダン政府が決めてくるのです。

しかし、私たちにも落ち度がありました。実際には能力云々ではなく、外務省という経歴があったことが理由だと、私たちは考えています。外務省勤務の経験があれば、かつて私が疑われたのと同様に、スーダン政府が疑いの目を向けるであろうことに、気が付いていませんでした。いや、厳しく自己分析すると、気付いてはいましたが、何とかなるのではと、淡い期待を抱いていたのです。この国では、ほんの少しのことで計画が無に帰することを幾度も経験します。やはり細心の注意が必要です。

他にも、スタッフが活動地に入るために必要な移動許可証や、事業を行うために毎年必要な合意書（テクニカルアグリーメント）など、手続きの煩雑からも、スーダンでNGOとして活動することの窮屈さを毎日のように感じています。

JICAの事業の一つに、中小企業の海外進出を助けるための事業があり、スーダンにドクターカーの導入を計るアクシオヘリックスという沖縄の企業の事業計画が採択されました。ロシナンテスも共同事業団体となり、事業をゲジーラ（ジェジーラ）州で行ったのですが、企業側の人には簡単に移動許可証が発出されるのに、NGOであるロシナンテスのスタッフには移動許可証が発出されませんでした。それでは私たちの役目が果たせず、悔しい思いをしております。

こういった様々な経験から、ここスーダンでNGOが単体で活動するには、限界があるのではないか、との思いが少しずつ膨らんできています。

また、根源的な問題にも突き当たります。それは、国際援助というものは、「援助」というかたちで日本からスーダンへの一方的なお金の流れを作るだけで良いのか？　という問題です。もちろん、日本は経済が落ち込んだといっても、スーダンの何十倍ものお金を持っています。日本としては対外的なこともあり、助け合いの実績を作るために、お金を出し続けていても良いのかもしれません。しかし、援助されるほうは、果たしてそれでよいのでしょうか？

スーダンでは多くの人が内戦の影響を受けてきて、多数の難民が発生しました。これ自体は、大変不幸なことです。そして多くの援助機関が入って、難民の支援を行いました。住居が与えられ、衣服が与えられ、医療、そして教育も支援されます。緊急時には大変ありがたいことです。

問題は、いつまで継続させるかです。援助をいつまでも続けていけば、難民は、かわいそうですが永遠に難民のままで、独り立ちできないのです。いつの日か援助から脱却して、自立する必要があります。それには、援助を与えているだけではいけません。自分たちで働いて、自分たちの家族を養えるようにならないといけません。

私たちが行っている巡回診療も、医療システムなどの社会インフラが整っておらず自立が難しい地域の、もとから貧しい人たちに対して行っているものです。しかし本来ならば、このような人たちも貧困からの脱却を目指すべきでしょうし、国も社会インフラの整備などを積極的に行わないといけないのでしょうが、そこまではなかなか進んでいかないのが現状です。

難民や地方の貧困の中に生きる人たちの人材やインフラ環境の中から、医療システムを構築して維持していくのは、もとより限界があるように思えます。今はロシナンテスが介在して、日本の皆様方からの御寄付によって、スーダンの地方に医療を届けていますが、長くやってきた中で、ここに頼りすぎると彼らのためにならないと思うようになったのです。

スーダン全体の現在に目を向けましょう。貧しい人たちが大勢いる反面、ごく少数の富裕層も形成されており、日本よりも激しい格差社会となっています。この富裕層の医療はどうなっているのでしょうか？　彼らは、常に多くの患者がいて長時間待たされる公立病院より、診療費が高くても、すぐに快適な環境で受診できる私立病院を好んで受診します。さらに、より高度な医療を求めて、スーダン国外に行くこともしばしばです。受診先はエジプト、ヨルダンが多いようで、中には莫大な費用をかけて英国やドイツに行く富裕層の人たちもいます。

国外で行われている医療の全てとはいかなくとも、その需要の一部がスーダン国内で賄われるようになれば、医者は国外へ流出しなくなり、医療の技術も上がってきます。そして何よりも、スーダン国内でお金が回ることになります。そのお金の一部分を、何とかスーダンの地方の医療に回すことはできないか？　そう考えています。

つまり、民間でスーダンの富裕層の医療を行い、そこで生じた利益を、何らかのかたちで、ロシナンテスが行う巡回診療の費用の一部に充てられないか、という発想です。それが可能であれば、スーダン国内で、地方を巻き込んだ様々な好循環が生まれ、徐々にではあっても、援助からの脱却に繋がるかもしれないのです。井戸の設置や母子保健医療の経験からも、彼らが対応できるようにデザインされた枠組みを提供できれば、ある程度の好循環が生まれてくるはずです。

第一章で触れましたとおり、私たちはすでに日本の民間企業と一緒になって、全ての設備を日本製にした透析センターの設立を目指し、調査を進めてきています。しかし、スーダン政府の方針転換で公立の透析施設の増床が決定されたこともあり、仮に透析センターを設立しても、運営が非常に難しいことがわかりました。そこで、現在は不十分で正確性に欠くスーダンの検査体制を是正するために、検査センターの設立を目指すことにして、方向転換をして調査を進めているところです。

血液透析センターにしても検査センターにしても、初期投資がかかります。私自身にお金があるわけでもなく、ましてやロシナンテスが私立の病院に資本を出すことは、今の段階では全く考えられない状況です。今回参加してくれた大きな資本のある日本の企業ですら、そこまでのリスクは抱えたくないようです。

必要性認識と発想だけで、先立つものがない辛さを味わっておりましたところ、私がスーダンで一番尊敬するスレーマン・フィデール教授が話を聞いてくれました。フィデール教授は、ハルツーム大学医学部長を経験され、イブン・シーナー病院で内視鏡検査を導入する際の責任者でした。その後、自分の病院であるフィデール病院を設立されたのですが、その病院が現在検査センターを建設中で、日本からの技術協力を得て運営していく体制を考えているとの情報を得ます。

私たちの考えや方向性と合致し、未来に繋がっていく話です。今、調査を進める一方で、フィデール病院との話し合いも進めているところです。

ただそのためには、法律上日本とスーダンが共同出資する〈会社〉の設立が必要となります。その〈会社〉が仲立ちして、日本の医療機器メーカーの製品や消耗品などをこの病院に届けるのです。

日本の医療技術協力は、スーダンの患者さんのためになり、日本のメーカーとスーダンの病院に利益をもたらします。ロシナンテスは、その〈会社〉の設立、運営になんらかのかたちで関与し、〈会社〉が得た利益の一部を寄付金などとして還元してもらいます。そしてそれをスーダンの地域医療の運営費に回すことで、そこの地域の住民に分配されていくという仕組みです。つまり、みんなに利益が行き渡るシステムが生まれることになります。

ここで、〈会社〉設立の目的について考えてみます。

第一の目的は、スーダンに今必要とされている医療を届けることです。

スーダンで入手が困難な医薬品、医療機材を〈会社〉が届けます。また、NGOではスーダンへのビザの入手が困難な場合があるので、〈会社〉経由で日本の医療関係者をスーダンに派遣することもできます。

第二の目的は、私立病院を運営することです。これは、スーダンにおいてはNGOによる運営は危険が大きいためです。NGOが所有するものは、スーダン政府の胸先三寸で接収される可能性があるのです。病院では、スーダンの医師たちと協調して、日本の保険医療ではない自由診療での運営を学びつつ、検査センターの事業を展開していこうとしています。

第三の目的は、スーダンで培った経験を活かし、アフリカ仕様の医療機器の開発に繋げていくことです。

日本の医療機器メーカーは、常に高度技術を駆使した医療機器の開発を目指しますが、アフリカを一つの市場と捉え、アフリカのニーズに適した医療機器の開発を目指すのです。なぜなら、既存の技術を組み合わせるだけでも、現場で有用な製品を作ることができると考えるからです。アフリカの医療事情に即して、どんな医療機器が必要なのか、アフリカからの現場の意見を汲み上げ、それを日本のメーカーに届ける役割です。

私は医者として、NGOの困難な状況を肌で味わってきたものですから、医療業界でのNGOと〈会社〉の関連性を真っ先に考えてしまいます。〈会社〉を設立しても、そう簡単には利益は出ないと思っていますが、〈会社〉に携わるスタッフが理念に基づいて、利益を主に社会福祉に回すことを良しとできるならば、利益が出るようになったときには巡回診療にお金を回せるようになります。もちろんスーダン側にも、信頼度の高い日本の医療技術がアフリカ仕様で利用できるようになり、それをスーダン各地に広げていけるだけの利益がでるようにしていければと考えています。

このように、医療をスタートラインにして、その次は、農業や牧畜などスーダンでの可能性のある分野の発展に寄与できる〈会社〉でありたいと思います。全く不安定な滑り出しのこの事業に、それでも参画しようと言ってくださる人が、もしいらっしゃれば、知恵と勇気を携えて、ぜひスーダンまで力を貸しにお越しいただきたいと思います。

ここで、NGOと企業の違いを考えてみます。私は今、究極的には、NGOも企業も同じであると考えています。八百屋さんを一つの企業としてその考えをお示ししましょう。

八百屋さんは、信頼してくれている顔なじみのお客のために、質の良い野菜を仕入れて適正価格で販売します。これは、お客にとってなくてはならないありがたい存在です。こういう八百屋さんがつぶれて、暴利をむさぼる八百屋さんがこの地域を独占したりすれば、人々は大変困ります。ですので、適正価格で売ってくれる八百屋さんが営業を継続できるだけの利益を得ることを歓迎し、その存続を支持します。この八百屋さんは、全くもって社会に必要な存在であり、八百屋さんの家族が生活するのに十分な利益だけを取ることで、価格を安く抑えることができるので、たとえ利益を得る企業であっても地域住民のためになるのです。

全てを同じ原理で考えることができます。世界的に大きなコンピュータ企業が、良い製品をつくり、この企業が存続し、また新しい製品開発するだけの利潤を上乗せして、適正価格で製品を販売することは、社会のためになっています。結果的に、寄付を原資として社会のために活動するNGOと、貢献している仕組みは同じであると考えます。

こうした考えから、日本とスーダンとで合弁会社を作り、共に利益を共有することは、スーダンの真の自立に繋がるという結論に至ります。ゆえに私は今、スーダンにおいて、ＮＧＯと〈会社〉の両方の運営を考え、動き始めようとしているところなのです。

行くぞ！　ロシナンテス

アッラー、アクバル……

今朝もモスクから響き渡る声が聞こえてきます。まだ暗い中、スーダンの人たちは、朝のお祈りのために、モスクへと向かっています。

私は、モスクの近くのいつものお茶屋に腰をかけ、しばし思いを巡らします。

「おまえ、偉そうにいろんなこと言っているけれど、ロシナンテスは大丈夫なの？」

天の声なのか、あるいは私の内なる声なのか？

そうです。ロシナンテスは、現在二期連続の赤字です。しかも、二〇一四年度は、今までにない大きな赤字です。支出が約一億五五〇〇万円で、収入は約一億三〇〇〇万円でした。これが次年度も続くと、おそらくロシナンテスは継続できません。

これは、私がＮＧＯの「経営」という部分に注意を払わず、そこに必要とされていた課題のことを、何も考えずにやってきた結果でもあります。ロシナンテスが設立されてから、右肩上がりで収入が伸びていたのをいいことに、何の分析もせずに事業を拡大してきたことに対する当然の帰結です。

しかしここでめげることなく、私の、ロシナンテスの、悪いところを見つめ直します。

スーダンで、あるいは東北で、懸命に活動しているということだけで満足して、支援者の元まで、活動の価値を十分に還元できていなかったのではないか。私の想いは一方通行ではなかったか。

少し考えればすぐ思いつくようなことが、今更のように頭に列挙され、浮かび上がってきます。そうです。必ず双方向にしなければなりません。現場での取り組みの実像とその価値を、もっと日本の皆さんに知っていただけるように、また実行しているという事実だけに甘んじないためにも、国際支援の必要性と矛盾、喜びと苦しみとを、文章でも写真でも、映像でも講演でも、もっともっと分かりやすく伝え、一度でも多く届けないといけない——と思い至りました。

日本での講演は主に私が行っていますが、スーダンでの活動に重きを置きつつ、帰国中に一人だけでこなしている広報活動も限界があると感じています。もっと他のスタッフの潜在能力を活かしていかなければなりません。ロシナンテスで活躍してくれているスタッフが、彼らの目線で行う講演の機会を増やすなどして、支援者の皆様に直接広報活動をする体制を作っていこうと考えています。また、普段は個々で様々に活動しつつロシナンテスを応援してくださっている方、志ある多くのロシナンテたちとの対話も、講演や討論会などを通じて、多くの方々に広めていきたいと思っています。

そして、ロシナンテスが安定し、さらに発展することができるのであれば、スーダンだけでなく南スーダンにも医療活動を広げて行きたいですし、東北で経験し培ったことを、日本の他の地域医療にも活かしていきたいのです。そのためにも、今は本当に苦しく、正に正念場なのですが、この現状を絶対に乗り越えなければなりません。

再びどこからか声が聞こえてきます。

「おまえ、ロシナンテスがそんな状態で、〈会社〉なんか始められるの?」

誤解の無いように申し上げれば、会社設立の構想は、ロシナンテスの経営危機から考え始めたことではありません。援助の矛盾や様々な障壁に何度も突き当たってきながら、何か方法は無いものかとずっと考え続けてきた結果なのです。スーダンの貧しい地域での医療を継続させるためには、本当はどうしたらよいのか？　そのことを自問自答し続けた末に、会社設立と運営継続への挑戦に、その答えに通じる道を照らすかすかな光を見出したということ、あるいはそう信じようとしている状態なのかも知れません。

「赤ひげ先生とか言われても、結局おまえも金が目的だったのでは？」

いろいろなことを言われたり、誤解を受けることは覚悟の上です。しかし、これまでの皆様のご支援とご期待を裏切るかたちになることだけは避けなければなりません。

これからＮＧＯの活動と共に、〈会社〉を設立、運営していきますが、これはあくまでもスーダンの貧しい人たちに医療を届けるためのものなのです。もちろん、利益はスーダンの企業、そして日本の企業にも渡ることになるでしょう。しかし、何よりも大切なのは、そうすることで全ての活動が持続可能になることなのです。決して個人的に裕福になることなど望んでいません。

私自身は、今のままで十分です。ただし、この〈会社〉で様々な事業展開をすることで、多くの若者たちと一緒に仕事ができたらよいと思っています。私は目を輝かせる人のそばにいることに、一番の幸せを感じてしまう質《たち》なのです。

グーグルが車を作る時代です。

眼鏡が情報端末になる時代です。

では、もっと想像力を働かせてみましょう。

病気の人がいたら、タブレットで写真を撮り、症状を書いて世界中に送ります。すると、ヤフー知恵袋のように返事が返ってきます。どんな薬を飲めばよいのか、アドバイスがあります。それに伴い薬の配達（ドラッグデリバリー）が行われます。

今は貧しい村でも、いつかはお金が入ってくる時代になります。そうすれば農業、牧畜で十分に生計が立てられ、社会サービスに対して、たとえば医療にも、きちんとお金を払うことができるようになります。

ナイル川の水、あるいはハフィール（ため池）の泥水を飲用水としている地域に、安価でメンテナンスの容易な水の浄化システムを導入することで、きれいで安全な水が飲めるようになる技術革新が近い将来に起きないとも限りません。私はきっとそうなるはずだと信じます。

スーダンの地域社会が安定し、それが周辺国にも波及していきます。イスラムに平和が訪れ、長く続いていきます。

スーダンの貧しい村の、たくさんの子供たちが、タブレットPCを持って勉強をしています。そして世界と交信している、そんな光景を思い描いてみましょう。

羊飼いの少年が、羊を追いながら、携帯端末を用いて小説を書いています。日が昇っては働き、月が出ては休みます。そんな生活者が見ている世界観は、きっと哲学的な小説となり、それが世界に発信されて読者をうならせます。

貧しい村の結婚式で、太鼓が叩かれ、村の人たちが踊り、祝福している様子が撮影され、ユーチューブで配信されて、世界の人たちの心を近づけ繋げていきます。

そのような世界にするために、今ある現実を動かす必要があります。

スーダンには、コカ・コーラの原料や化粧品・薬品のコーティングの原料になるアラビアガムという食用ゴムがありますが、もっと農業を盛んにして生産量を増やせば、様々な用途で活用されていきます。どなたかやりませんか？

青ナイルと白ナイルが交わる地帯に、コットンフィールドが広がっています。綿つみの作業を機械でなく手で行えば、除草剤や枯葉剤を使わなくてよいようです。効率は悪いですが、地域住民の雇用を生み出します。このコットンを使って、環境に配慮した高級なTシャツを作りませんか？

私が世界一美味しいと思うグレープフルーツやマンゴーがあります。どなたか、これを世界の誰かに届けてみたいと思いませんか？

世界一長い川であるナイル川が流れています。燦々と降り注ぐ太陽があります。広大な土地があります。このスーダンにおいて、自然エネルギーの開発を一緒に考えませんか？

スーダンは紅海にも面しています。この海を使って漁業ができるかもしれません。地形に合わせた簡単な漁を開発し、魚を得ることができたら、地域住民は漁師として生きられます。近隣国のように海賊なんかにならなくても、自然に感謝し、きちんと平穏に、礼節を重んじて生きていけます。どなたかやりませんか？

ビル・ゲイツはマイクロソフトという巨大なる企業を作り、今は財団を立ち上げて、支援の仕事に一生懸命です。

私たちは、全く逆から始めます。私たちは支援からスタートしました。貧しい地域で医療をしなければならなかったのです。困っている人がいるのでなんとかしたい、という気持ちが原点なのです。単純な私は、自分のできる範囲で始めてしまいました。それを今まで続けてきたのです。お金儲けがしたければ、こんなばかげたことをやり続けていないでしょうし、自分で言うのも何ですが、お人好しのお調子者に金儲けなどできるはずもありません。

ただ、これまでの経験からも嘘偽りなく言えることは、私は何があっても、困っている人の側に立ち続けることだけはできるということです。そして、この想いを活動に変え、継続させるために、〈会社〉を設立するのです。

小さな〈会社〉からのスタートですが、スーダンを基盤に、可能ならばアフリカ諸国、そして中東にも展開していきたいです。潤沢な資金を創り上げたビル・ゲイツとは全く逆の場所からのスタートですが、目指すべき世界は同じなのかもしれません。どちらが先であってもいいじゃないですか、世界に平和が訪れ、困っていた人の笑顔が見られるなら。

NGOロシナンテスで巡回診療をより深化させて具体化し、地域の人がまかなえるシステムを作り、その基点となる病院を建てます。〈会社〉として、日本の医療人と機器やサービスをスーダンに持ってきて、海外で治療を受けている患者さんの受け皿となる病院も建てます。その二つの病院をリンクさせ、継続した医療サービスがスーダンに根付くことを目指して参ります。

このモデルが完成した暁には、近隣諸国の疲弊した地域でも同様に、企業と支援団体が一体化したモデルの経験を広く普及させていくことができます。地域における医療が安定して供給されれば、人の心も落ち着き、それにより地域の安定が生まれます。不安定な要素の多いスーダンやその周辺国であっても、医療を通じて平和をもたらすという新たな日本の国際貢献を、世界に示すことができます。

それには、皆様の想像する力と、それを実際のかたちに変えていく行動力が必要です。スーダンという国は、現状からすると、経済制裁などのマイナスの要因が目立ち、事業を展開するのがためらわれています。しかし、世界のパワーバランスは崩れつつあり、今後どこを安定した拠り所としていけばよいのか、誰にも分かりません。不安だからといってじっとしていても、今までの国際関係がそのまま継続するとも限りません。そんな今だからこそ、勇気が必要です。

向こう岸に力一杯ジャンプして、新たな世界と繋がっていくこと。私たちが力を合わせれば、きっとそれができると信じています。


最後にもう一度、ふと我に返りました。

また調子に乗って、随分と大言壮語を並べたてたものです。

困っている人はどこにでもいます。どこかにそう書きましたが、困っているのは、実は、私自身なのかも知れません。

スタッフにも「こんなことを言い放っていいのか!?」と、また叱られそうです。一介の医者で、人助けに関しては何とかやってきていても、経営に関しては全くの素人。今の団体の運営すら危うい状態ときています。そんな私が、なぜ二つの事業を同時進行しなければならないという分岐点に立っているのか？

それはやはり、困っている人が目の前にいるからなのです。

よく考えてみると、私自身は、欠陥だらけだからこそ、ジャンプ力が身についてしまったのかも知れません。赤子と同じで、こけてもこけても懲りずに、時には泣き叫び、時には嬉々とし、時には目を輝かせて、一心不乱にまた立ち上がり、ただただ前に進んでいく中で、いつの間にか歩く力とバランスを身につけたのかも知れないのです。

そんな私が注意しなければならないのは、溝も障害物もないところで無闇にジャンプして、知らず知らずのうちに周りに迷惑をかけてしまうことがあるということです。

しかし、たった一つだけいいことがあります。

人生の岐路に立たされ、向こう岸に渡るべきかに迷い、不安に駆られ、なんとか堅牢な石橋を探し求めようと足掻き苦しむような時であっても、私には、石橋がどこにあるかも気にせずに、向こう岸にジャンプする脚力が身についているのです。

失敗なんぞ恐れずに　勇気一つをぶら下げて
面白き　こともなき世を　面白く
　ともに目指すは　未踏の頂

行くぞ！

おわりに

混沌とする時代に、人生に迷いを生じる方も多くいると思います。私も悩み、彷徨いながらも今を生きています。

しかし、答えがわかっている人生なんて、考えてみれば、全く面白味のないことのように思えます。迷い、悩み、遠くにある光の方向を見定めながら、人生を歩んでいき、遠くにある光をどこかで確認さえできれば、幸せはそこに降りてくるのではないでしょうか？

私は北九州生まれであり、幕末には高杉晋作率いる長州藩に敗れた側ですが、高杉晋作の辞世の句が、私の心の中にいつもありました。

「面白きこともなき世を面白く」

この上の句だけで十分なほどに重々しく、幕末に作られた句であるのに、平成の今でも時代を超越して、何かを訴えかけてくる迫力を感じます。内戦が続いたイスラム社会であるスーダンと、震災後の東北を経験して、高杉晋作の句が今に蘇る思いでした。

本文の最後で、厚かましくも本歌取りをして、下の句を作りました。高杉ファンの方には「勝手なことするな！」と叱られそうですが、どうかお許しください。

今後は、予定調和で決められた通りに物事が進むのではなく、私たちの思いもよらない方向に時代が向かっていくのかもしれません。そのような時でも私たちは、ロシナンテがロシナンテスとなって、みんなで助け合って苦難を乗り越え、共にあの光に向かって、どこにあるかも不明で、まだ誰も踏みしめたことのない、名もなき山の頂を目指していこう！　という想いを行動で示し続けます。そのあてなき旅路を、「面白い」と感じ、「行くぞ！」のかけ声に、心の中で思わず「おー！」と答えていただけたのであれば、私の本望です。

私の話を詳しく掘り起こしてくれた梅沢博さん、スーダン、東北と素晴らしい写真を撮ってくださっている内藤順司さん、九大医学部ラグビー部後輩で、在北京日本大使館の宮武一志医務官のお三方には、特別にご指導、励ましをいただきました。また、イスラム研究者の丸山大介君には、イスラムに関して監修をいただきました。この方々のおかげでこの本を最後まで書き上げることができました。感謝申し上げます。

ロシナンテスが設立されて九年が経過しました。ここまで来られたのも、本当にいろいろな方々のおかげであり、感謝の気持ちをいくら述べても足りません。私が生まれ育った山路、高槻の地域の皆様、槻田中学校、小倉高校の関係者の皆様。高校の一四期上の高濱英子先輩には、私の不祥事の始末までしていただきました。竹友有二君、霜田治喜君、それに荒井繁君は、スーダンでの立ち上げ以来の数年間、寝食を共にさせてもらいました。海原六郎君、六郎君のお父様、お母様、大和興業の従業員の方々には、ロシナンテスの事務所の設置から軌道に乗るまで、全てにわたってお世話になりました。明陵同窓会、関東明陵同窓会、九州大学医学部の前原喜彦教授、奥様、お嬢様の葉子さん、第二外科の教室員の方々、九州大学医学部同窓会、そしてロシナンテスのサポーターの方々には、感謝の念でいっぱいです。また、本文中でお名前を挙げさせていただいた閑上の伊藤喜光さん、福岡薬剤師会の小田利郎さんら何名かの方は、すでに鬼籍に入られています。皆さまからいただいたご恩を決して忘れることなく、次の世代へと受け継いで参ります。

スーダンにおいても、日本大使館、ＪＩＣＡスーダン事務所の方々には御迷惑をかけています。全てのお名前をここに挙げることはできませんが、この場を借りて御礼申し上げます。

本書は、ロシナンテスの活動がなくては誕生しなかったことを考えて、著書の印税をすべてロシナンテスのものとし、スーダンに病院を建てるための一助にします。この本をお読みいただくことによって、病院の基礎、床、壁をなす煉瓦が購入されます。これにより、読者の皆様のお気持ちと、スーダンで建てられる病院とを直接結び付けることができます。

最後に、私の家族に感謝します。

私の両親はスーダンにまで足を延ばして、息子たちが何をしているのかを見にきてくれました。帰国後は、地域の方々にロシナンテスの応援をしてくださるように、働きかけてくれています。義父は男手のない我が家の手入れをしてくださり、義母は働いている妻のために毎週家事を手伝ってくださっています。鹿児島の出水にいらした義母のお母様は、私が外務省を辞めスーダンで医療活動を始めたときから、九八歳で亡くなる直前まで、義母が訪れるたびに「川原さんは大変な仕事をされているので、私のことは構わなくてよいから、佳代ちゃんを助けてあげなさい」と、いつも言われていたそうです。義母はその言葉通り佳代を支えてくださり、私も支えられています。本当にありがとうございます。

　息子と娘二人には、父親のいない寂しい思いをさせたこともあり、申し訳ない気持ちでいっぱいです。息子はラグビーの選手として私を超えて大成し、父親の私を一人の熱狂的なラグビーファンにしてくれました。長女は、私の東京出張時に快くアパートに泊めてくれます。息子は大学生になって二回、そして長女は大学生で、次女は小学校六年のときに、スーダンまで来てくれました。息子は、スーダンと関わって仕事をしたいと言い、長女は、マラウイでの研修に引き続き、タンザニアでも研修を予定し、次女は、夏休みの研究課題としてスーダンを題材に取り入れてくれたようです。子供たちとは、生涯にわたり、スーダンとアフリカのことを話していきたいと思います。

　妻の佳代には、本当に迷惑のかけっぱなしでした。私がいなくとも、三人の子供を、道を外さずに育ててくれ、私自身が落ち込んだ時には、今でも優しく支えてくれます。私は、男としての究極のわがままをしているのかもしれません。それを全て許してくれるのが妻です。いくら感謝してもし足りません。ありがとう、佳代さん。愛しています。

川原尚行

二〇一五年四月

■装丁・デザイン　コヤママサシ

■アートディレクション・写真　内藤順司

■写真　竹林尚哉（他は著者及びロシナンテス提供）

■編集・本文組版　梅沢博

行《い》くぞ！ロシナンテス　日本発《にほんはつ》 国際《こくさい》医療《いりょう》NGOの挑戦《ちょうせん》

2015年5月20日　第1版第1刷印刷　2015年5月30日　第1版第1刷発行

著　者　川原尚行
発行者　野澤伸平
発行所　株式会社 山川出版社
〒101-0047　東京都千代田区内神田1-13-13
電話　03(3293)8131(営業)　03(3293)1802(編集)
http://www.yamakawa.co.jp/
振替　00120-9-43993

企画・編集　山川図書出版株式会社
印刷・製本　図書印刷株式会社

©2015 Printed in Japan　ISBN978-4-634-15078-2　C0095